明明白白学中医系列

严灿 著

明明白白学中医

医道医理篇

①

U0263787

SPM 南方出版传媒

广东科技出版社 | 全国优秀出版社

·广州·

图书在版编目（CIP）数据

明明白白学中医．1，医道医理篇 / 严灿著. —广州：广东科技出版社，2015.9（2018.10重印）

（明明白白学中医系列）

ISBN 978-7-5359-6205-8

Ⅰ．①明… Ⅱ．①严… Ⅲ．①中国医药学 Ⅳ．①R2

中国版本图书馆CIP数据核字（2015）第160837号

明明白白学中医1：医道医理篇
Mingming Baibai Xue Zhongyi. 1: Yidao Yili Pian

责任编辑：曾永琳
封面设计：林少娟
责任校对：陈素华　吴丽霞　黄慧怡　蒋鸣亚　梁小帆　盘婉薇
责任印制：吴华莲
出版发行：广东科技出版社
　　　　　（广州市环市东路水荫路11号　邮政编码：510075）
http: //www. gdstp. com. cn
E-mail: gdkjyxb@gdstp.com.cn（营销中心）
E-mail: gdkjzbb@gdstp.com.cn（编务室）
经　　销：广东新华发行集团股份有限公司
印　　刷：佛山市浩文彩色印刷有限公司
　　　　　（佛山市南海区狮山科技工业园A区　邮政编码：528225）
规　　格：787mm×1092mm　1/16　印张23.25　字数460千
版　　次：2015年9月第1版
　　　　　2018年10月第3次印刷
定　　价：48.00元

中医世界，梧桐家园

"天覆地载，万物悉备，莫贵于人"（《素问·宝命全形论》），探索人类生存方式和生命意义是中医学产生及其存在的全部价值之所在。这种价值包涵了中医对每一个个体生存状态、血脉承续以及生命意义的独特慧思，包涵了中医始终追求的人与天地自然之间的一种和谐融洽的质朴理念，这种价值更是体现在中医对每一个具体生命的一种术同道合的完美呵护。

"一株青玉立，千叶绿云委"（唐代白居易《云居寺孤桐》），高大昂扬、葱郁繁密的梧桐总是承载着人们的美好憧憬。在中国古典文学中，梧桐有着多重的寓意和象征。梧桐的品格是高洁的，"凤凰鸣矣，于彼高岗。梧桐生矣，于彼朝阳"（《诗经·大雅·卷阿》）；然而"梧桐更兼细雨""梧桐叶落秋已深"，梧桐又时时会带给人们一丝丝的愁绪。古人青睐于梧桐的质朴和品格，梧桐不娇嫩，极强的生命力使得它能够扎根于大江南北，"岁老根弥壮，阳骄叶更阴"（宋代王安石《孤桐》），这种生命力更是体现了一种老而弥坚的顽强。梧桐高洁的品格是与生俱来的，所以古人将梧桐视为神鸟凤凰的栖身之处；梧桐的高洁更在于它的奉献，不求生存的环境，却总能以浓荫茂密、绿意盎然的姿态给人以一种美的感官享受，而且这种姿态并不张扬，本色而自我。只有会品读的人才觉得自然而质朴就是一种美。作为良木，梧桐的贡献殊多。其叶、花、果、根可入药，具有清热解毒、祛湿健脾的功效；其种子可食用和榨油，其树皮可造纸，其木材可用来建房和制成琴以及各种器具。正因为古人崇敬、仰慕梧桐的品质，所以梧桐寄托了古人对高尚精神品德的一种追求，"圣人不生，麟龙何瑞。梧桐不高，凤凰何止。吾闻古之有君子，行藏以时，进退求己，荣必为天下荣，耻必为天下耻。苟进不如此，亦何必用虚伪之文章，取荣名而自美"（唐代齐己《君子行》）。

文学与世俗中的中医常被别称为"岐黄""杏林""青囊""悬壶"等，但在我眼里，梧桐的意象才是真正寄托了我对中医的所有情感，因为中医之于梧桐有着太多的相似。

从原始丛林中的生存斗争开始，到占据世界医学舞台独领风骚数个世纪；从西学东渐后的风雨飘摇，到坚定迈步走进人类已经可以实现古人"登天揽月"梦想的今天，中医始终与人类的繁衍和进步相搀并行，其扎根之深，生命之强，绝无仅有！"方技者，皆生生之具"（《汉书·艺文志》），"医者，意也"（《后汉书·郭玉传》），中医在天地自然之间探索生命的状态、意义和价值，其意境是高远的。中医所蕴含的"道"和"理"，常常予人以精神的净化和升华；中医的术是质朴而自然的，但遵从的却是崇高的"生生之道"，这种施加于生命的术同道合的呵护，正是意境和品质的完美统一。

然而，在古人的眼里，梧桐常常又是孤独的。因为它既不够雍容华贵，又含蓄而不张扬。但梧桐却不在意于世人的目光，淡定而从容。中医的孤独也是有的，因为其境、其理、其术，在现代很多人看来已经太过遥远、玄奥和落后了。也许是因为社会进步了，科技发达了，技术先进了，观念更新了，乃至我们阅读和思考的习惯都改变了吧。事实上，从《黄帝内经》到《伤寒论》，从金元时期的四大家到明代的温补学派再到清代的温病学派，伴随着每一次的时代变革和社会进步，中医都在不断地进行着自我完善和创新。但其所蕴含的道依旧是亘古以来法于自然的道，所诠释的理依旧是人与天地共存的理，而所用的术，即便有形式上的革新，但始终没有与"道"和"理"相背。任何时代，中医呈现的始终是一种术同道合的完美！

中医自有中医的世界，这个世界的主体是禀天地之气而生的人。秉持着道法自然、重人贵生的核心理念，几千年来中医护佑着华夏民族，使血脉得以承续，生命得以繁衍和成长。文学中的梧桐往往是实体和精神家园的象征，而中医的世界，就是一所真实的、我们身心所寄的梧桐家园。"苍苍梧桐，悠悠古风"（宋代晏殊《梧桐》），白云苍狗，沧海桑田，古朴家园外的世界不断变得全新而精彩，总是让我们满怀新奇地去不停追寻和探索，去探寻天地间生命的存在、意义和价值，去定位浮华尘世芸芸众生中的自我。然而，我们又常常感到困惑茫然和身心疲惫。但是，当我们静下心来的时候，蓦然回首，发现家园仍在，古朴依然。我们所要找寻的一切也许早已存在。今天的我们，也许只有在心静了，静悟了之后，才能真正地回归那一直伴随着、呵护着我们成长的家园。

20世纪20年代末，中医大家秦伯未创办了冠名"中医世界"的新医学杂志，在每一期的杂志封面上都印有一张以中国为中心的世界地图，并题字"化中医为世界医"。大家自有大家的胸怀，令世人赞叹！然而，我却狭隘地认为中医的世界是独有的，传承的文明、哲学文化的内涵底蕴、自然社会的秉性以及道术合一的生命价值观，使得它难以被其他文明真正地理解和领悟。当然，它也不需要去融化其他文明或融入他支别派，更不需要迎合时尚而解构重建自己。中医自有中医的道，虽然术可常新常变，但道却不会因时空的变换而改变。天地长存，道自常在。"道者，圣人行之，愚者佩之"（《素问·四气调神大论》）。华夏文明哺育了华夏子孙，也孕造了属于他们的实体和精神的家园。

中医世界，梧桐家园，不管我们走得多远，尽管我们时时懵懂，但家园对我们每一个人而言都是永远不能背离和抛弃的。只有去爱家园，从了解家园的一草一木开始，到坚守住传承血脉的家园，我们才能拥有更理性的思想，才能以更深邃的目光去认知属于我们自己的世界和人生。

心香一瓣，愿天下越来越多的人与中医相知、相守！

严灿

2014年10月30日

于广州观沧海书斋

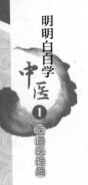

导读
Introduction

🌶 由于中医理论的构建有着丰富的古代哲学、历史和文化的背景，因此要用通俗易懂的语言对中医基础理论进行较为完整系统地讲述，真不是件容易的事。这本书是我们的一个尝试，我们力图用直白浅显而又不失专业水准的语言，通过循循善诱的讲解，带您走入中医的世界，了解中医所特有的生命观、健康观、疾病观以及防治观，逐步领悟中医所秉持的医道与医理。

🌶 中医根植于华夏文明，中医是哲理医学，真正理解中医理论，看清中医原貌，品尝原汁原味的中医，我们需要拥有一定的中国传统哲学、历史和文化的背景知识。

🌶 中医的道与理看似抽象，但并不复杂，自然质朴是其本性。倘若我们能稍稍转换一下思维方式，以一种回归自然、立足现实、彰显人性的态度去观察中医，就不难发现她的精妙之所在。

🌶 希望这本书能引领您步入中医的世界，从明道识理开始，与中医愉悦相识，心意相知，直至一生相守！

目录
Contents

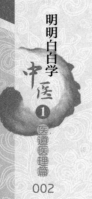

第二章　一阴一阳之谓道

第三章　五行：天人合一的映像

第六章　　藏象——脏腑：道器合一

第七章　精神世界的探知

第八章　　邪正不两立

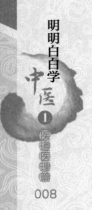

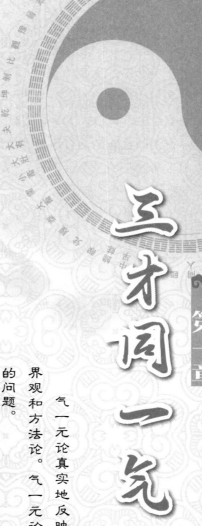

三才同一气

气一元论真实地反映了中国古代先哲们独特的世界观和方法论。气一元论回答了世界万物『本原性』的问题。

人由天地二气交合而成，生命活动的本质特征就是气化。

中医既论『气的人』，也论『人的气』，构建了天、地、人三才一体的整体观念。

气一元论成为中医理论的最高心法。

在《三字经》中有这样一句话："三才者，天地人。三光者，日月星。"什么是"才"？"才"不是指才能，而是指最基本的东西。按《三字经》的说法，大千世界就是由天、地、人这三个最基本部分所组成。古人的这句话是有深刻含义的，它揭示了天、地、人是构成生命现象和生命意义的三个最重要、最基本的要素，而且天、地、人是一个统一的整体。

为什么说天、地、人是一个统一的整体呢？

一气定乾坤

世界的本原是什么？换句话说，世界是由什么构成的？这是古今中外哲学家们无法回避、不断思索又不断争论的问题。

西方哲学流派众多，不同派别的哲学家们所提供的答案花样百出、精彩纷呈，而且都或多或少地闪烁着科学、理性、智慧的光芒。

在西方哲学家们绞尽脑汁竭力探索的同时，东方哲学家们也没闲着。从先秦开始，中国古代哲学家们就建立了一系列有关宇宙本原的、明显带有东方思维和认知特征烙印的学说，比如太素、水地、道、太极、精气、阴阳、五行、元气等学说。

恩格斯将对世界本原问题的回答分为两大阵营：唯心和唯物。从唯心而论，世界是由神或上帝创造的，当然东西方的神有所不同，而且东方的神远远多于西方。从唯物而论，世界就是由物质构成的。那么构成世界的物质又是什么呢？

西方最具有代表性的观点就是原子论。原子学派认为万物的本原是原子。所谓原子，是一种最小的、不可再分的物质微粒，是绝对的实体。不可否认，原子论是近现代西方科学的基石，也是西方还原论思想的肇始。还原论就是主张把高级运动形式还原为低级运动形式的一种哲学观点，它所派生出来的方法手段就是对研究对象不断地进行分析，恢复其最原始的状态，化复杂为简单。西医研究人体的基本思维在很大程度上就是立足于还原论。

但就无限的宇宙万物与有限的实体之间而言，原子论天生就存在着无法自圆其说的内在矛盾。而且，科学家们不断研究发现，虽然名义上叫原子，但实际上它并不是组成世界的最基本单位，原子可以继续分解为原子核和电子，原子核中的质子和中子再分下去是夸克，那还能再分吗？分到最后又会是什么呢？谁也不知道，因为世界太奇妙！

对构成世界的基本物质，中国古代哲学家则有着自己独特的认识。

❖ 至高无上的 "气"

我们首先有必要简单了解一下中国古代贤哲们是如何认识宇宙发生的。《淮南子·齐俗训》中说："往古来今谓之宙，四方上下谓之宇。"宇是指空间，宙是指时间，宇宙就是时空的概念。

在西方，关于宇宙是如何形成的最有影响力的论断是1946年美国物理学家伽莫夫正式提出的宇宙大爆炸理论，他认为宇宙由大约200亿年前发生的一次大爆炸形成。根据大爆炸理论，早期的宇宙是一大片由微观粒子（中子、质子、电子、光子和中微子等）构成的均匀气体，温度极高，密度极大，并且以很大的速率膨胀着。爆炸之后，宇宙不断膨胀，导致温度和密度很快下降。随着温度降低、冷却，逐步形成原子、原子核、分子，并复合成为通常的气体。气体逐渐凝聚成星云，星云进一步形成各种各样的恒星和星系，最终形成我们现在所看到的宇宙。

可如今，西方科学家们却陷入了困惑和尴尬之中，是什么导致了大爆炸呢？大爆炸之前又究竟发生了什么呢？宇宙真的有一个开端还是永恒存在？这一切还都悬而未决。在还原论的思维模式下，问题总是无穷无尽的，我们能做的只有不断研究，不断追溯，直至天荒地老！但人类的认识和能力是有限的，我们不可能知道本原的本原是什么，这就如同我们永远不会知道大脑是如何思考的一样。尽管逻辑告诉我们，世界必定有本原，但以我们现代人类的能力也许根本就找不到终极答案。

中国古代的哲学家们显示出了极高的智慧，运用哲学的思辨对宇宙的生成进行了探讨。

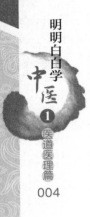

先秦两汉时期的哲学家们秉持宇宙进化论的观点（这个进化论不是达尔文的进化论），主要构建了四种宇宙发生模式：①"道→气→物"模式。②"太易→太初→太始→太素→万物"模式。③"太极→万物"模式。④"元气→万物"模式。其实，这四种模式都是先哲们关于原始创世神话的不同哲学表述。

第一种模式由老庄学派所创立，在这一模式中，"气"并不被看成是宇宙万物生成的最初本原，在"气"之上还有"道"，"道"才是宇宙万物产生的最初本原，由"道"产生了"气"。"道"属于形而上的层次，而"气"则属于形而下的层次。"气"只是质料或元素，是"道"生成万物的中间环节。老子描绘了"道"生万物的过程，即"道生一，一生二，二生三，三生万物"。

"道生一"的"一"以及"太易"和"太极"都是古人对宇宙混沌状态时的一种描述，也许是宇宙大爆炸前的状态。而"太初""太始""太素"则可能是古人对宇宙演变过程中不同阶段或某一状态的一种想象和虚拟。

不管持怎样的观点，有一点可以肯定，古代哲学家都认为宇宙生成是一个生生不息的变化过程。

西汉董仲舒的《春秋繁露》首次提出了"元"的哲学论点："元者，始也，为万物之本。"随后，东汉时期的王充在《论衡》中发展了董仲舒的思想，正式确立了"元气本原论"。可以说，两汉以前有关宇宙本原的各种思想、学说大多被"元气本原论"所同化。

"元气本原论"明确提出，元气是天地万物、人类形体和道德精神的唯一生成本原。"气"是哲学逻辑的最高范畴，"元气"之上不再有"道"或"太易"的存在。

至宋代，张载又创立了"气本体论"，认为气是宇宙的最初本原，是宇宙的本体，宇宙中的一切事物和现象，不论是有形还是无形，都是气的存在形式。

所以，中国古代哲学家们尽管对宇宙的生成产生过多种观点，但最终又趋于统一。在此过程中，中国古代哲学家们创造了一个非常重要的哲学概念——气。

气的发现

古人创立气并不是一种凭空想象，而是基于一种真实的感知！

气的含义虽然很庞杂，但本义却很简单。《说文》说："气，云气也。"古人在日常生活中对自然现象进行观察和体验，发现天空中的白云在风的吹动下，或升或降，或聚或散，变幻无穷，这就是云气。其实，风的形成就是由于气的流动。气的概念源于云气，这是古人运用观物取象思维所得到的结果。

除了云气，古人还从其他很多方面感知到了气。比如，人呼吸时可以感知气的存在；出汗时可以见到蒸蒸热气；冬天小便时也可见热气的散发；打嗝嗳气时能感觉到有气上冲。还有，宰杀动物时，也会见到热气与血一起喷发的现象。

练气功的人，他们对人体内气的感知更为真实。古代气功家在练功时特别强调入静，要闭关，也就是尽量与外界隔绝，避免干扰。所以，练气功的人常常要闭目、闭耳。这种做法一方面可以使人注意力集中，另一方面可以充分调动人的感觉系统。练过气功的人一般都会有过这样的体验：在入静的状态下，如果将自己的注意力集中于身体某个部位时，就会逐渐感觉到这个部位会被一股暖流包围，这股暖流实际上就是气。有些人甚至可以清晰地感觉到有气在体内上下、左右地运行，而这一点对中医发现经络具有关键性的作用，因为气所走的路线就是经络循行的路径。

在观察和体验到这些现象的同时，古人发现：如果气没有了（呼吸停止），生命就会终止；气丢失得太多，人体的能量也会随之大量地消耗，出现疲乏或虚弱无力。

古人通过对现实的观察和切身的体验，产生了诸多联想和推理，认为天地间的自然变化和人的生命活动都是在有形无形的气的升降聚散运动中衍生变动，生生不息。由此，在气的本义的基础上，古人引申提炼出富有哲学意义、并具有抽象性的气的概念，即气是客观存在的精微物质，是宇宙万物的本原，是万物发生、发展与变化的动力。这一思想就是中国古代哲学中的气一元论。

既然气是客观存在，那么一切可以表述的或感知的现象、事物以及

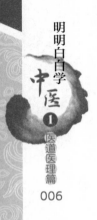

状态都是气。因此，气又可用来表述人的道德修养、精神境界和气质面貌，比如我们平时常常说到的浩然正气、士气、勇气、骨气、霸气等。如果我们说这个人"人气很旺"，那其实是在说这个人在人群中拥有很高的声望和欢迎度。"接地气"一词入选2012年十大流行语，什么是"地气"？"地气"的本义是指大地的力量、大地的气息。"接地气"就是要顺乎人理，接近自然。再引申一下，"接地气"反映的是老百姓对权力、艺术等的需求和真实愿望。

从古至今，说到气，其含义是非常宽泛的，可能以后还会不断引申和拓展。所以，气不仅是一个诸多不同层次概念的集合体，更是一个涵盖了从天地到人生，从自然到社会，从实体到精神的哲学范畴。

在中国古代哲学中，对构成宇宙本原的精微物质，古人还有一种称谓，叫精或精气。

精（精气）到底是什么？既然先秦时期的哲学家们创造性地提出了气的概念，并认为气是宇宙的本原，那为什么又再提出一个精的概念呢？很多人在看古代哲学书或读中医书时，有时会对精和气的概念表述一头雾水。

战国时期，齐国在都城临淄稷门附近，设立了中国古代最早的学术活动和政治咨询中心——稷下学宫。稷下学宫汇集了当时道、法、儒、兵、农、阴阳等百家之学，并逐渐形成了一个个具有一定倾向的学派，统称为稷下学派。稷下学宫历经了150多年，它所营造的学术包容、思想自由的治学氛围，一直令后世学者神往。稷下学宫在齐宣王时得到扩置，并招贤纳士，多达千人，有76人被尊为"上大夫"，这其中包括了宋钘和尹文两人。宋、尹两人深受道家和墨家的影响，形成了宋尹学派。精（精气）为万物本原的观点就是由宋尹学派提出的。

精也是古人对宇宙本原的一种朴素的认识，东西方的古代哲学都认为水是自然界万物的本原。水生万物，中国古代哲学家们以此引申出精的概念，认为精是土中之水，故精生万物。此外，古人通过对人类自身生殖繁衍过程的观察和体验，认为精是生命之源，中医学称之为生殖之精。

其实，精（精气）的概念是在气的概念基础上发展而来的，因此，精从属于气。

虽然精和气的概念来源有所不同，在内涵的形成和发展上也存在着细微的差别，但细分精（精气）和气并没有太大的意义。在古代哲学中，精（精气）和气都被认同是存在于宇宙之中，无形而运行不息的精微物质，因此精（精气）和气的概念是基本一致的。

☯ 人从何处来

"人从何处来"是迄今仍在被广泛探讨的一个具有终极意义的课题。人的起源、宇宙的起源以及地球的起源是三大起源之谜。

达尔文的进化论引领人们在生物科技领域中不断探寻人类起源的奥秘，可是随着遗传学和分子生物学的飞速发展，达尔文的进化论以及后来的新达尔文主义在当下都遭到了广泛的质疑。

其实，不管是在哲学领域还是在自然科学领域，人们困惑不解和万般纠结的不仅仅是"人从何处来"的问题，更是"生命从哪儿来"的问题。

在还原论思想的指导下，西方对人类起源的研究非常注重在客观物质世界中或立足于生命现象本身去找寻证据，所以有时的发现是精妙绝伦的，但又会常常陷入一个接一个的困惑和纠结之中。中国古人对生命起源的思索和探讨则立足于哲学，重思辨，轻实证，重宏观，轻微观。所以，古人在确立了气是宇宙本原的同时，也就回答了"人从何处来"的问题。

《素问·宝命全形论》说"人以天地之气生"，又说"天地合气，命之曰人"。人是天地二气相互感应交合的产物。

相对于其他生物而言，人是禀受天地之气最全的生物，当然也就是最高级的生物。中医被称为是自然医学，中药被称为是天然药物，为什么呢？其他生物，比如动物、植物、矿物等，所禀受的天地之气都有偏差，但它们又都是天然之物，以它们固有的偏差来弥补或纠正人体出现的偏差（病理状态），这就是中药治疗人体疾病的基本原理之所在。

所以，中医也是大自然的搬运工！

有一味中药叫阳起石（矿物），古人是怎么论述阳起石的呢？在

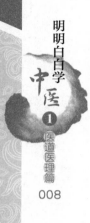

《本草图经》这本书里说：齐州有阳起山，山上常有暖气，虽然隆冬大雪遍境，但此山上很少积雪，这是因为有温暖的石气熏蒸。由此推导出阳起石的药性是温热的。当人体肾阳不足出现虚寒证的时候，就可以用阳起石来补助阳气。

人是天地二气相互感应交合的产物，那么人的脏腑、经络、形体、五官九窍、精、血、津液、髓等都是由气所构成的，人的生理和心理活动也是气的运动。

精神是人类存在的作用和价值，气构成了我们人类的精神世界。没有精神的人体就是"行尸走肉"，如同没有佛祖的庙宇。

"清气上升，浊气下降"，自然就会神清气爽，心底清灵，境界高尚。《孟子》说"我善养吾浩然之气"，就能成为"威武不能屈，富贵不能淫，贫贱不能移"的大丈夫。

人体的生命活动是由气的运动所产生的，气运动正常，人的生命活动就正常；反之，气的运动失常就会引起多种病症，《素问·举痛论》说："百病生于气也。"

人如果没了气或者说气散了，那就意味着生命的终结。《庄子·知北游》说："人之生，气之聚也。聚则为生，散则为死。"我们则经常会说：人活一口气。

人的寿命长短与气有着密切的关系。人在气中，气在人中，所以要健康长寿，我们就必须时时调和自身之气。"平心静气"既是对精神状态的调节，也是对生理活动的调节。懂得养气、调气的人不仅是长寿之人，还会成为至善至美之人。

☯ 气"象"万千

"气"化万物

气一元论决定了宇宙间一切事物都是由气构成的，那么气是如何化生了万物呢?

首先,气本身就自然而然地分出阴阳,成就了天地。天气为阳,地气为阴。其次,气是运动不息的,这取决于气自身内在的矛盾,也就是阴阳的对立制约,气的运动是不以人的意志为转移的。

阴阳二气必须交感(交合感应),其原理我们会在后面讲阴阳的时候具体阐述。交感的形式为天气下降、地气上升,或者是阴升阳降。

此外,我们后面要讲到的五行也是由气的运动变化所产生的,具体而言,阴阳二气的不断运动产生了在天的风、热、湿、燥、寒五气和在地的木、火、土、金、水五行。

《素问·天元纪大论》说:"神在天为风,在地为木;在天为热,在地为火;在天为湿,在地为土;在天为燥,在地为金;在天为寒,在地为水。故在天为气,在地成形,形气相感而化生万物矣。"这里所谓的"神"指的是阴阳,因为阴阳的变化神奇而莫测,所以谓其"神"。从气的角度而言,五行也可以理解为五气,这一点我们后面还会谈到。

总体而言,气的自身运动分化为阴阳五行之气,阴阳二气的升降交感,再掺和五行之气,化生了天地万物。古人实际上是构筑了这样一个宇宙生成模式:"气→阴阳→五行→万物",见图1-1(据《周子太极图》改造)。

当然,阴阳交感还必须有一个前提,就是阴阳之间要达到一种和谐共济、平衡稳定的状态,即所谓"和"。在此状态下,方能化生宇宙万物,方能促进万物的发展与变化。

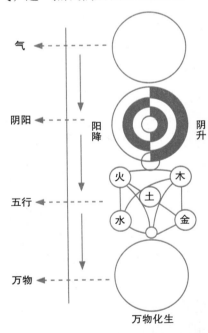

图1-1 宇宙生成模式图

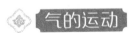

气是不断运动着的,这是不以人的意志为转移的。气的不断运动是

万物发展变化的动力源泉。

对气的运动专门有一个术语，叫气机，这个词我们以后经常会谈到，是一个非常重要的概念。

气的运动形式是多种多样的，但主要表现为升与降、出与入、聚与散。这其实是三对既矛盾又统一的形式，因此气的运动是否正常，取决于升与降、出与入、聚与散之间的协调平衡。

升降出入是比较好理解的，比如我们的呼吸运动，吸入自然界中的清气（氧气），呼出体内的浊气（二氧化碳），体现的就是气的升降出入运动。至于聚散，相对而言比较抽象一些。古人认为，气聚则物生，气散则物消。聚散虽然是气的两种运动形式，但我们也可以理解为是气的两种存在状态：气聚时，气是有形的万物；气散时，则气就表现为虚无。

聚散蕴含着深刻的哲理，在哲学中谈聚散，更多的是在谈生死。《庄子·知北游》说："人之生，气之聚也。聚则为生，散则为死。"庄子认为生死一体，气聚为形，有形则为生；气散形亡，形亡则死。但气是周流不息的，所以生死与共，生之时即走向死亡，这是无法改变的自然规律。

在气的运动基础上，又产生一个非常重要的概念，叫气化。请大家一定记住！

什么叫气化呢？简而言之，就是气的运动所产生的各种变化。准确地讲，宇宙万物在形态、性能以及表现形式上所出现的各种变化，都是气化的结果。

就我们人体而言，人体内物质与能量的产生、转化和代谢过程，西医叫新陈代谢，而中医叫气化；新陈代谢是生命的基本特征，我们也可以说，生命的基本特征就是气化。

心的搏动，肺的呼吸，气血的运行，饮食物如何转化成为人体所需的营养物质，最后又如何代谢为尿和粪便等而被排出体外，都是气化作用的体现。

《素问·阴阳应象大论》中对人体的气化有一段很精彩的论述："味归形，形归气；气归精，精归化；精食气，形食味；化生精，气生形。味伤形，气伤精；精化为气，气伤于味。"我们逐条翻译解读一下：

"味归形，形归气"：我们摄入的饮食五味能长养我们的形体，形体得到这些滋养后还要产生具有活力的气。

"气归精，精归化"：气的运动变化可以产生精，精可以理解为生命力的能源储备，有了这种储备，人体又可以进行新的气化。

"精食气，形食味"：精的产生依赖气化，形体的充养需要依靠饮食五味。

"化生精，气生形"：气化生成了精，精又产生了气，所以也可以说，气生成了形体。

"味伤形，气伤精；精化为气，气伤于味"：饮食五味（辛、甘、酸、苦、咸）偏过的话，就会损害我们的形体，形伤则气伤，气伤则精伤，因而饮食五味偏过也会损伤气。

从饮食五味的摄入到产生精，是一个由外而内的过程；从精化生气，气又生成形体，则是一个由内而外的过程。由外而内和由内而外是一个圆圈，周而复始，这就是生命过程中物质与能量生成转化的基本规律。一切生命活动都叫气化。

天地一媒介

天地间的万物虽然可以是一个个相对独立的个体，但它们之间必然是相互联系、相互作用的。这种不同事物相互间的联系和作用需要媒介或中介，或者说，宇宙万物间各种信息的传递需要一个载体。这个载体是什么呢？气！因为气是宇宙万物产生的共同本原，而且是不断运动着的。

西方原子论认定事物间相互作用的主要方式是碰撞，而中国古代哲学气一元论则认为宇宙万物之间之所以能相互联系和相互作用，是因为它们之间能相互感应。

从自然现象如海水的潮汐受月球运动的影响，磁石吸引铁块以及乐器的共鸣等到亲人、朋友之间的情感交流等，都是相互感应的结果。事物之间是如何感应的呢？主要有两种形式：一种叫同气相感，另一种叫异气相感。

（一）同气相感

同气相感是指性质相同的事物间的相互感应，又叫同气相求。同气相求用来比喻志趣相同或气质相类者互相吸引和聚合。

我们平时经常讲到的"人以类聚，物以群分""意气相投""水往湿处流，火往干处烧"等都属于同气相求。因为同气相求，一天内我们人体的阳气和阴气也会随着自然界温热寒凉的变化而呈现出规律性的盛衰变化。

诸如春天多风邪，夏天多热病，秋天多燥病，冬天多寒病；风多伤肝，湿多伤脾，燥多伤肺；中药青色入肝，赤色入心，黄色入脾，白色入肺，黑色入肾等。其原理都是同气相求。我们在后面讲到五行时，大家会更加明白。

还有，大家可能听过中医讲"以形补形，以脏补脏"，也就是采用动物的脏器来调补人体之相应器官。比如，用猪脬（膀胱）治疗遗尿，黄狗肾、鹿鞭治疗肾虚阳痿，猪血、羊肝治疗血虚，猪骨髓补脑益智，鹿筋、虎骨强筋健骨等。民国中医大家张锡纯据此创造了"脏器疗法"一词，其实"脏器疗法"的原理就是同气相求。

现代科学研究证实，以脏补脏是有科学道理的。多种动物脏器中确实含有一些可治疗人体相应内脏病变的成分，如从猪、牛胰脏中提取的胰岛素可以治疗糖尿病；从猪肝中提取的核糖核酸可治疗慢性活动性肝炎和慢性迁延性肝炎；从鹅胆中提取的鹅去氧胆酸可以治疗胆石症；从猪胃中提取的胃泌素可以治疗萎缩性胃炎等。由于动物脏器与人体相应内脏在形态功能、生理生化等方面具有很多的相似性，所以动物脏器对人体相应的脏腑具有较强的针对性药理作用。

同气相求是中医学中非常重要的思维方法，其理论基础是气一元论。同气相求对构建中医五行-五脏体系、阐释病症的病因病理以及临床诊断和治疗用药都具有深刻的影响。关于这一点，相信大家在随后对中医医道医理的了解过程中会有越来越深的感悟。

（二）异气相感

另一种形式异气相感，也就是异性事物之间的相互感应。比如，天气与地气的交感、磁石吸铁、琥珀拾芥（琥珀摩擦后生电，能吸引细小的东西）以及男女间的感应等。

气是宇宙万物构成的共同本原，是万物之间相互感应的中介物质，是信息的载体。中医学继承了这一思想，同样认为气是构成人体和维持人体生命活动的最基本物质，又以气为中介，将人与天地联系起来，从人体本身以及人与自然和社会的关系去考察生命的运动规律，从而形成了自身的健康观、疾病观和防治观。这一思想观念就是中医学所特有的天、地、人三才一体的整体医学观。

☯ 中医有了气

气一元论奠基于先秦至秦汉时期，这一时期也是中医理论体系形成的重要时期，气一元论作为宇宙观和方法论渗入到中医学中，使中医有了气。气一元论对中医的影响是极其深刻的，成为中医理论的最高心法。在《黄帝内经》中论及气的有3000多处，《黄帝内经》的学说差不多是建立在气一元论基础之上的。

🏵 人体之气

人体是由气构成的，气是生命活动的原动力，气化是生命活动的基本特征，人的生命活动就是气的升降出入运动。

中医在阐释生命现象和活动时，认为气是物质与功能的统一体，但更重视气的功能活动。中医在临床上往往通过各种生理、病理现象，药物和针灸治疗的效应去认识和把握气的状态和变化。

气既可以是生理学的概念（如阳气、心气、肺气、胃气、经气等），也可以是病理学的概念（如气虚、疝气、梅核气、邪气等），还可以是药理学的概念（比如中药的寒、热、温、凉四气等）。人体之气大致可作如下分类，见图1-2。

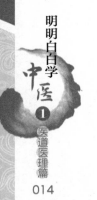

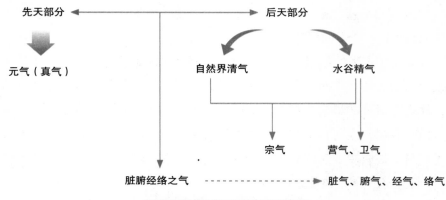

图1-2　人体之气的分类

元气是指由禀受于父母的先天之精所化生的先天之气。自然界的清气主要是指富含氧的新鲜空气。水谷精气主要由饮食物转化而来。至于宗气、营气、卫气、脏腑经络之气等，我们会在后面详细讲解。

在古代哲学中，精与气的内涵是同一的。但在中医学中，相对于气而言，精更着重于表述事物和现象的物质性的一面，精的所指更为具体化，主要有两方面的含义：一是泛指构成人体和维持生命活动的精微物质，包括气、先天之精、后天之精、血、津液、髓等；二是指生殖之精，也就是禀受于父母的先天之精。

在中医学中，精和气的关系可以简单地理解为物质和功能的关系，也就是说，精作为物质化生了气，气是精的功能体现。

人体有了气，使得人体本身的内外、上下、左右、前后都成为一个整体。当然，人与自然也同样是一个整体，这就是中医学非常重要的一个观念——整体观念，我们会在后面做专题讲解。气既然可以作为传递信息的载体，那么我们人体内外各种生命信息的感应和传递就依赖于气。由表知里、由外测内是中医诊断学的一个基本原理。中医临床上能通过观察舌苔、脉象、五官九窍等外在组织器官的变化来推测内在脏腑经络的功能，就是因为体内外有信息的传递和反馈。这好比是买西瓜，西瓜熟没熟、甜不甜、沙不沙，有些人喜欢直接剖取一块来观察尝试，有些人则通过拍打、听声、闻气味来判断，中医临床诊断的手法很像后者。

中医针刺、艾灸、按摩、推拿等也是通过运行于经络之中的气，发挥感应传导的功能，进而对内在的脏腑组织器官进行调节。

我们知道，气是不断运动着的，气的运动叫气机，主要有四种形式：升、降、出、入。

人体之气和天地之气具有相同的运动规律：在下之气上升，在上之气下降，也就是阴升阳降。比如，心火下降，肺气肃降，犹如天气下降；肾水上升，肝气升发，犹如地气上升。脾气主升，胃气主降，斡旋人体诸气，犹如气升降的枢纽，见图1-3。关于脏腑气机升降，我们会在后面详细论述。

（一）气机失调

人体内气的运动正常，升降协调有序，我们称之为气机调畅，这是生命活动正常稳定的标志。如果气的升降出入乱了，就是气机失调，人体就会出现各种各样的病症。气机失调主要有气滞、气逆、气陷、气闭、气脱等表现形式。

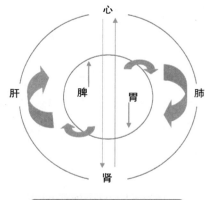

图1-3 人体气机升降

1. 气滞

简单而言，气滞就是气运行不动了，停滞在某个地方。中医有时也叫气郁。气滞会出现胸、胁的胀闷疼痛，腹部胀痛、结块、瘀血甚至肿瘤等表现，有些人吃完饭就会出现胃部或下腹部的胀痛，一放屁或一打嗝嗳气就舒服，这就是典型的气滞。有些女性由于一段时间的心情郁闷会出现乳房的胀痛，甚至能摸到乳房有结节，有时还会出现月经推后，量变少，经血之中夹有血块，这些都是气滞的表现。有一些人，也是由于心情不舒畅，总觉得喉咙里有东西堵住似的，吞也吞不下，吐又吐不出，去医院检查也没发现有什么肿块之类的，其实这也是气滞，中医管这个叫梅核气。

2. 气逆

气逆就是气上升太过了或下降不及。我们平时见到的咳喘、恶心呕吐、嗳气呃逆、脾气突然暴躁易怒、面红脖子粗，甚至气得吐血昏倒等都是气逆的表现。

3. 气陷

与气逆相反的是气陷，是气的下降太过或上升不及。气陷往往由体虚造成，体虚之人出现头晕目眩、耳鸣、气短、呼气困难、下腹部有重坠感、便意频频、大便泄泻清稀、常有不消化的食物残渣等症状，就是气陷的表现。此外，气陷还可以造成内脏位置的下垂，比如胃下垂、肾下垂、子宫脱垂、脱肛等。

4. 气闭和气脱

气闭是气的外出受阻，气脱是气不能内守而大量地外逸。气脱往往出现在危重之症，比如大汗不止、大出血等使机体的各种功能突然全面衰竭，与西医所说的休克很像，后面我们讲到的亡阴、亡阳就是气脱。气闭同样会引起昏厥、不省人事，比如有些人发高烧，出现神志昏迷、说胡话、面红、气粗或呼吸急促、鼻翼直煽等，就是气闭的表现。有些人受到突然巨大的精神刺激，或由于剧烈的疼痛而直接昏死过去，也是气闭。夏天中暑的时候，人体既可以表现为气闭，也可以表现为气脱。

（二）正气与邪气

正气和邪气是中医学中非常重要的一对概念。

1. 邪气

在中医学中，凡是能导致病症发生的各种因素都可统称为邪气。不过，对邪气应当有客观正确的理解，邪气应当理解为致病因素加上其致病的作用。

举个例子来说，寒（气）可以是一种正常的自然界季节气候的表现，但过度寒冷就会损伤人体，产生各种病理变化，此时的寒（气）就是邪气。再如，并不是所有的细菌都是邪气，像双歧杆菌就是肠道内最有益的菌群，被称为人体健康的晴雨表。双歧杆菌数量的减少或消失是不健康的标志，所以只有属于病原体的细菌才可以被称为邪气。中医讲的邪气有多少种？和西医讲的细菌、病毒等有什么不同？我们会在后面专题讲述。

2. 正气

正气的内涵比较宽泛，包括人体的抗病能力、康复能力、对外界的适应能力、对精神心理刺激的调控能力等，人体组织器官形态结构的正常也是正气的体现。

从来"邪正不两立"，所以中医经常讲："正气存内，邪不可干。"在中医看来，疾病发生、发展以及预后的过程就是正邪之间斗争的过程。人为什么会生病？邪气的存在固然是外因，但内因或者起关键作用的还是人体的正气不足。

人体既然由气构成，生命活动也就是气的升降出入运动，那么在临床上，中医就将调气作为一种基本的治疗方法。调气包括补气和调理气机，具体内容我们后面会讲。

同样的道理，在天、地、人三才一体的整体观念指导下，中医的养生理论非常强调人要顺应自然规律以保养生命。人以气为本，故养生之道重在调气。

精、气、神

关于精和气的概念，我们前面都已反复讲过。神是什么概念？和精、气有什么样的关系？

中国古代哲学中的神，是指宇宙的主宰和天地运行的规律。神原本是至高无上的，是一种超自然的力量，可以主宰和控制精和气。但随着气一元论的建立，神的内涵就基本等同于气了。

中医也有神的概念，分为广义和狭义两方面。广义的神是指人体一切生命活动的外在表现。中医望、闻、问、切中的望诊，首先就是望神。

一个人有神，就会表现出神志清楚、语言清晰、面色红润含蓄、表情丰富自然、目光明亮、精彩内含、反应灵敏、动作灵活、体态自如、呼吸平稳、肌肉丰满充实等，中医称之为得神。

反之，一个人无神，就会出现精神萎靡、言语不清、面色晦暗、表情淡漠或呆板、目暗睛迷、反应迟钝、动作失灵、呼吸气喘、肌肉瘦削等症状，中医称之为失神。

还有一种情况中医叫假神，也就是我们说的回光返照。久病重病之人，本已失神，但突然精神转佳、两目放光、言语不休、想见亲人；或本来语声低微断续，忽而响亮起来；或原来面色晦暗，突然两颧潮红；或本来毫无食欲，忽然食欲增强等，千万别以为这些是好兆头，这些现象往往是临终先兆，古人很形象地把这种情况叫残灯复明。

狭义的神是指人的精神、意识、思维、情感等高级精神活动，包括魂、魄、意、志。中医讲形与神俱，人不能没有神，离开了神，人就是行尸走肉，就是酒囊饭袋。关于神、魂、魄、意、志的内容，我们会在后面专题讲述。

中医将精、气、神视为人身"三宝"，这三者之间存在着怎样的关系呢？很多人对此常感困惑，觉得绕来绕去的，你中有我，我中有你，讲不清楚。的确，精、气、神是不能分开谈的，但也不能含混不清。在中医学理论中，精主要是指人体的精华物质，而气是精的功能体现，精是神产生的物质基础。广义的神，其内涵可以等同于气；狭义的神则可以理解为是精和气的一种具体体现。当然，狭义的神，或者说我们的精神、意识、思维、情感等会对精和气产生正反两方面的作用，所以中医始终强调形与神俱、形神一体，这也是健康的核心定义。

结　语

气一元论真实地反映了中国古代先哲们独特的世界观和方法论。气一元论回答了世界万物"本原性"的问题。

人由天地二气交合而成，生命活动的本质特征就是气化。

中医既论"气的人"，也论"人的气"，构建了天、地、人三才一体的整体观念。

气一元论成为中医理论的最高心法。

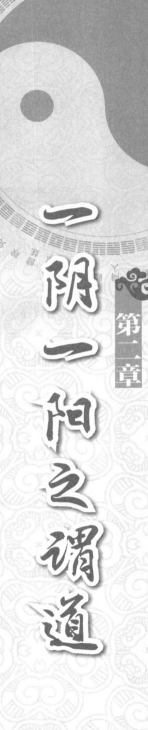

第一章 一阴一阳之谓道

『一阴一阳之谓道』，阴阳的变化决定了宇宙万物的运动变化和发展。

阴阳的概念虽然源于哲学，但中医已将阴阳内化为医理。

阴阳学说作为方法论，帮助古人构筑了中医理论体系的基本框架；阴阳学说的本身也是中医构建其自身理论的基石。

生命的根本就在于阴阳二气的统一协调和平衡！

阴阳是生命之源！

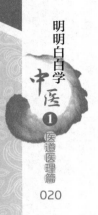
一分为二的世界

阴阳：从朴素到抽象

"阴阳"一词，最早出现在中国历史上的殷周时期。阴阳最初的含义是极其朴素的，来源于古人对自然现象的直接观察。

日、月是古人常见的两个天体，古人观察到了日月的昼夜运行规律，早晨太阳升起，大地一片光明；到了傍晚，日落西山，月亮升起，大地是寂静的黑夜。那么，人们也顺应这个规律，日出而作，日落而息。这是古人建立阴阳这样一个相对概念的思想本源。

《诗经》和《说文解字》对阴阳字义的解释是：山的南边和水的北边为阳，山的北边和水的南边为阴。概而言之，我们可以把阳光照到的地方或有阳光照射的时段，称为阳；把阳光照不到的地方或没有阳光照射的时段，称为阴。这就是阴阳最初的、极其朴素的概念，这个概念是没有哲学意义的。

随着对周围事物观察度的不断拓宽以及认识度的不断加深，古人发现，宇宙间各种自然现象和事物如天地日月、昼夜寒暑、畜之雌雄、人之男女等，都存在着相对立的两个方面。

阴阳的概念由此得到引申。引申所采用的思维方法是取象比类，也叫类比。是指运用形象思维，根据被研究对象（A）和已知对象（B）在某些方面的相似或类同（即取象），从而认为两者在其他方面也存在着可能的相似或类同（即比类），并由此推导出A的某些性状特点的逻辑方法（即类比推理）。

是不是有点晕啊？没关系，我们举个例子就明白了。民国中医大家张锡纯在解释"核桃"功效的时候说："核桃仁形状殊似人脑，其皮仁上有细纹，又极似人之神经，故善补脑。"张锡纯认为核桃能补脑所采用的思维方法就是取象比类。

阴阳概念的引申所形成的共识：

（一）自然界的一切事物和现象，都存在着阴阳对立的两个方面或含有阴阳两方面的属性

用阴阳表述事物的现象无处不在，比如天气有阴雨天和艳阳天，历法有阴历和阳历，物理学中的电极有阴极和阳极，化学中的离子有阴离子和阳离子，医学体格检查会分出阴性体征和阳性体征，抽血化验的报告结果有阴性和阳性之别……

前面我们讲过，万事万物都是由气构成，气也有阴阳吗？是的。气本身就分阴阳，天气为阳，地气为阴。

（二）自然界所有相对立的事物和现象的属性，都可归于阴和阳这两个方面

白天属阳，黑夜属阴；春暖夏热属阳，秋凉冬寒属阴；火温热上升属阳，水寒凉向下属阴；男子刚强属阳，女子阴柔属阴……

阴阳的概念发展至此，已经变得抽象了，具有哲学意义的概念已经形成。阴阳是对自然界相互关联的事物或现象及其相互对立的属性，或同一事物或现象内部矛盾双方相对属性的概括。

对于这个概念，我们还要深入解读一下。什么样的事物现象可以用阴阳来表示？这里有两个基本条件：

第一，两种事物或现象之间必须具有关联性，并处在一个统一体当中。比如，春夏为阳，秋冬为阴，统一于一年的四季变化之中；昼为阳，夜为阴，统一于一天的明暗变化之中；热为阳，寒为阴，统一于温度的变化之中；升为阳，降为阴，统一于运动形式的变化之中；男为阳，女为阴，统一于人群之中。但是，你不能说男与降、女与升是一对阴阳，因为他们彼此无关联性。

我曾经碰到过一件很搞笑的事。十多年前的一天，我的一个东北朋友打电话给我，说他准备动身去海南发展，正巧赶上单位组织体检，他就去医院做了全面检查，检查结果都是阴性。本来挺高兴的一件事，可有人跟他讲，你不能去海南，因为海南是南方，方位属阳，阴阳对立制

约，去了对你身体不利。他一下子就郁闷了，所以请我给他指点指点。我深感无语！体检结果的阴性和方位的阳性完全是风马牛不相及的嘛。

第二，两种事物或现象必须具有对立性或者叫属性相反，比如水与火、动与静、明与暗、寒与热、升与降等。

阴阳二性

阴阳的概念得到了引申，那么事物和现象的阴阳属性是如何划分的呢？

大致归类的结果，请看表2-1。

表2-1　事物和现象的阴阳属性归类

属性	空间	时间	季节	性别	温度	湿度	亮度	状态
阳	天、上、外、左	昼	春夏	男，雄	温热	干燥	明亮	动、升、刚、兴奋、开放、扩散
阴	地、下、内、右	夜	秋冬	女，雌	寒凉	湿润	晦暗	静、降、柔、抑制、闭合、凝聚

一般而言，凡是运动的、外向的、上升的、温热的、明亮的、刚强的、兴奋的一方都属阳；而相对静止的、内守的、下降的、寒凉的、晦暗的、柔弱的、抑制的一方都属阴。

气血是中医中最常见的一对阴阳概念。气是不断运动的，具有推动和激发作用，所以属阳；血的主要功能是滋润和濡养，而且要靠气的推动作用才能运行，所以属阴。

而就气本身而言，又可分阴阳。具有温煦、推动、兴奋、上升作用的气，称为阳气；具有寒凉、固摄、抑制、沉降作用的气，称为阴气。你现在大概明白，为什么中医把总是比别人怕冷、手脚总是冰凉的这种情况称为阳（气）虚了吧。

阴阳不等于矛盾，所以事物和现象的阴阳属性既是绝对的又是相对的。

所谓绝对，是指阴阳属性的不变性。像水与火、动与静、明与暗、寒与热、升与降等，阴阳的属性就是绝对的。水不论多热，都属阴；火不管多弱，都属阳。

所谓相对，是指阴阳在一定条件下可以互相转换。

第一种情况：事物和现象的总体属性变了，其阴阳的属性也随之改变，这就是我们平时经常讲到的"物极必反"。比如，寒极生热，热极生寒。

第二种情况：阴阳之中可以再分阴阳，从而淡化了其原有的阴阳属性。比如，以昼夜分阴阳，昼为阳，夜为阴。昼又可分为上午和下午，上午就是阳中之阳，下午就是阳中之阴。为什么呢？因为上午是自然界阳气由少到多的时段，下午则是自然界阴气逐渐增多的时段。夜又可分为前半夜和后半夜，前半夜是阴中之阴，后半夜则是阴中之阳。原理同上，请看图2-1。

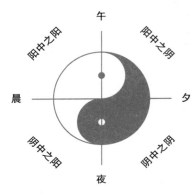

图2-1 阴阳之中有阴阳

第三种情况：阴阳属性因比较对象的改变而改变。比如，春、夏、秋、冬四季，春、夏属阳，秋、冬属阴。但将春季单另出来判别其阴阳属性，就变得稍微复杂一些了。相对于冬季而言，春季因其气温高而属阳；但相对于夏季而言，春季则因其气温低而又属阴。同理，秋季相对于夏季而言，属阴；秋季相对于冬季而言，则属阳。

事物和现象的阴阳属性既可因其总体属性的改变而改变，又可因阴阳的可分性而淡化，还可因其比较对象和内容的改变而改变，这就是阴阳属性的相对性。

多年前，一个平时凡事都很顶真的朋友，也是中医圈内的人士问我：人分阴阳，男属阳，女属阴。那么，你说两性人是阴还是阳？

记得我当时的回答是：医学上将两性人分为男性假两性畸形、女性假两性畸形和真两性畸形。单从性别论，男性假两性畸形的性染色体为XY，说到底是个哥，可属阳；女性假两性畸形的性染色体为XX，说到底是个姐，可属阴。至于真两性畸形，是极为罕见的，医学上至今还没搞懂是怎么发生的，算是个特例吧。但是，家庭（包括个人诉求）和医学对两性人的处理还是会通过手术和药物，最终使之回归到男或女的本色状态。

事后一想，我觉得我给他带到沟里去了，之前的回答是肤浅的。

毋庸置疑，从性别而论，人只能分男女，虽然两性人属于一种"阴差阳错"或"阴错阳差"，但最终必须回归到男性或女性状态，这也是自然法则和宇宙秩序所决定的。

为什么朋友会提出这样一个问题是值得思考的。我想，这样的问题被提出，实际上是反映了一个如何看待事物阴阳属性的问题。

判定一个具有生命力的人的阴阳属性，并不是单凭性别那么简单的。

首先，任何一个人，其本身就是一个阴阳统一体，比如存在于我们体内的阴气和阳气。

其次，男女自然是一阴一阳，但是不管是男人还是女人，人与人之间的比较，在很多方面都会出现截然相反的差异。比如性格，或刚猛或柔顺；处事风格，或激进或平和；处世态度，或积极进取或消极悲观等，这其中不也能分出阴阳吗？所以我也想问，男人中的张飞和"妖娆哥"，女人中的林黛玉和"女汉子"，他（她）们当中谁又是阴谁又是阳呢？

☯ 阴 阳 之 道

我们前面所讲的气一元论成功地回答了世界万物的本源性问题，也就是"万事万物是怎么来"的问题，同时在一定程度上也揭示了物质的运动性。

但是，事物是普遍联系的，正所谓剪不断，理还乱。不同事物之间又是相互作用的，而且这种作用在很多情况下表现出既对立又统一，如果用气一元论对此进行阐释就显得有点力不从心了。

随着对自然的认识不断加深，对事物运动变化规律的不断总结，以及对天地自然法则的不断探究，中国古人从大量事物中抽象概括出了阴阳这样一对哲学范畴，用以表示决定事物发展变化的两种根本因素或属性。阴阳既对立又统一，阴阳学说的产生也可以说是对气一元论的演化分解和发展补充。

关于道

《道德经》说："道可道，非常道。名可名，非常名。无，名天地之始。有，名万物之母。"

《周易·系辞》说："一阴一阳之谓道。"

那么，道是什么？是以怎样的状态存在的呢？

《道德经》又说："有物混成，先天地生。寂兮寥兮，独立而不改，周行而不殆，可以为天地母。吾不知其名，强字之曰道。"

根据老子的论述，我们大致可以知道：

（1）道就是有，道就是无，没有具体的形象，是自然而然的。

（2）道是先于宇宙万物而独立存在的，是恒常不变的，并周而复始地运行，永不停息。

（3）老子自己对道的具体含义也不太清晰（"吾不知其名，强字之曰道"）。

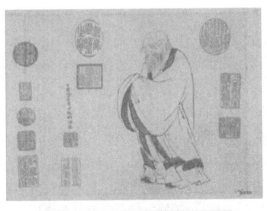

图2-2 老子像（明代文徵明）

的确，如果老子自己能非常明白透彻地说清楚了道具体是什么，那岂不是又与他所说的"道可道，非常道。名可名，非常名"自相矛盾？

《道德经》作为中国历史上首部完整的哲学著作，义理精湛，思想深邃，逻辑严密。《道德经》被华夏先辈誉为万经之王，据联合国教科文组织统计，《道德经》是除《圣经》之外被译成外国文字发行量最多的文化名著。所以，老子论道是非常严谨的，并没有自相矛盾。但是，老子一开始就弄出个道就是无，道就是有，这太有点让人抓狂了吧？

老子说，"无"产生天地，"有"产生万物（"无，名天地之始。有，名万物之母"）。但"无"和"有"太虚幻，太神乎其神、玄乎其玄了。老子到底想告诉我们什么呢？

老子是要我们在"无"和"有"中悟道！真正的道往往是存在于语言或形象或实体或其他现有形式之外的。一花一世界，一叶一菩提，道要靠我们自己去悟！

大家可能对下面一段老子的论述比较熟悉。

《道德经》中说："故道大，天大，地大，人亦大……人法地，地法天，天法道，道法自然。"

这一段文字，老子论述了道与天、地、人之间的关系，非常重要！它也直接反映了老子论道的真实本意。这里有两个关键词："法"和"自然"。

"法"就是遵循、不违背的意思。

对"自然"通常有三种解释：一是指一种自然而然的状态。二是指自然界，包括人类社会，与宇宙、世界等同义。三是指自然法则或自然规律。

那么，"道法自然"是不是说，道要遵循自然，而自然是凌驾于道之上的呢？

不是的。自然就是自然而然，是事物发展的必然规律。通俗一点讲，就是天、地、人在道的运行中自然就成了天、地、人，没有什么为什么，也没有什么为了什么。

老子将道作为宇宙万物生成的本原，道的恒常不变、周而复始、永不停歇地运行化生了万物，这是一种自然力量的体现，生生不息，没有任何外力的作用，遵循的是自然的规律或法则。

虽然老子说"人法地，地法天，天法道，道法自然"，看起来有等级层次之分，但实质上，天、地、人都是由道所成就，都要遵循道。

道是一种抽象的存在，虽然不是实体，但却不以人的意志为转移而永远存在、永不停止。老子论道的思想主旨并不在于解释道的本义，而是在说自然规律和自然法则。道的运行和实践，体现的就是一种自然规律和自然法则。

道与阴阳

阴阳学说在中国传统哲学中占有重要的地位，古代大多数哲学家都坚持用阴阳去阐释宇宙万物的生成和发展规律。

再来看老子的一段经典论述：

《道德经》中说："道生一，一生二，二生三，三生万物。万物负阴而抱阳，冲气以为和。"

我们大致翻译一下：道作为宇宙万物生成的本原，在道的作用下，产生了模糊和混沌一团的宇宙整体，即"道生一"；后来混沌一团的宇宙又分化成相互对立的阴阳两部分，即"一生二"；正是在阴阳的相互作用下，产生了新生事物，即"二生三"；各种各样的新生事物就构成了宇宙间的万事万物，即"三生万物"。万物都是背阴而向阳（阴阳结合在一起，不可分离）的，它们相互作用形成了一个和谐的整体。

这里需要对"冲气"和"三"进行讨论。关于"冲气"是什么，迄今的解释还没有统一，主要有以下几种观点：

（1）冲气的"冲"，原文写作"沖"，《说文解字》说："沖，涌摇也"，就是指阴阳二气的互相激荡。

（2）指阴阳二气相互激荡，相互冲突交和，成为均匀和谐的状态，进而形成新的统一体。阴阳鱼太极图最能生动地展现这一状态，见图2-3。

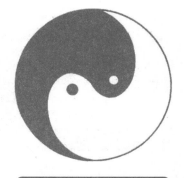

图2-3　阴阳鱼太极图

（3）按照后世阴阳家和道家的演绎，冲气就是太极图中区分黑白两个界面的那条线。也就是说，这个"冲"是阴阳的缓冲地带和过渡区域。冲气是可以转化为阳气和阴气，起到平衡和调节阴阳的作用。

与（3）相近的观点是：冲气是中气，这个中气是阴阳之间的媒介，把阴阳二气撮合在一起，像个媒婆；如果没有中气，阴阳二气也无法相互转化。冲气相当于太极图中分隔阴阳的"S"线。

（4）哲学家冯友兰认为：所谓冲气就是"一"，阴阳是"二"，"三"在先秦是多数的意思。"二生三"就是说，有了阴阳，很多的东西就生出来了。依照《淮南子》所讲的宇宙发生程序，在还没有天地的时候，有一种混沌未分的气，后来这种气起了分化，轻清的气上浮为天，重浊的气下沉为地，这就是天地之始。轻清的气就是阳气，重浊的气就是阴气。在阴阳二气开始分化而还没有完全分化的时候，在这种情况中的气就叫作冲气。"冲"是道的一种性质，与道相差不多，所以也叫作"一"。

关于"三"：有的人认为"三"是虚数，表示很多东西；有的人认为是"二"的产物，指新的东西；还有的人认为"三"是"交合"的意思，"三"相当于"参"，"三"又写作"叁"，意思就是"参"。东汉时期，魏伯阳写了第一部炼丹道功夫的书，叫作《周易参同契》，这个"参"就是"三"。

尽管对个别字词的理解存在差异，但大家的共识是，老子的这段论述实质上是老子宇宙观的一种反映。老子认为宇宙间任何物质中都存在阴阳两性，既对立存在又和谐统一。作为宇宙本原的"道"，因为其内部蕴含着阴阳两种不同的自然力量及其相互激荡作用，才化育了万物。

《周易·系辞》进一步说"一阴一阳之谓道"，认为阴阳的相互作用是宇宙的根本规律，从而把阴阳上升为最高的哲学范畴。

《管子·四时》云："阴阳者，天地之大理也。"阴阳的变化决定了宇宙万事万物的运动变化和发展，一阴一阳就是天地万物的根本之道。

阴阳互动

（一）阴阳互根互用

1. 阴阳互根

阴阳的互根是指阴阳双方相互依存，互为根基。也就是你也离不开我，我也离不开你，任何一方不能单独存在，"孤阴不生，独阳不长"。

人体内的阴阳千万不能分家，一分家就意味着生命的结束，中医将这种情况叫"阴阳离决"。

《道德经》说："有无相生，难易相成，长短相形，高下相倾，音声相和，前后相随。"所以，你可以说阴阳是两个东西，但也可以说阴阳是一个东西。

明代易学家来知德写有一首诗叫《美圆歌》来形容太极图："我有一丸，黑白相合，虽是两分，还是一个。大之莫载，小之莫破。无始无终，无右无左。"

阴阳互根还可表现为阴阳的互藏。所谓阴阳互藏，就是阴中有阳，阳中有阴，请看图2-4。

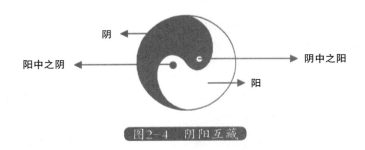

图2-4 阴阳互藏

其实，我们前面已经讲过，自然界的一切事物和现象，都存在着阴阳对立的两个方面或含有阴阳两方面的属性，也就是老子所说的"万物负阴而抱阳"。

我们可以用八卦的卦象再来展示一下。爻是组成八卦中每一卦的长短横道，有阳爻、阴爻之分，"—"表示阳爻，"– –"表示阴爻。爻的本义是绳结。在中国远古结绳记事时代，古人在一根绳索上分段打结，从而表示一定含义。总共用了八根绳索，且又挂成一排，所以由最初的"八挂"逐渐演化为八卦。

八卦包括乾卦、坤卦、震卦、巽（音xùn）卦、坎卦、离卦、艮（音gèn）卦、兑卦。每一卦均由阳爻和阴爻组成，阴阳爻自下而上的不同排列，组成了八种形式，即八卦。每一卦形代表着一定的事物，乾卦代表天，坤卦代表地，坎卦代表水，离卦代表火，震卦代表雷，艮卦代表山，巽卦代表风，兑卦代表沼泽。八卦是各种自然现象和事物的一种象征。八卦中的坎卦代表水，属阴，但内寓阳爻；离卦代表火，属阳，但内含阴爻，见图2-5和图2-6。

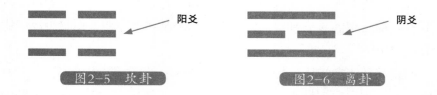

图2-5　坎卦　　　　　　　　　图2-6　离卦

属阳的事物和现象中虽然蕴含阴的成分，但其整体属性仍属阳。阳中所藏的阴，被称为阴根或真阴。属阴的事物和现象中虽然蕴含阳的成分，但其整体属性仍属阴。阴中所藏的阳，被称为阳根或真阳。虽然真阴和真阳所占的比例较小，但却具有非常重要的调控作用。正是由于阴中有阳根的鼓动，阳中有阴根的静谧，阴阳才能协调稳定。

2. 阴阳互用

阴阳互用是指阴阳在相互依存的基础上相互资生、相互促进，也就是"阳生于阴，阴生于阳"。比如，夏天虽然炎热，但阴从阳生，故雨水相对较多；冬天虽然严寒，但阳从阴生，所以干燥少雨。这样才能维持一年四季气候的相对稳定。再比如，气血是中医中最常见的一对关系，前面我们讲过，气属阳，血属阴，气能生血、行血，所以气的正常运动有助于血的运行；血是气的载体，能养气，所以血的充足能促进气的功能发挥。

明代中医大家张景岳有一句名言："善补阳者，必于阴中求阳，则阳得阴助而生化无穷；善补阴者，必于阳中求阴则阴得阳升而泉源不竭。"什么意思呢？就是说当你治疗阳虚或阴虚的时候，不要一味地去补阳或补阴，而是在补阳的时候，适当地加些补阴药；在补阴的时候，适当地加些补阳药，这样治疗的效果更好。

张景岳所依据的原理就是阴阳的互根互用。大师的这种理念也充分反映了一个名医应有的灵性。

中国老百姓对六味地黄丸是非常熟悉的，有很多人甚至将六味地黄丸当成保健品来吃。当然，对此我们是不赞成的。尽管六味地黄丸对人体的免疫功能具有很好的调节作用，而且药性平和，基本上无毒副作用，可以用于很多种疾病的治疗或辅助性治疗，但六味地黄丸主要是针对肝肾阴虚的，简单说是补阴的，不是所有人都合适。再者，六味地黄丸毕竟是药，是药三分毒！所以，大家还是要对证吃药，不能盲从。

在六味地黄丸的基础上，加上桂枝、附子这两味药，就成了另外一个中医名方，叫桂附地黄丸，又叫金匮肾气丸。桂附地黄丸的功效是温补肾阳。你看，就加了这么两味药，整个方子的功效就由补阴变成了补阳。这种组方的原理，就是阴阳的互根互用。

桂附地黄丸的组方告诉我们：补阳不一定非要弄一大堆补阳的药，补阳可以阴中求阳；在补阴的基础上，加一两味补阳的药，就可以取得微微之火可以燎原的效果。

（二）阴阳交感

所谓阴阳交感是指阴阳二气在运动中相互感应而交合的过程。阴阳交感是万物化生的根本条件，自然界万事万物的产生都是阴阳二气交感的结果，所以《淮南子》说："阴阳合而万物生。" 人从哪里来？《素问·宝命全形论》说："天地合气，命之曰人。"

阴阳能否交感非常重要，《周易》在论述卦象时说："天地交，泰；天地不交，否（读pǐ）。"

天地交，卦象为坤上乾下，见图2-7，是泰，也就是顺利。天地相交，万事万物才能生机勃勃，顺利发展。

天地不交，卦象为乾上坤下，见图2-8，是否，也就是不顺利。天地不交，万事万物的生机被遏制，不能顺利发展。

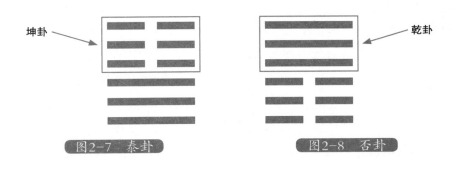

坤卦

乾卦

图2-7 泰卦　　　　　图2-8 否卦

从《周易》的泰卦卦象上，我们可以发现，阴阳交感是由阴升阳降实现的。换句话说，只有阴升阳降，阴阳才能交感，万事万物才能不断地正常化生和发展。那么，为什么阴能升而阳能降呢？古代思想家认为，阴阳二气升降的动力存在于阴阳二气的自身之中。我们前面讲过，阴中有阳，阳中有阴，也就是阴阳互藏。

阴中有阳，阴能在其所涵的阳气的推动下而上升；阳中有阴，阳能在其所涵的阴气的牵掣下而下降。

《素问·阴阳应象大论》说："地气上为云，天气下为雨；雨出地气，云出天气。"地气（水）蒸腾上升而生云（天气），天气（云）冷凝下降而成雨（地气），这只不过是一个很简单的自然现象，但它却体现了中医理论的心法要义：阴阳是互根互用的，阴阳交感的首要条件就是阴升阳降。

其实，对阴升阳降更为准确的理解应该是：阴随阳升，阳随阴降。

在中医学中，讲到心和肾的关系时，会用水火既济来形容；讲到肝与肺的关系时，会用龙虎回环来比喻，其实就是在讲两脏之间的阴阳升降。有关此方面的内容，我们会进一步阐述。

阴阳能否交感还有一个重要条件，就是阴阳二气在运动中必须达到"和"的状态，只有在"和"的状态下，才能相互感应进而交合。所谓"和"，是指和谐、协调。可以说，阴阳二气和则交感，不和则不交感。

（三）绝对的运动与相对的平衡

对立制约是阴阳之间最根本、最显著的一种作用。

对立制约就意味着相互对抗、相互抑制和相互牵制，比如水与火、动与静、兴奋与抑制、寒与热、升与降等。但正是因为有了阴阳的对立制约，事物才会发展变化。

四季寒暑更替以及昼夜长短的变化都是阴阳对立制约的结果。《素问·脉要精微论》说："冬至四十五日，阳气微上，阴气微下；夏至四十五日，阴气微上，阳气微下。"也就是说，从冬至到立春，阳气逐渐增强而北上，阴气被抑制而趋弱北撤，所以气温逐渐升高，到了夏至，阳气最盛，阴气潜伏，气候变得炎热；从夏至到立秋，阴气逐渐增强占据上风，阳气被抑制而趋弱南撤，所以气温逐渐降低，到了冬至，阴气最盛，阳气潜伏，气候变得寒冷。如此循环，年复一年。

从冬至开始，因为阳气逐渐增多，占据上风，所以白天的时光变得长起来，民间就有"吃了冬至面，一天长一线"之说。中国有很多地方特别重视"过冬"，所谓"过冬"就是过冬至。为什么呢？因为冬至的到来说明自然界的阳气开始生发了，"冬至一阳生"，寒冷的冬天即将过去，从农历十一月冬至日，到十二月二阳生，再到正月，我们就迎来了春天，这就是所谓的"三阳开泰"。

人体之所以能进行正常的生命活动，维持正常的生物节律，是阴阳对立制约的结果。依据天人相应的观点，自然界白天阳气充沛，人体阳气也充足，兴奋占主导地位，因而白天是我们工作学习的主要时段；自然界黑夜阴气充盛，人体阴气也增多，抑制占据了主导地位，因而黑夜是我们休息睡眠的主要时段。所以古人说得好，"日出而作，日落而息"，而现今的很多人，将时间和精力都花在了夜生活上，晚上不睡，早上不起，这实际上就是在违背自然规律，如此下去，阴阳颠倒，焉有强健的体魄、良好的精神？当然有些人的工作性质决定了有时要加班熬夜，那么这些人更要注重平时的养生，关于这一话题，我们以后再谈。

阴阳之间的对立制约始终处在一种动态之中，也就是说，阴阳之间的互动是绝对的。只有阴阳之间的对立制约取得了统一，达到了一种动态的、相对的平衡，阴阳才能和谐。

那么，什么是阴阳的相对平衡呢？所谓的相对平衡是指阴阳在一定限度内彼此消长的相对平衡。比如四时气候的变化，从冬至春及夏，气候从寒冷逐渐转暖变热；由夏至秋及冬，气候由炎热逐渐转凉变寒，见图2-9。由于四季的阴阳

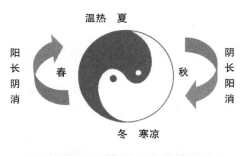

图2-9 一年四季的阴阳消长

消长，所以才有寒热温凉的气候变化，万物才能生长收藏。如果阴阳消长失去平衡，就会出现气候的反常，产生灾害。

依据天人相应的原理，从子夜到中午，阳气渐盛，人体的生理功能也逐渐由抑制转向兴奋，此即阴消阳长；从中午到子夜，阳气渐衰，阴气渐盛，人体的生理功能则由兴奋转为抑制，这就是阳消阴长。

现在很多人投资炒股或做期货生意，喜欢盯着电脑看走势图或K线图，还认真学习一些分析预测理论，比如螺旋历法、波浪理论、江恩法则等，其实这些都是在研究股票和期货行情的阴阳消长规律。

阴阳之间的互动为什么会出现消长变化？回想一下我们前面所讲，就很容易明白，导致阴阳出现消长变化的根本原因在于阴阳之间存在着对立制约和互根互用的关系。一般而言，阴阳之间的消长有四种表现形式：阳长阴消、阴长阳消、阴阳皆消和阴阳皆长。

阴阳对立制约 ——➤ 阳长阴消、阴长阳消；

阴阳互根互用 ——➤ 阴阳皆消、阴阳皆长。

对阴阳的消长变化，我觉得还是用图来说明比较清晰易懂。

如果阴阳的消长是在一定限度内或正常范围内，那么阴阳之间仍然可以保持着一种动态的平衡，见图2-10，其中白色柱表示阳，黑色柱表示阴。

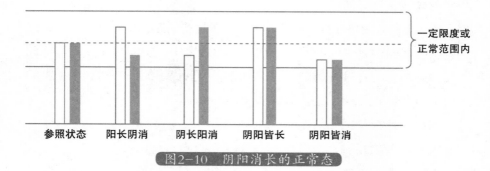

图2-10 阴阳消长的正常态

如果消长超出了一定的限度或正常范围，那么阴阳之间就不能保持相对的平衡，见图2-11，随之将会出现阴阳某一方面的偏盛偏衰，导致自然界季节气候的异常和人体疾病的发生。

比如，夏天出现过度炎热和干旱，是阳长阴消太过；冬天出现过度寒冷和冰雪灾害，是阴长阳消太过。春天当暖而反寒，是阳长阴消不及；秋日应凉而反热，则是阴长阳消不及。就人体的病理变化而言，阴过于亢盛，就会过度制约阳或损伤阳而出现寒冷；阳过于亢盛，就会过

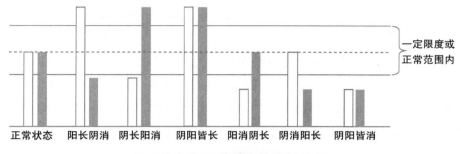

一定限度或正常范围内

正常状态 阳长阴消 阴长阳消 阴阳皆长 阳消阴长 阴消阳长 阴阳皆消

图2-11 阴阳消长的异常态

度制约阴或损伤阴而出现燥热。再拿气血来说，气属阳，血属阴，气虚可以导致血虚，血虚也可以导致气虚，这就是阴阳皆消。如果一个人同时感受了湿邪（属阴）和热邪（属阳），表现出湿热且又没有虚证，这就是病理的阴阳皆长。

再仔细看一下图2-11，要特别注意的是，阳长阴消和阴长阳消中的"长"，是一种绝对的增长；而阳消阴长和阴消阳长中的"长"，是一种相对的增长。

如果大家对上面的内容还是没搞懂，没关系，我们还会在后面结合人体出现的具体病证来谈。

（四）阴阳转化

阴阳相互转化是比较好理解的，通俗地讲就是物极必反。寒极生热、热极生寒、否极泰来、乐极生悲等都是阴阳转化的表现形式。我们来看看四季四时的阴阳转化，见图2-12。

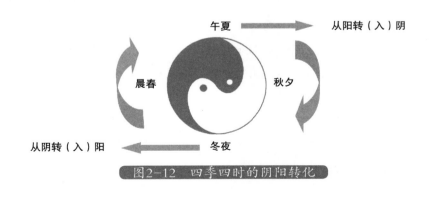

午夏 → 从阳转（入）阴

晨春   秋夕

从阴转（入）阳 ← 冬夜

图2-12 四季四时的阴阳转化

阴阳的转化是通过阴阳的消长运动来完成的。阴阳消长是量变的过程，而阴阳转化则是一种质变。

阴阳的转化既可以表现为渐变的形式，又可以表现为突变的形式。渐变是容易理解的，因为就一般而言，从量变到质变总是有一个积累的过程。而突变则是一种骤然的转变，比如气候的骤热骤寒，还有乐极生悲等。

阴阳也不是随便就能转化的，要转化必须达到一个极点，也就是寒极生热的"极"，不达到极点是无法发生质变的，极则必反。

寒来暑往、昼夜轮替是自然的阴阳转化。回顾历史，评说当下，从位卑言轻到贵极人臣再到阶下之囚，从穷途潦倒到飞黄腾达再到一落千丈，我们不禁感叹，人生的际遇又何尝不是一次又一次的阴阳转化呢？

人的一生充满着无数的极点，是诱惑也是考验，我们该如何去把握或放弃？儒家讲中庸，道家讲超凡，其实一切都在阴阳之道。

（五）阴阳自和

阴阳自和是指阴阳双方自动维持或恢复相对平衡状态的能力和趋势，这源于中国古代哲学中"阴阳贵和"的思想。阴阳自和一词最早见于东汉王充的哲学著作《论衡》，在中医学中，最早提出阴阳自和的是被后世誉为医圣的张仲景。

阴阳自和强调的是"自"和"和"。所谓"自"是指自我的、自发的、内在的，或者说是一种本能，没有外力的干预。所谓"和"是指合和、和谐、整体的协调。

"合和"思想"不是某家某派的文化精神，而是涵摄儒、道、墨各家各派的普遍文化精神……不是中国文化某一发展阶段特有的思想，而是中国文化'一以贯之'、绵延不绝的人文精神。"[1]

张仲景的阴阳自和思想有两层含义：一是说明人体阴阳具有"自和"的能力，二是说明阴阳自和是疾病好转或自愈的内在根据。

阴阳自和的结果就是阴阳之间达到了一种相对的、动态的平衡。由于阴阳交感和互藏，所以阴阳之间具有自和的条件。由于阴阳的对立制约和不断的消长，所以阴阳之间能达到自和。阴阳自和是阴阳双方在运动中产生的必然结果，不需要外力的作用和支配，这是阴阳自和的内在机制。

阴阳自和能力是人体自身抗病康复能力的一种体现，有些人虽然感受了病邪，但其自身阴阳自和能力强，所以可以不借助于外力（比如打针、吃药）而自我痊愈和康复。我们强调平时要注重养生保健，实际上就是加强对自身阴阳自和能力的培养和提高。

　　当然，人体的阴阳自和能力不是无限的、万能的。一旦病邪对人体的影响超过了阴阳自和的极限，那么疾病就会随之产生。解决的办法光靠自我的调节是不够的，必须借助于其他手段和方法，比如药物、针灸、按摩推拿、手术等来促进阴阳之间恢复相对的平衡。

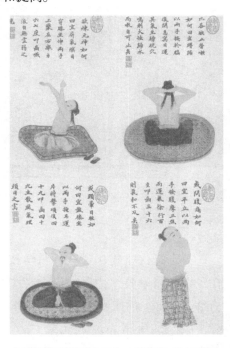

图2-13　清代彩绘《导引图》

　　也许有人会说，我生了病可以不打针吃药，通过练气功一样可以康复啊。通俗地讲，气功是一种通过调整呼吸、形体和意识（调息、调形、调心），以强身祛病的身心锻炼方法，见图2-13和图2-14。练气功虽然能促进阴阳自和，但与机体阴阳自身的自我调节还是有着本质的不同。

　　有一些人生病吃了一点药很快就好了，而另一些人生了病，即使是小病，经过治疗还是拖了很久才好，有时还会留下个“尾巴”，比如感冒好了，却一直咳嗽。这反映了不同个体有着不同的阴阳自和（康复）能力。

　　阴阳自和是一种本能的体现，当病邪侵袭我们的机体时，体内的阴阳就自然而然地开始启动调整和修复机制，表现出自愈的趋向。

　　所以，我们也可以说阴阳自和是机体自我组织、自我调节和自我稳定的过程，这对于疾病是否发生以及病后能否及时康复都具有重要的意义。

第二章　一阴一阳之谓道

037

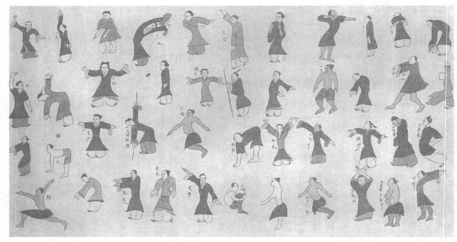

图2-14 长沙马王堆汉墓三号墓出土的《导引图》

🔶 小结

英国近代生物化学家和科学技术史专家李约瑟对阴阳十分推崇，他在《中国科学技术史》中说："中国人的科学思想包含着宇宙两种基本力量或原理，即阴和阳。"

阴阳的思想和理论是伟大的，也并不为中医所独有。阴阳是数学中二进制和九九乘法口诀发明的源头，没有二进制的建立也就没有计算机诞生。获得诺贝尔物理学奖的丹麦物理学家玻尔提出了著名的"互补原理"，他高度赞扬中国的阴阳太极图，并把阴阳太极图设计为自己家族的族徽，并在上面刻了"对立即互补"的字样，这不正彰显了互补原理和阴阳学说之间的渊源吗？我们前面提到过一本书，叫《周易参同契》，是由东汉时期的炼丹家魏伯阳所写，这本书开创了由阴阳之道论化学、论药物学、论冶金学的先河。在这本书里，魏伯阳第一次试验了多种化学反应，如氧化还原反应、分解化合反应等，第一次人工炼制了化合物黄芽，也就是Pb_3O_4（氧化铅），第一次提出了相类学说，也就是化学亲和力观念的前身。魏伯阳无疑是人类化学发展史上具有里程碑意义的人物。

阴阳表达的是一种宇宙秩序，在自然、社会等一切现象中，始终存在着既对立又统一的两大势力，它们相互依存，相互作用，从而使万事万物产生形形色色的变化。《简明不列颠百科全书》对阴阳含义的解释：阴阳一般是指宇宙万物的根本规律，这个根本规律就是自然之道。所以《周易·系辞》说："一阴一阳之谓道。"

我们前面讲阴阳自和时，把阴阳的对立制约、阴阳的互根互用、阴阳的消长全都串了起来。之所以能串起来，就是因为它们有一个共同的核心，就是阴阳平衡。

阴阳平衡是阴阳之间关系的最佳状态，是人们对万事万物发展变化所产生的结果的一种追求和期望。

当阴阳进入中医世界，中医拿阴阳说事时，无论是谈健康还是谈疾病，谈生理还是谈病理，谈养生还是谈治疗，其核心思想就是两个字"求衡"，即求阴阳的平衡。

☯ 中医世界说阴阳

《素问·阴阳应象大论》说："阴阳者，天地之道也，万物之纲纪，变化之父母，生杀之本始，神明之府也。"这是中医学中非常经典的一段论述，其中最为重要的一句话就是"阴阳者，天地之道也"，其含义我想大家应该已经明白了。

纲纪：纲领；父母：比喻本源、源头；本始：本源；神明：自然万物运动变化的内在规律。所以，纲纪、父母、本始、神明无非是换了个说法，表达的意思还是在说阴阳是天地之道。从《黄帝内经》开始，阴阳的概念正式走入了中医的世界。《素问·宝命全形论》说："人生有形，不离阴阳。"人身无处不阴阳。

从人体的大体结构而言，上部、体表、背部都属阳，下部、体内、腹部都属阴；就肢体而言，上肢属阳，下肢属阴；肢体内侧属阴，外侧属阳；就脏腑而言，五脏的主要功能是贮藏精气，像大地藏纳万物一样，所以属阴；六腑的主要功能是传导消化，所以属阳。就经络而言，我们可以自己推断出来，什么样的经络属于阳经，什么样的经络属于阴经。比如，这条经是循行在人体上肢的外侧，且与腑相属，那它就是阳经；如果这条经循行在人体下肢的内侧，且与脏相属，那它就是阴经。

我们前面讲过，阴阳的属性是相对的，是无限可分的，所以我们还可以细分人体的阴阳。比如，体表属阳，但就层次深浅而言，体表组织中的皮肉为阳中之阳，而筋骨则为阳中之阴。五脏属阴，但就部位高低而言，心肺居上，所以为阴中之阳；肝肾在下，所以为阴中之阴。

阴阳在中医学中的应用是方方面面的，离开了阴阳，中医理论就是无源之水、无本之木。

古代医家给阴阳赋予了特定的医学含义，用来认识、阐述和探讨人体的生理和病理、健康和疾病、诊断和治疗以及预防和养生等问题。限于篇幅，这里只想重点跟大家谈三方面的内容：

（1）中医所说的阳气和阴气究竟是指什么？

（2）人体阳气的重要性。

（3）中医是如何用阴阳来阐释人体生理病理变化的？

至于中医是如何用阴阳学说来指导养生保健的，在后面会进行专题讲述。

阳气和阴气

大凡对中医有点了解的人，对阴阳都不陌生。谈中医不可能离开阴阳，但就人体而言，什么是人体的阳气，什么又是人体的阴气呢？

前面我们讲过，气是物质与功能的统一体，气本身就分阴阳，即所谓的阳气和阴气，因此阳气和阴气也是物质与功能的统一体。

一般而言，中医学所谓的阳气和阴气都与物质、能量和功能等有关。

所谓物质，是指客观存在的实体物质；所谓能量是物质的微观化，是物质运动作用的结果，它以非实体的形式存在，不受空间实体的约束。由于中医学理论并不是建构在实验医学的基础之上，因此阳气、阴气的具体物质或实体概念是模糊而抽象的。

人体内阳气和阴气的基本概念内涵大致包括以下几个方面：

（1）总体而言，阳气指生命的功能活动以及物质代谢的原动力，阴气是指生命的物质基础。

（2）阳气可以是指人体内携带有温煦、推动、兴奋、升腾、发散等能量的物质；阴气可以是指人体内携带有寒凉、滋润濡养、宁静、抑制、沉降、敛聚等能量的物质。

（3）阳气可以是指某一类的能量，这种能量的作用特征是温煦、推动、兴奋、升腾、发散等。阴气可以是指某一类的能量，这种能量的作用特征是寒凉、滋润濡养、宁静、抑制、沉降、敛聚等。

依据气一元论，血、津液都属于气的范畴，但由于其性质属阴，故归于阴气。

但有一点必须清楚，以临床实践的结果为标准，中医所讲的气虚、阳虚、阴虚、血虚、津液亏虚等是各有其不同的内涵，不能笼统和混淆。换句话说，在临床上气虚、阳虚、阴虚、血虚、津液亏虚等是不同的病理状态，治疗方法和用药也不同。

阳气——人身之大宝

《素问·生气通天论》说："阳气者，若天与日，失其所，则折寿而不彰。"人体与阳气的关系，就像天和太阳的关系一样，要是丧失了阳气的作用，人就会减损寿命，所以阳气是生命的根本。

中医历代医家对人体阳气的重要性都有深刻阐述。以《伤寒论》为代表，医圣张仲景非常重视阳气和扶阳，他对干姜、附子、桂枝的使用频率极高，据统计[2]，在《伤寒论》113方中，用附子的有34方，用桂枝的有43方，用干姜的有24方，可见温阳方药占了大半。

阳气具有温养、防御的功能。阳气主动、主热，体内充足的阳气可以使我们保持恒定的体温。一些人平时或到了冬天，手脚就一直冰冷，怎么捂也捂不热，这就是体内阳气不足的表现。

《素问·生气通天论》中说："阳者卫外而为固也""阳密乃固"。这说明阳气有卫外固密的功能，有人用大气层对地球的作用来形象地解说人体内阳气的"卫外固密"功能。因为有大气层，所以外来的有害物质不能到达地球，没有大气层，光是紫外线就能导致地球上生命的灭绝，大气层的这种作用就是卫外；另外大气层能保护地球内部有用的物质（比如氧气、水分和热量等）不会无故流失，这种作用就是固密。如果把人看成地球的话，那么阳气对人体的作用就类似大气层对地球的作用。

记得小时候见到用棉被裹着木箱卖冰棍，总是好奇不解，等上初中学了物理才明白其中的道理。正是因为有棉被的包裹，冰棍在木箱里才不容易化。棉被包裹的作用不就是一种卫外固密的作用吗？有些人冬天怕冷夏天怕热，其实就是体内的阳气出了问题，如果体内的阳气能很好地发挥卫外固密的功能，那就能真正做到冬不怕冷夏不怕热。

阳气能主导人体生、长、壮、老、已的生命过程，也就是肾气（肾阳）的推动作用。中国古代最伟大的医学家之一，有"药王"之称的唐代孙思邈，相传活了141岁，他在《千金翼方》中写道："人年五十以上，阳气日衰，损与日至，心力渐退，忘前失后，兴居怠惰，人至晚年，阳气衰，故手足不暖，下元虚惫，动作艰难。盖人有一息在则不死，气者阳所生也，故阳气尽必死。"

作为生命活动的自然规律，随着年龄的增长，人体内的阳气会不可避免地、逐渐地亏耗，由此也会带来精力、体力、记忆力、学习力、注意力、思考力等的衰退，心态和精神也都不可避免地发生改变。老年人和小儿的区别点太多了，不过有一种现象很有趣：老年人一般爱打盹，坐着时总喜欢将腿跷起来或搭着；而小儿一般则是满地乱跑，手脚一刻也闲不住。众所周知，这是老年人和小儿的精力不同所造成的。其实，从中医角度而言，根本原因就在于阳气的差别。

阳气能养神，使精神爽慧，心态健康。充足的阳气可以使我们保持旺盛的精力和体力，如果一个人白天总是萎靡不振，慵懒乏力，那他体内肯定是缺乏阳气。

"春眠不觉晓"，春天的来临给万物赋予生机，但也带来了春困，也就是春天一些人整天都懒洋洋的，容易打瞌睡，提不起精神。其实，春困就是阳气不足的表现，最好的解决办法不是吃补阳的食物或药物和保健品，而是多多地运动。适量而不剧烈的运动最有助于体内阳气的生成！日常生活中还有一些人，一吃完饭就犯困，有时一打盹就一两个小时，这也是阳气不足的表现，所以我们提倡要"饭后百步走"。

阳气主光明，所以一个阳气充足的人，杂念也相对较少，很少有阴暗的心理，遇事积极向上，乐观而开朗，我们常形容这些人很"阳光"。

此外，阳气能推动气化。我们前面讲过，中医将人体的生命活动叫气化，西医叫新陈代谢。人体内物质与能量之间的转化动力就来源于阳气的代谢。

还有，阳气的充足与否决定着病情的轻重和发展。在《伤寒论》中经常会出现"阳气来复"一词，"阳气来复"是指人体阳气由弱到强逐渐恢复的一种状态。"阳气来复"会使病情减轻，疾病向痊愈的方向发展；对于一些危重疾病，因为体内"阳气来复"，从而使疾病得以救治。临床上对肿瘤患者的治疗，中医着重在扶助阳气（正气），阳气充足了，免疫力就能大大提高；阳气充足了，患者就能顺利、平安地经受住放疗和化疗，生存质量也就大大改善。

所以，明代中医大家张景岳说："天之大宝，只此一丸红日，人之大宝，只此一息真阳。"

虽然阴阳互用，保持平衡，但相对于阴气而言，阳气占据着主导地位。

《素问·阴阳应象大论》对阴阳二者的关系有这样的论述："阳化气，阴成形""阳生阴长，阳杀阴藏"，这是什么意思呢？其实是在讲一年中的阴阳变化以及万物的生长规律。"阳化气，阴成形"是说阳主化生无形之气，阴主生成有形万物。"阳生阴长，阳杀阴藏"的意思是阳气主宰万物的生发和肃杀，阴气主宰万物的长养和闭藏。

说回一年四季，阳生阴长就是指春夏季节的变化。我们前面讲过，阳气可以是指一类具有温煦、推动、兴奋、升腾、发散等作用特征的能量。春夏季节，这种能量处在一种不断释放的状态，万物因为得到了这个能量的供给，于是逐渐地发芽、生长、繁荣茂盛起来。

阳杀阴藏说的是秋冬季节的变化。阳杀是指能量释放到一定程度后，开始转为收藏。天地万物得不到能量的供给，就会逐渐地枯萎、凋零和衰败，正是"萧瑟秋风今又是，换了人间"。

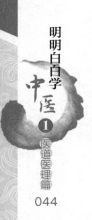

当然，阳气收藏到一定程度，又会开始新一轮的释放。这个过程年复一年，周而复始。阳生阴长、阳杀阴藏实际上就是我们常说的生、长、收、藏，即春生、夏长、秋收、冬藏。

天地万物，无论是虫鱼鸟兽，还是花草树木，它们无一不是在随着春、夏、秋、冬四季的变化而变化，而春、夏、秋、冬的变化又是由太阳的运动变化所决定的。所以，春、夏、秋、冬不仅是一种时空变化的体现，更是反映了自然界阳气的变化。

阳化气促成了万物的生长，阳生促进了阴长，所以阳气的主导作用非常重要。毫不夸张地说，在现今社会中有近八成的人存在着阳气不足，为什么会有这么多呢？这主要跟我们现在的生活习惯和行为方式的转变有关。当然，生活环境的破坏、气候的异常以及大气的污染也是其中的原因。

阴阳失调

中医认为人的正常生命活动是机体内部以及机体与环境之间阴阳协调平衡的结果。人体生命活动的基本规律可以概括阴阳相互制约、互根互用、不断消长转化的过程，阴阳是人体整个生命的根本和基础。

张景岳在《景岳全书》中说阴阳为医道之纲领。中医将阴阳失调作为病证发生、发展和变化的基本机理，是病机的总纲。换句话说，中医认为万病只有一个根源，那就是阴阳失调。阴阳失调的内容很多，这里只重点讲阴阳的偏胜和偏衰。

（一）阴阳偏胜

1. 阳偏胜

阳偏胜一般是指阳邪侵袭人体，引起体内阳气的绝对亢盛，见图2-15。

什么是阳邪？比如，风邪、热（火）邪、暑邪等都属阳邪。

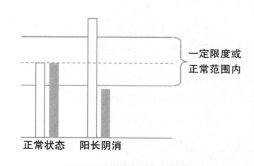

图2-15　阳偏胜

阳邪侵袭人体，加之人体本身的阳气，就形成了所谓的阳偏胜。前面我们了解到，属阳的主动、主升、主热，所以阳偏胜的时候，人体表现为一种机能亢奋、反应性增强、热量过剩的病理状态。阳偏胜时，人体多出现高热、口渴欲饮冷水、面红、小便黄、大便干、舌红、苔黄、脉搏跳动加快等证候。

　　阳偏胜有什么特点呢？可以概括为：实和热。所谓实，是相对于虚而言，也就是说机体没有虚证的表现。因此，中医将阳偏胜时所形成的证候叫实热证。前面我们讲过，阴阳是对立制约的，所以阳偏胜必然会损伤阴气，这就能解释为什么会出现口干欲饮、便干、尿少等症状了。《素问·阴阳应象大论》对阳偏胜的总结是："阳胜则热""阳胜则阴病"。这不难理解了吧！

2. 阴偏胜

　　阴偏胜一般是指阴邪侵袭人体，引起体内阴气的绝对亢盛，见图2-16。

　　什么是阴邪？比如，寒邪、湿邪等都属于阴邪。阴邪侵袭人体，加之人体本身的阴气，就形成了所谓的阴偏胜。前面我们了解到，

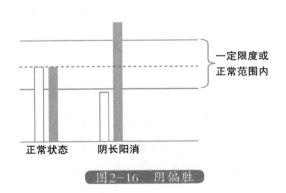

一定限度或正常范围内

正常状态　　阴长阳消

图2-16　阴偏胜

属阴的主寒、主静、主凝聚，所以阴偏胜的时候，机体多表现为一种机能障碍、产热不足，以及病理性代谢产物积聚等的病理状态。什么是病理性代谢产物积聚？主要是指在体内形成了水肿、痰湿、瘀血等。阴偏胜时人体多出现恶寒、四肢冷、腹冷痛、大便稀溏、水肿、痰液清稀色白、舌淡苔白、脉迟等证候。

　　阴偏胜有什么特点呢？可以概括为：实和寒。原理同阳偏胜。中医将阴偏胜时所形成的证候叫实寒证。同理，阴偏胜必然会损伤阳气，所以人体会出现恶寒喜暖、冷痛、腹泻、水肿等症状。《素问·阴阳应象大论》对阴偏胜的总结是："阴胜则寒""阴胜则阳病"。

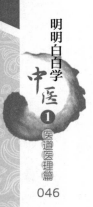

（二）阴阳偏衰

1. 阳偏衰

阳偏衰也就是指我们经常会讲到的阳虚，见图2–17。

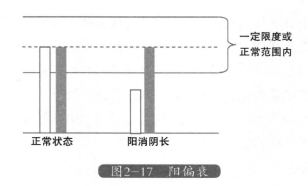

图2–17　阳偏衰

人体为什么会出现虚证呢？一般来讲，主要有四个方面的原因：一是先天禀赋不足，二是后天缺乏营养，三是过度操劳，四是久病或大病耗伤。

人体阳虚时，会表现出哪些症状呢？

我们知道，属阳的主推动、主热、主兴奋，那么一旦体内阳气不足，就会呈现出一种机能减弱或衰退、代谢活动减弱、反应性降低以及产热不足的病理状态。具体而言，常出现以下一系列症状：精神萎靡、神疲乏力、喜静卧、畏寒、面色苍白、四肢冷、小便清长、大便溏泻、性欲减退、不孕或不育等。此外，由于阳气不足，推动力减弱，还可导致瘀血、水湿的产生。

阳虚的证候有什么特点呢？可以概括为：虚和寒，是虚而兼寒。中医将阳偏衰时所形成的证候叫虚寒证。

如果阳偏衰进一步发展，就会导致阴的不足，最后会形成阴阳两虚。这个原理相信大家是明白的，因为我们前面讲过，阴阳是互根互用的。

2. 阴偏衰

阴偏衰也就是指我们经常会讲到的阴虚，见图2–18。

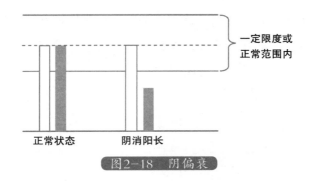

一定限度或
正常范围内

正常状态　　　阴消阳长

图2-18　阴偏衰

人体阴虚时，会出现哪些症状呢？我们知道，属阴的主静、主降、主滋润、主抑制，那么一旦体内阴气不足，就会呈现出一种机能虚性亢奋、阳气相对亢盛的病理状态。具体而言，常出现以下一系列症状：五心烦热、潮热（发热像潮水的涨落一样有定时）、口咽干燥、大便偏干、盗汗（睡觉时出汗，醒来汗止）、两颧发红发热、失眠多梦、性欲亢奋、舌红、舌苔少甚至无苔等。

阴虚的证候有什么特点呢？可以概括为：虚和热，是虚而兼热。为什么会有热？这是阴阳之间对立制约关系的一种体现。因为阴气不足，无法制约阳气，结果阳气显得相对亢盛。所以，阴虚所产生的热，叫虚热；而前面所讲的阳偏胜所产生的热，叫实热。

中医将阴偏衰时所形成的证候叫虚热证。同样的道理，如果阴偏衰进一步发展，就会导致阳的不足，最后会形成阴阳两虚。在阴阳失调中，最为严重的一种情况叫亡阴或亡阳。所谓亡阴和亡阳，就是指人体的阴气或阳气由于大量的消耗而亡失，是生命垂危的一种病理状态。在西医学中，亡阴和亡阳可以表述为休克。

无论是亡阴还是亡阳，如果没有得到及时的治疗，最终都会导致阴阳离决，阴阳一分家，生命也就告终。

在临床上，中医针对阴阳失调的总的治疗原则是：补其不足，泻其有余，恢复阴阳的相对平衡，也就是所谓的"实则泻之，虚则补之"。

"泻其有余"针对的是实证。"泻"的作用体现在"以寒治热，以热治寒"，也就是用寒凉的药物清热以治疗实热证，以温热的药物祛寒以治疗实寒证。

"补其不足"针对的是虚证。"补"的作用体现在：①用补阳散寒的药物治疗虚寒证，注意不能用辛温发散的药物；②用滋阴清热的药物治疗虚热证，注意不能用苦寒清火的药物。

结　语

"一阴一阳之谓道"，阴阳的变化决定了宇宙万物的运动变化和发展，正如宋代著名理学家、思想家、哲学家朱熹所说："阴阳虽是两个字，然却是一气之消息，一进一退，一消一长，进处便是阳，退处便是阴，长处便是阳，消处便是阴；只是这一气之消长，做出古今天地间无限事来。"

阴阳的概念虽然源于哲学，但中医已将阴阳内化为医理。

阴阳学说作为方法论，帮助古人构筑了中医理论体系的基本框架；阴阳学说的本身也是中医构建其自身理论的基石。

《素问·生气通天论》说："生之本，本于阴阳。"生命的根本就在于阴阳二气的统一协调和平衡！

阴阳是生命之源！

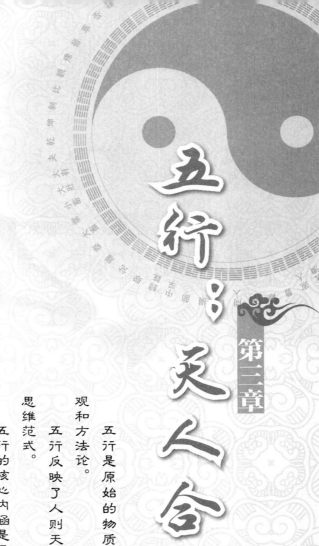

第三章

五行：天人合一的映像

五行是原始的物质观，是古代的哲学思想、宇宙观和方法论。

五行反映了人则天地、以自然为师的价值信仰和思维范式。

五行的核心内涵是天人合一。

根植同一土壤，共处同一时空，中医与五行的结合既是必然的，又是华丽的，更是高尚的！

中医与五行的结合，使得中医对生命形成了『从天到人』的认识角度。

所以，中医与五行的结合，彰显的是医道，是天人合一的现实映像！

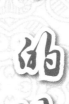

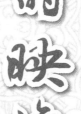

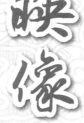

认 知 五 行

"五"是数字？是符号？

说五行之前，我觉得先有必要谈谈"五"，"五"的基本含义是数字。在中国的数字文化中，从一到十的十个数字，有些数字特别被人重视，比如"三"，老子说："道生一，一生二，二生三，三生万物。""三"寓意着宇宙间万物的化生。中国老百姓很喜欢因音生义，像"三""六""八"这些数字是大家喜闻乐见的，因为它们读起来暗合着"生""顺""发"。像"四"就基本上不被待见了。因音生义可能是人们的一厢情愿，但不同的数字却真的有其独特的内涵，而且不同的民族对其的解读也不尽相同。

说到五行，有人会问，为什么偏偏是五行，而不是三行、四行、六行、八行呢？"五"这个数字很重要吗？是不可替代的吗？是的！

关于"五"的来源，至今说法不一。

（1）有的认为是源于殷商时期人们对五方的崇拜。也就是说，只有定了中央，才能定四方。根据甲骨文卜辞的记载，殷商所在的地域被称为"中商"，与"东土""南土""西土""北土"并列，说明当时已经有了东、西、南、北、中五个空间方位的观念。

（2）有的认为是源于九大行星中肉眼可观测到的木、火、土、金、水五大行星。老祖先们要看天吃饭啊，得根据天象来定季节、律历，观察气候的变化和农作物的生长。

（3）有的认为源自构成世界的五种基本物质，《尚书·洪范》中五行的"五"指的就是自然界中五种最基本的物质。汉代《尚书大传》作进一步解释："水火者，百姓之所饮食也；金木者，百姓之所兴作也；土者，万物之所资生也，是为人用。"

（4）有的认为源于对人体自身的观察。当人们把自身作为观察对象时，最容易看到的部位就是手。说起数数，最方便的工具还是手。五行之"五"与人身的手足之数相同，"数生于手"，这种解释比较符合汉民族"观物取象"的认知方法。

我们再延伸谈一下，掐指一数，至五至十而尽，那"五、十"是否代表了"多""完满"和"完整"？怪不得我们汉民族传统中有逢五逢十办大庆、过大寿的习俗。"五"对汉民族的人们来说，是个吉祥数。汉民族一直有"尚五"之风，我们常说的五福（寿、富、康宁、攸好德、考终命）临门不就是人们对幸福美好生活的一种祈盼和追求吗？

再谈谈神奇的"五"，或许对现今的人们有所启示。

《淮南子·齐俗训》中云："四方上下曰宇，往古来今曰宙。"古人形成了时空并存的宇宙观，但宇宙间事物的变化是神秘莫测的，该如何去把握和预测呢？

能不能用数来预测未来之事呢？老祖先们的这一想法的确是聪明至极！因为数既可以表达时间，又可以表达空间。

老祖先们想到的数字就是"五"，至于是怎么想到的，是灵光乍现还是神明所授，那就不得而知了。

天数有五个，地数也有五个。《周易·系辞上》曰："天一，地二；天三，地四；天五，地六；天七，地八；天九，地十。天数五，地数五，五位相得而各有合。天数二十有五，地数三十。凡天地之数五十有五，此所以成变化而行鬼神也。"

天数是一、三、五、七、九；地数是二、四、六、八、十。天地奇偶之数掺杂而组成"大衍之数"，所谓"大衍之数"就是天数与地数相加之和——"五十有五"（55）。

有了"大衍之数"，就可以对纷繁复杂的万事万物进行推演、把握和预测了。举个例子，"55"是"5"的倍数，除以"5"得到数字"11"，"11"有意义吗？有。

太阳黑子活动大约以11年为一个周期，太阳黑子活动的变化对气候、植物、人体等都会产生影响。据记载，公元1173—1976年，大型流行性感冒爆发过56次，且都出现在太阳黑子活动极大的年份；太阳黑子活动高峰时，心肌梗死的患者数量会激剧增加。树木年轮宽度的变化基本上以11年为一个周期，美国科学家根据对年轮的研究，发现美国西部草原每隔11年发生一次干旱，并应用这一规律准确地预报了1976年的大旱；此外，人体血液中白细胞数目的变化也有11年的周期性。

这些现象看似神奇，其实都是宇宙自然中固有存在的。我们不得不叹服老祖先们的睿智，利用数的推演和具体实践相互印证，揭示了天地之间的"道"——自然规律和法则。世界上最早观测记录太阳黑子的国家是中国：公元前140年！

众所周知，"生""克"是五行中极为重要的概念，古人创立五行的一个很重要的目的就是试图用"生""克"来揭示事物间的关系以及把握整个宇宙间的秩序。任何事物都会受到"生""克"两种作用，而且"生""克"要达到相对的平衡。

有学者从数学角度对五行进行研究，得出的结论是：如果要满足生克循环的关系，最小的数字是五，由木、火、土、金、水构成的五行体系，在满足生克循环性要求下，是所用元素最少的唯一体系。看看图3-1就明白了。

实线表示相生，虚线表示相克。能反映生克循环关系，且最为简约的元素数，只能是五。所以选择"五"是必然的！这样也可以帮助我们理解为什么叫五行。

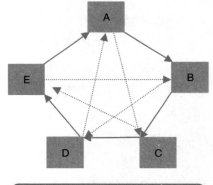

图3-1　"五"数与生克循环

中国古代哲学家认为万物皆有定数！华夏民族的老祖先们认定"五"是蕴含神机的，"五"是宇宙万物生成演变的基数。

数字"五"的古文字构形是这样的：ⵝ，《说文解字》说："二"表示天地，"×"表示互相交错，"五"表示的是阴阳在天地之间交午（纵横交错）。一语道破天机，先人创立"五"就是要反映天、地、人之间的阴阳交合、相生相克和浑然一体。在东方哲学和中华民族传统文化中，"五"不仅是一个用于计算的数，更是一个文化哲学符号，其中蕴含着我们华夏祖先所形成的宇宙观以及独特的人文精神。

五行是什么？

如果问起五行是什么，我想一般人都会说是木、火、土、金、水呗。是这样的吗？

五行一词最早出自《尚书·洪范》，此书中五行的概念是极其朴素的，就是指自然界中木、火、土、金、水这五种最基本的物质材料。

奇怪！宇宙万物中，为什么我们的老祖先就认定这五种物质是最基本、最不能缺少的呢？说法不一。学者们不断地进行推测，不断地进行考证，因为这毕竟是一件太过遥远的事情了。我认为这可能是源于老祖先们对自然的一种崇拜。

作为农业民族，华夏老祖先首先是将土地作为生存的基本场所，所谓安身立命之本。有了土地，才能孕育万物，休养生息。老祖先们对土地有着深厚的感情，土被奉为万物之母——大地啊，母亲！

树木是大地上万物生长的一种标志。原始农业社会中，老祖先们挖个土，种个地，耕个田，离不开木；建个棚，盖个屋，搭个床，没木不行；树木的根、茎、花、叶、果还是老祖先们的"另类"衣食之源。一句话，衣、食、住、行离不开木。

火，代表了温暖和光明。虽然自然之火（天火、地火、森林之火等）曾让老祖先们感到恐惧，但最终老祖先们还是玩起了火。据中国古书记载，三皇五帝时期，燧人氏敲击燧石、钻木取火；包牺氏教民火食，脱离腥臊；炎帝用火烧荒、刀耕火种，火事成为老祖先们重要的生活方式。有了火，老祖先们不再忍受寒冷、黑暗和恐惧，吃个熟食，喝杯热水不再是一种奢侈，生活质量大大提高。火对于老祖先们来说是必需的，同时也是值得敬畏的，因为他们无数次地看到，火可以让一切化为乌有。

水是所有生命生存的重要资源，也是生物体最重要的组成部分。对农业民族而言，没有水，就意味着没有粮食，意味着死亡！水是绝不可缺的！但"水火都是无情物"，水同样让老祖先们敬畏。

老祖先们对金（泛指金属）的认知可能没有像对木、火、土、水的认知那么直接。金属的出现是人类文明的象征，意义非凡。比如青

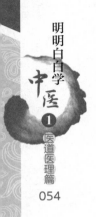

铜器，老祖先们在原始社会末期就开始人工冶铜了，虽然老祖先们制作青铜器是为了拿来装东西和摆设的，但实际上它还有一个重要的作用——"象物"，也就是老祖先们在青铜器外表刻画"物"的图像，所谓"物"就是人们所崇拜的神灵（或是从自己祖先那儿来的神物）。这时的青铜器也就有了神圣的意义，成为人们顶礼膜拜的对象。还有青铜制成的鼎由最初烧煮食物的炊具也逐步演变为一种礼器，成为权力与财富的象征。鼎的多少，反映了地位的高低；鼎的轻重，标志着权力的大小。此外，有了金属，老祖先们手中干活的家什也更新换代了，生产力得到大大提高。

有了对这五种物质的崇拜，在天人合一的思想指导下，古代哲学家们试图对这五种物质的基本属性进行提炼和抽象，用来说明整个宇宙世界。

首先，这五种物质的基本属性是什么？《尚书·洪范》中说："五行：一曰水，二曰火，三曰木，四曰金，五曰土。水曰润下，火曰炎上，木曰曲直，金曰从革，土爰稼穑。"

大致翻译一下：木的基本属性是曲直，即树木从弯弯曲曲的幼芽逐渐向上长直；火的基本属性是炎上，即炎热、向上燃烧升腾；土的基本属性是稼穑，即土地可以用于农作物的播种（稼）和收割（穑）；金的基本属性是从革，即金属类可以制作刀具等用来宰杀动物、剥动物的皮革；水的基本属性是润下，即水能滋润和向下运动。

这种翻译是最为浅显的，非常直接，仅限于表象。比如，我们看火燃烧的时候，既能感受到热，又能发现火苗就是向上蹿腾的。《西游记》中写到唐僧、猪八戒、沙僧被妖怪捉了去放进笼屉里蒸，猪八戒在笼屉的最底层，唐僧在笼屉的最高层。猪八戒非常害怕，对前来搭救的孙悟空说："我在最底层，离火最近，很快就会被煮熟的，先救我吧。"孙悟空却不屑地说："呆子，我是懂五行的，只怕你没熟，师傅倒先熟了。"为什么孙悟空会这样说，道理很简单，火曰炎上嘛。

分类的方法是人类长期观察总结出来的基本思维方式，对五种物质基本属性进行提炼和抽象的结果是五种变成了五类。也就是说，"五"不再是指木、火、土、金、水这五种基本物质，而是代表着宇宙中万事万物所具备的五大类特性，这五大类特性见图3-2。

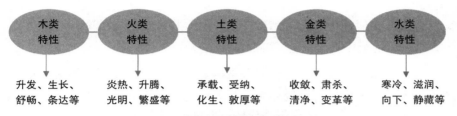

木类特性	火类特性	土类特性	金类特性	水类特性
升发、生长、舒畅、条达等	炎热、升腾、光明、繁盛等	承载、受纳、化生、敦厚等	收敛、肃杀、清净、变革等	寒冷、滋润、向下、静藏等

图3-2　事物的五大类特性

　　"五"的内涵发生了改变，那么"行"又是什么意思呢？《说文解字》说"行"是"人之步趋也"，也就是迈步行走的意思，可以引申为行动、运行和运动。汉代的《白虎通·五行篇》说："言行者，欲言为天行气之义也。"所以"行"是用来表述宇宙自然之中气的运动和运行方式的。"行"代表的是一种自然的运行，一种固有的、有规则的持续运动。

　　接下来，该如何定义五行呢？定义必须是严谨而准确的。这不是件容易的事，直到现在，还有很多做不同学问的人在为此打嘴仗。尽管所有涉及五行的书（包括教科书）都会给出五行的定义，但我始终觉得都不太恰当，也许是我的某种心理在作祟吧。

　　这里，我也不想给五行下定义，一是自觉功底不够，二是对这样一个哲学概念再作定义，可能会丧失某种意境，难免有呆板有余灵动不足之嫌，对大家的思维和想象也会产生约束。

　　可是，如果有人问你什么是五行，你该如何作答呢？我想，不管是循循善诱还是不厌其烦，是旁征博引还是恍惚困惑，有两层意思你必须表达到：第一，五行是对宇宙间万事万物的一种分类方法，所有事物都体现了五大类特性，任何事物都与五行存在配属关系。第二，五行是一种说理工具，通过事物的不断运动、事物内部的相互联系以及不同特性事物间的相互作用，揭示宇宙中万事万物的生成、相互关系和发展变化及其所必须遵循的内在规律（或自然法则）。

五行分类

古人是如何利用五行对宇宙中的万事万物进行分类的呢？有两种方法：一种叫取象比类法，另一种叫推演络绎法。

所谓取象比类是指运用形象思维，根据被研究对象与已知对象在某些方面的相似或类同（即取象），从而认为两者在其他方面也有可能的类似或类同（即比类），并由此推导出被研究对象的某些性状特点的逻辑方法（即类比推理）。举个例子，春季草木萌发，生机盎然，与木类特性相似，所以春季归属木。

所谓推演络绎法是指根据已知某事物的特性，推演与此事物相关的其他事物特性的方法（如逻辑推理的三段论）。举个例子，秋季属金，燥是秋季的主气，所以燥的特性也属金。

下面我们根据《黄帝内经》的记载，通过列表来具体看看宇宙间事物按照五行进行分类的情况，见表3-1、表3-2和表3-3。当然，所列的内容肯定是不全面的。

表3-1　天部方面

五化	五令	五政	五候	五季	五气	五行	五星	天干	五变	五德	五性	五动
生荣	宣发	发散	温和	春	风	木	岁星	甲乙	摧拉	和	喧	升
蕃茂	郁蒸	明曜	炎暑	夏	暑	火	荧惑	丙丁	炎烁	显	暑	浮
丰盈	云雨	安静	溽蒸	长夏	湿	土	镇星	戊己	动注	濡	静	守中
坚敛	雾露	劲肃	清沏	秋	燥	金	太白	庚辛	肃杀	清	凉	降
凝坚	闭塞	流行	凝肃	冬	寒	水	辰星	壬癸	凝冽	寒	凛	沉

表3-2　地部方面

五臭	五性	五味	五色	五方	五行	五化	五形	五实	五畜	五果	五谷
臊	温	酸	青	东	木	生	枝	核	鸡	李	麦
焦	热	苦	赤	南	火	长	花	络	羊	杏	黍
香	平	甘	黄	中	土	化	茎	肉	牛	枣	稷
腥	凉	辛	白	西	金	收	果	壳	马	桃	稻
腐	寒	咸	黑	北	水	藏	根	仁	彘（猪）	栗	豆

表3-3　人部方面

五音	五变	五华	五液	五声	五行	五脏	五腑	五神	五志	五体	五官
角	握	爪	泪	呼	木	肝	胆	魂	怒	筋	目
徵	忧	面	汗	笑	火	心	小肠	神	喜	脉	舌
宫	哕	唇	涎	歌	土	脾	胃	意	思	肌肉	口
商	咳	毛	涕	哭	金	肺	大肠	魄	忧	皮	鼻
羽	栗	发	唾	呻	水	肾	膀胱	志	恐	骨	耳

事物五行分类的结果让我们发现了什么？

（1）虽然宇宙间的事物纷繁复杂，但呈现多样性的同时，又有着统一性。这是因为所有的事物都可以归于五行。比如，春季、东方、肝、鸡等都属木，夏季、南方、心、羊等都属火。

（2）五行中的每一行在不同场合有着不同的含义，可以代表不同的事物。比如，金在人体代表肺，在方位代表西，在季节代表秋；再如，木在人体代表肝，在天文学中代表五星之一的岁星，在音律学中则代表五音之一的角，如此等等。

（3）五行不是具体数字和物质，而是一种抽象的、表意的逻辑符号。五行分类中经常会出现说"水"不是"水"，言"火"不是"火"的现象（比如猪属水，汗属火），字形和语音不变，而词义却在不断变化，这正是抽象符号语言的典型特征。

（4）古人通过五行把万事万物纳入到一个整体当中，说明宇宙世界是一个有序的统一整体，这就是天人合一思想的具体体现和实践！

时空配五行

为什么我们要重点谈一下时空与五行相配属的问题，因为只有弄懂了这个问题，我们才能明白中医五行体系构建的原理。我的解释肯定不是终极正确的，但希望对大家能有所启发。

（一）五时配五行

"时"指的是春、夏、长夏、秋、冬五季，"空"指的是东、南、中、西、北空间方位。

冬夏季气候相反，一寒一热，正与水火相似，自然就形成了冬属水，夏属火的配属关系。春秋季的寒热不像冬夏那样绝对，那样明显，确切地说，春秋季是气候由寒转暖和由暖转寒的过程。木类的特性是升发、生长、舒畅、条达，而金类的特性是收敛、肃杀、清静，这样一来，春属木秋属金的配属关系是不是就很好理解了。

还有长夏呢？我们待会再说。接下来，五方与五行又是如何配属的呢？这当中有一个"中介"，这个中介也就是东、南、中、西、北五方与春、夏、长夏、秋、冬五季的相配。

古人奉行的是"仰观天文，俯察地理，中知人事"！古人观测天象的时间一般是在19:00—23:00，或者固定在黄昏。在长期的观察中，人们发现，某些恒星（如终年可见的北斗星）在天空中出现的不同时间、不同方位和不同形态，与气候的季节变化规律相吻合。

北斗星由七颗亮星组成，形似斗勺，容易辨认。地球的公转和自转使生活在北半球的老祖先们，在傍晚仰望星空时，很容易观察到北斗七星的周年视运动和周日视运动。

什么是周年视运动和周日视运动呢？我们可以形象一点来说明。A绕着定点B做顺时针圆周运动，从定点B看上去，A的运行轨迹是一个圆。如果以A为参照，则定点B的运动特征与A是完全相同的，即B的运行动轨迹也是个圆，运动方向也是顺时针。但是，A绕B的运动是一种真运动，而B绕A的运动则是一种视运动，是A绕B运动的一种直观反映。就地球和太阳而言，地球绕太阳做椭圆转动（地球公转），但是作为地球上的观测者，感受到的只是太阳在绕地球做椭圆运动，这就是所谓的太阳周年视运动。由于地球每日自西向东自转一周（地球自转），造成了太阳每日早上从东方升起，晚上又从西方落下的自然现象。但这种现象是地球自转造成的人的视觉效果，又称为太阳的周日视运动。

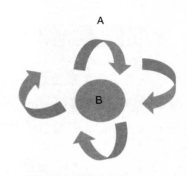

图3-3 视运动

众所周知，地球的公转造就了四季的变换，地球的自转则产生了昼夜的更替，季节的轮替并不取决于北斗七星斗柄的指向。

古人是通过黄昏时观测斗柄的指向来确定季节变换的，也就是说，古人是将斗柄的指向作为观察天象的参照物。

《鹖冠子》说："斗柄东指，天下皆春。斗柄南指，天下皆夏。斗柄西指，天下皆秋。斗柄北指，天下皆冬。"这就是北斗七星的周年视运动。由于地球的自转，北斗七星每日围着北极星做圆周运动，这就是北斗七星的周日视运动。

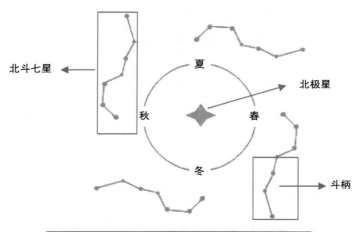

图3-4　北斗七星的周年视运动与季节轮替

当北斗七星的斗柄在黄昏时分指向东方时，地面上出现的是春季；指向南方时，出现的是夏季；指向西方时，出现的是秋季；指向北方时，出现的是冬季，这就是东、南、西、北四方与春、夏、秋、冬四季相配的基本原理，四方与五行也有了配属。

那么方位"中"对应什么呢？就五行而言，只能是土；就季节而言，只能是长夏。原理是什么呢？

（二）什么是长夏

《春秋繁露·五行对》说："天有五行，木火土金水是也。木生火，火生土，土生金，金生水。水为冬，金为秋，土为季夏，火为夏，木为春。

春主生，夏主长，季夏主养，秋主收，冬主藏。"古人以五行配四季，缺一，所以想出长夏来弥补，这样，春夏秋冬加上"季夏"，就合乎五数了。

长夏这个词则是中医发明创造的，最早出现在《素问·金匮真言论》当中，是由"季夏"一词演变来的。

关于长夏的解释有两种。第一种：长夏是指夏季最后一个月份，按照太阳高度计算，即7月7日至8月6日，为夏秋之交，这是历法中的概念。第二种：长夏是指春夏秋冬换季的最后18天，这是中医学里面的概念。

从春到夏，由夏到秋，从秋到冬，再由冬到春，每一季节的转换都必须有一个平稳过渡期，这个平稳过渡期就在四季的最后18天。在这18天，自然界气的升与降、收与放都处于一种动态的平衡当中，非常符合五行中土的平稳敦厚的特性，所以长夏属土。在这18天，自然界中气的平稳运动占据了主导地位，所以《黄帝内经》说："土旺四季。"

古人一直将五行中的"土"和五方中的"中"，视为尊贵，这两者也就自然联系到一起了。至此，五季、五方与五行的配属关系最终被确立下来。

五行的生克制化

如果用两个关键词来说明五行所揭示的事物间的关系以及相互间的作用和方式的话，那就是相生和相克。

"生"是指资生、促进和助长等作用；"克"是指克制、制约和约束等作用。

五行相生的次序：木生火，火生土，土生金，金生水，水生木。

五行相克的次序：木克土，土克水，水克火，火克金，金克木。

见图3-5中实线指的是相克关系，虚线指的则是相生关系。

相生关系还可以用"母子"关系来表述，比如，木之母是水（水生木），木之子是火（木生火）。相克关系的另一种表述是"所胜"和"所不胜"，比如，木所胜的是土（木克土），所不胜的是金（金克木）。

总是有很多人会发出疑问，五行之间的相生相克关系到底是怎么建立的？依据是什么？换句话说，你凭什么说木克土，土克水？木也可以

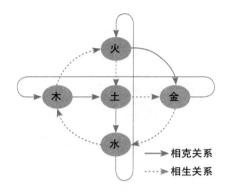

图3-5 五行的相生相克

克水啊，植树造林不是可以防止水土流失吗？还有，金怎么就能生出水来？关于这些问题，答案是五花八门的，但从古至今没有一种解释能够得到学术界的普遍认同。

五行间有些生克关系是比较好理解的，比如，木生火，土克水，水克火等，但有些生克关系确实比较费解。不过，我觉得咱们也别把问题搞得太复杂，因为老祖先们建立五行间的相生相克关系，一定是直接而朴素的，就是来源于对生活的体验和对周围事物现象的观察，这个当中没有臆想，没有推测。举个例子，古人观察到，在寒冷的天气，铜器由室外被拿到室内，其表面会有凝结的水珠，这就是金生水的来源；木耜（犁）翻土，就是木克土。

五行的相生相克，揭示的是五大类事物（宇宙万事万物）间的关系以及相互作用的方式，也是一个用来说理的模型。所以我们不能局限于用木、火、土、金、水五种具体物质的属性来解释五行的生克关系，否则会出现逻辑矛盾。比如说，"木生火"是因为钻木取火，那么，火可以烧木，岂不是可以得出"火克木"？

如果你非要弄清楚木、火、土、金、水之间是怎么相生相克的，我鼓励你充分发挥你的想象力，爱咋想就咋想，爱咋说就咋说，关键是先把自己说服了。自己服了，自然也就认同了，接受了。

五行的相生相克旨在说明宇宙事物间的关系无非是"生""克"二字。这种"生""克"作用并非一定要直观，也不一定能直观，多数情况下需要我们去意会，去感悟，去参悟。

大道至简！说真的，学传统文化，学东方哲学，我们真得有老祖先们那种信手拈来，四两拨千斤的境界！

汉代思想家董仲舒在《春秋繁露》中说五行是"比相生而间相胜也"。比：相邻；间：间隔；胜：克。也就是说，五行中相邻的两行是相生关系，相隔的两行是相克关系。比如，木与火是相生，而与土则相克。五行的这种依次相生，依次相克，构成了一个循环往复、周而复始的圆运动。

循环往复、周而复始是老祖先们对自然法则的一种理解和认识。宇宙中四时昼夜的更替，日月星辰的运行转换，动植物的生长壮老已，都呈现出周期性的演化，直观形式上就是一个头尾相接的圆。

五行的相生相克恰恰是构建了这样一种"圆"运动，这种"圆"运动具有整体性和恒动性，万事万物在其中，正是对整个宇宙秩序的一种动态把握。

其实，我们每个人都身处五行之中，有动力，也有牵绊；有喜悦，也有忧愁。"跳出三界外，不在五行中"，人真能超脱现实吗？能，也不能。所谓的超脱，无非是一种内心的超脱，精神的自由。所以，身处现实的芸芸众生要想超脱，只能尽量地不以物喜，不以己悲，从容淡定一生！

有生有克，生克相依才造就了事物的生化不息。"生""克"是事物运动发展变化的原动力。我们可以从日常生活事例中挑一个来形象化地展示一下，不一定准确。比如烧饭，用泥土砌灶，灶上放铁锅，铁锅里加水、米，灶里烧上柴，五行运作的结果就是饭烧熟了。

相生和相克是绝对不可分割的！

相生，促进了事物的发生和成长；相克，维持了事物在正常协调关系下的变化和发展。五行中的任何一行，都会与其他四行发生"生"或"克"的关系；任何一行都会同时受到相生和相克的双重作用，既不会过分地资生，亦不会被过分地克制，从而处在一种相对稳定、平衡的状态。请看图3-6。

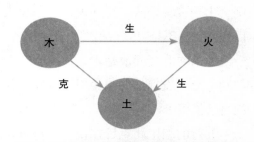

图3-6　相生相克作用下土的稳态

木生火，火生土，这一过程木促进了土的资生，是一个正作用；木克土，这一过程木又制约和克制了土的资生，是一个反作用。对土而言，木的作用既有相生，又有相克，看似矛盾，但这正是关键之所在。只有相生和相克的共同作用，土才能处在平衡稳定的状态。木对土的这种作用又叫相反相成。

生克的共同作用使宇宙万事万物的运行变得恒动而有序、和谐而稳定，这就是神奇而玄妙的制化。

制：克制；化：化生。制化的结果：稳定、协调、平衡。制化是五行中一个非常重要的概念，有了制化，才会有事物间的平衡和稳定发展。

如果五行的生克平衡被打破，制化的内在调节机制失灵，会出现什么样的异常情况呢？

第一类的异常与相克有关，即形成了相乘和相侮。

乘：乘虚侵袭；侮：欺侮。相乘是一种过度的相克，超过了正常制约的程度，其规律同相克，但被克者会更加虚弱。相侮又叫反克或反侮，即本来是自己所能克胜的，却反而被它克胜，其规律正好与相克相反。

相乘和相侮发生的原因都是由于某一行过强或过弱。

举例来说，相乘：木过于亢盛，而金又不能正常地克制木时，木就会过度地克土，使土更虚；或是木并不过于强盛，克制土的力量也在正常范围内，但由于土本身的不足，从而使得木克土的力量相对增强，土就更加不足，这种情况叫土虚木乘。相侮：正常情况下水克火，但当水太少或火过盛时，水不但不能克火，反而会被火烧干，即火反克或反侮水。

发生相乘的同时也可以发生相侮，请看图3-7。

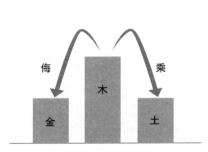 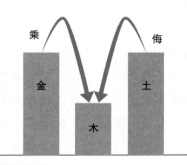

图3-7 相乘与相侮

第二类的异常与相生有关，即出现母病及子和子病及母。用图表示吧，图3-8说明的是母病及子，图3-9说明的是子病及母。

比利时著名物理学家G·尼科里斯说道："只要对中国文化稍有了解，就足以让访问者感受到它具有一种远非消极的整体和谐。这种整体和谐是由各种对抗过程间的复杂平衡造成的。"

五行制化使得生克关系不再呆板而富有生机，

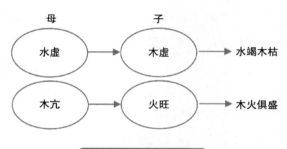

图3-8　母病及子

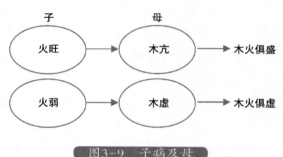

图3-9　子病及母

制化使得事物的发展稳定而有序，制化使得事物间的作用达到和谐。

明代中医学家张景岳在《类经图翼》中对制化做了最为精辟的论述："造化之机，不可无生，亦不可无制，无生则发育无由，无制则亢而为害。"

五行中最基本的理论讲得差不多了，但实际上五行是根本讲不完的。鉴于自身学识浅陋，加之本书所讲重点在中医，所以有关五行哲学、文化、历史方面的诸多内容和知识，就请大家自己补习了。

记住：如果我们不去认知五行，就不可能对中国传统文化有完整的理解。

五行思想的影响是极其深远的，无论是政治历史、宗教道德，还是天文地理、人文习俗……都被深深地打上了五行的烙印。

五行揭示的是整个宇宙的共同规律和自然普遍法则。历史学家顾颉刚先生曾说："五行，是中国人的思想律，是中国人对于宇宙系统的信仰；二千余年来，它有极强固的势力。"

顺便发个感慨，我们现在不是总在提倡要构建和谐社会吗？可是如今人心真的不古了，流于形式的伦理道德教化显得力不从心。也许是我们的指导思想出了问题。五行的生克制化可以比照于政治、做人和处事，五行的思想反映了人类终极关怀的价值取向。五行不仅是自然律、思想律，也是一种历史律和道德律。或许，我们应该回归到华夏民族优秀的传统文化中去找寻解决现实矛盾的途径和方法。我坚信，古老的哲学思想永远会闪烁着现实的光芒。

☯ 五行进入中医

❀ 两个必然

（一）五行进入中医是历史的必然

五行作为一种哲学思想，涉及各个领域，五行是一个无所不包的开放体系。

五行进入中医是历史的必然！如果以我国现存最早的中医典籍《黄帝内经》的成书年代作为参考，五行进入中医，对中医理论构建产生重要影响的历史时期，大概可以追溯到春秋战国直至秦汉。

先贤们建立中医理论体系时的姿态是开放的、包容的，当时所有先进而富有智慧的人类文明成果都将会成为培育中医成长的养料，而五行是当时最为先进的哲学思想之一，也是当时最为先进的认识论和方法论之一。

人是由天地之气交合而成。脏腑的相合与生化，经络的相连与传导，肌肉的保护与牵引，骨骼的支撑与运动，情志的释放与调制等，生命如此神奇而玄妙，人不就是大自然最复杂、最完美的作品吗？

（二）中医选择五行作为说理工具是历史的必然

《素问·宝命全形论》云："天地合气，命之曰人。"这是古人对人类产生的根本认识！基于这种认识，人自然就是一个与整个外部宇宙相对应的小宇宙。《素问·宝命全形论》又说："人以天地之气生，四时之法成。"《灵枢·阴阳二十五人》说："天地之间，六合之内，不离于五，人亦应之。"《灵枢·岁露论》说："人与天地相参也，与日月相应也。"……一句话，天人合一！

五行最重要的核心思想是天人合一，中医与五行是不是有着天然的契合？所以，中医选择五行作为说理工具同样是历史的必然！

以人体生命活动为研究对象的中医，必须对人体的生理和病理、疾病与健康进行阐释。因此，中医必须构建出属于中医自身的五行体系。

天人合一是中医五行体系构建的指导思想。有了这样的指导思想，中医的理念将变得宏观，视野将变得开阔，思维将变得抽象，而理论则将变得高邃。

"人身即一小天地"

生命活动所呈现出的稳态，说明了人体内部存在着五行的生克制化。就构建中医五行体系而言，只有当心、肝、脾、肺、肾五脏的概念确立后，五脏配五行的模式才有可能产生，这也是构建中医五行体系的前提。

尽管有着解剖形态学的影子，但《黄帝内经》中五脏的概念已经发生了实质性的转变。五脏不仅仅代表着不同的实体解剖器官，更为重要的是，五脏是对人体不同功能的一种高度的抽象概括。

你一定要接受和认可中医关于五脏的这种概念！现代人了解中医、学习中医，实际上都是在向古人讨教。所以，首先要转换观念和思维模式。站在古人的立场，从哲学的角度看待事物和思考问题，也许一切都会变得顺理成章，理所当然。

为什么中医对脏腑的认知是强调功能而淡化形态，这种认知又是如何形成的？这些问题我会在后面给大家慢慢道来。

五脏配五行的历史发生和演变是比较复杂的，从古至今的哲学家、史学家、经学家都参加了讨论，结果还是莫衷一是。我们这里就更不必去考究了。

特别值得我们关注和重视的是，从《黄帝内经》开始，中医所讲的五脏配五行，其确切所指应该是：五脏的功能特点和生理特性与五行的配属见图3-10，其中实线表示相生关系，虚线表示相克关系。

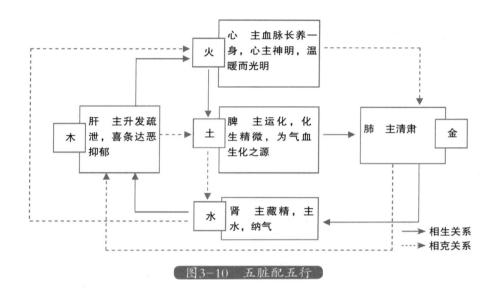

图3-10　五脏配五行

五脏配五行的方法就是我们前面所讲过的取象比类，再按照推演络绎法（前面也讲过），又形成了以五脏为中心的五脏—五腑—五官—五窍—形体—五声—五液—五志等一体的五行归属系统，见图3-11。

五行	自然								人体							
	五方	五季	五气	生化	五味	五嗅	五色	五音	五脏	五腑	形体	五窍	五华	五液	五志	五神	五声
木	东	春	风	生	酸	臊	青	角	肝	胆	筋	目	爪	泪	怒	魂	呼
火	南	夏	暑	长	苦	焦	赤	徵	心	小肠	脉	舌	面	汗	喜	神	笑
土	中	长夏	湿	化	甘	香	黄	宫	脾	胃	肉	口	唇	涎	思	意	歌
金	西	秋	燥	收	辛	腥	白	商	肺	大肠	皮	鼻	毛	涕	悲忧	魄	哭
水	北	冬	寒	藏	咸	腐	黑	羽	肾	膀胱	骨	耳	发	唾	惊恐	志	呻

外五行　　　　内五行

图3-11　中医五行体系略图

　　五脏配五行是中医理论构建时对五行的一种发展和突破！五脏配五行绝不是五种器官配五行。

　　现在，指导思想有了，五脏概念明确了，五脏配五行也建立了，但五行本身的内容极其宽泛，而中医的着眼点又是揭示人体生命活动的规律，阐明疾病与健康的关系，那么，两者该如何进行最佳契合从而构建出中医的五行体系呢？

　　我们前面讲过气一元论，宇宙万物都是由气构成的。汉代董仲舒在《春秋繁露》里说："天地之气，合二为一，分为阴阳，判为四时，列为五行。"所以，五行代表了天地之间气的运行，揭示的是天地之间四时阴阳二气的运动变化规律。五行又可被称为"五气"。

　　前面我们讲过，古人是通过黄昏时观测北斗七星斗柄的指向来确定季节变换的。

　　斗柄指东，地面为春，东风频吹，气候转温，大地复苏，万象更新，自然界充满了生机。在春季，天地之间的气的运动主要表现为展放、舒畅。

　　斗柄指南，时序进入夏季，天气逐渐转为炎热，动植物生长旺盛，大地一派欣欣向荣之象。在夏季，天地之间的气的运动主要表现为上升。

　　斗柄指西，地面为秋，天空明净，气候凉爽干燥。草木枝叶开始逐渐枯萎，养分主要向果实和种子集聚。俗话说，秋高马肥，动物也开始积聚脂肪能量以备过冬。在秋季，天地之间的气的运动主要表现为收敛。

　　斗柄指北，地面为冬，朔风凛冽，气候严寒。植物生长基本停滞，一些动物进入冬眠。在冬季，天地之间的气的运动主要表现为下降和潜藏。

　　从春到夏，由夏到秋，从秋到冬，再由冬到春，每一季节的转换都必须有一个平稳过渡期，这个平稳过渡期就在四季的最后18天，也叫长夏。在这18天，自然界气的升与降、收与放都处于一种相对平稳的状态。

　　《素问·四气调神大论》说："故阴阳四时者，万物之终始也，死生之本也，逆之则灾害生；从之则苛疾不起，是谓得道。"《素问·宝命全形论》说："人以天地之气生，四时之法成。"可见，人的生命活动与自然是紧密联系，不可分割的。由此，也决定了中医五行体系的建构模式是：五脏—时空—五行三者相配。

中医的五行体系以五脏为中心，外应五方、五季，见图3-11，并借此说明：

（1）人体的气血运行，脏腑盛衰，疾病的发生、发展与预后都与五气的运动密切相关。

（2）自然界五气运动的稳定与失衡都会对人体的生理、病理活动产生根本性的影响。

回看图3-11，再大致阅读一下下面的四段经文，会帮助你认识中医的五行体系。

《素问·阴阳应象大论》："东方生风，风生木，木生酸，酸生肝……在藏为肝，在色为苍，在音为角……在味为酸……南方生热，热生火，火生苦，苦生心……在藏为心，在色为赤，在音为徵，在味为苦……中央生湿，湿生土，土生甘，甘生脾……在藏为脾，在色为黄，在音为宫……在味为甘……西方生燥，燥生金，金生辛，辛生肺……在藏为肺，在色为白，在音为商……在味为辛……北方生寒，寒生水，水生咸，咸生肾……在藏为肾，在色为黑，在音为羽……在味为咸……"

《素问·六节藏象论》："心者……为阳中之太阳，通于夏气。肺者……为阳中之太阴，通于秋气。肾者……为阴中之少阴，通于冬气。肝者……为阳中之少阳，通于春气。脾、胃……此至阴之类，通于土气。"

《素问·四气调神大论》："春三月……逆之则伤肝……奉长者少。夏三月……逆之则伤心……奉收者少。秋三月……逆之则伤肺……奉藏者少。冬三月……逆之则伤肾……奉生者少。""逆春气，则少阳不生，肝气内变。逆夏气，则太阳不长，心气内洞。逆秋气，则太阴不收，肺气焦满。逆冬气，则少阴不藏，肾气独沉。夫四时阴阳者，万物之根本也。"

《素问·阴阳应象大论》："冬伤于寒，春必温病；春伤于风，夏生飧泄；夏伤于暑，秋必痎（jiē）疟；秋伤于湿，冬生咳嗽。"

中医五行体系的构建告诉我们：人体的生理与病理、疾病与健康都是在自然的影响下动态变化着的，生命的产生及其活动规律蕴含着五行的生克制化。中医五行体系最本质、最显著的特征就是：以五脏为中心的天人合一的整体观——"人身即一小天地"。

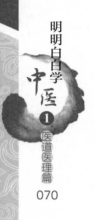

中医是如何拿五行说事的？

中医和五行的必然性结合，使得五行成为中医说理的一个重要工具。

中医运用五行分类和生克制化，诠释人体的生理功能、病理变化，指导临床的诊断和治疗用药，预测疾病的发展预后，以及辨识体质和指导预防养生。

脏腑功能之间的生克制化

脏腑的功能活动不是孤立的，而是在彼此的相生相克中，达到动态的平衡和协调。

从相生关系举例说明：肝藏血，促进心主血脉功能的发挥（木生火）；心阳的温煦作用，有助于脾胃对饮食物的运化（火生土）；脾胃运化产生的水谷精微，可以充养肺气，并参与宗气的生成（土生金）；肺敷布阴精归藏于肾，肺气肃降有助于肾纳气功能的发挥（金生水）；肾藏阴精既养肝阴又养肝血（水生木）。

从相克关系举例说明：肾阴上济于心，可以制约心阳，防止心火偏亢（水克火）；心阳的温煦作用可以防止肺寒而失宣降（火克金）；肺气清肃下降，可以防止肝气的升发太过（金克木）；肝气条达舒畅，调节脾胃气机的升降，防止脾胃的郁滞（木克土）；脾主运化水液，可以防止肾水的泛滥（土克水）。

其实，脏腑间的关系相当复杂，五行生克制化理论并不能全面地阐释清楚。如果机械搬用，强行解释，真的会弄巧成拙。

比如，中医理论认为，肾阴、肾阳是一生阴阳的根本，换句话说，心阴、心阳，肺阴、肺阳，脾阴、脾阳，肝阴、肝阳都是由肾阴、肾阳化生来的。如此说来，水不仅可以生木，也可以生金、生土、生火。

《黄帝内经》的作者们是极其聪慧的，他们实际上已经发现了将五行生克制化规律引入医学领域时所存在的缺陷。所以《黄帝内经》在解释脏腑间生克关系时，采用了非常灵活的思维方式。

比如，我们体内出现了水湿泛滥（或叫水肿），那么要祛除水湿，脾的功能发挥固然重要，但肺、肾等脏的参与不仅不可缺，而且非常关键。你看，这就不是单纯的土克水那么简单了。

因此，我们在看待脏腑间生克关系时，目光不应是单向的，而应该是多向性的。任何两脏之间既有相生也有相克，相生和相克可以体现在一脏与多脏或多脏与多脏之间。

我们看中医、学中医千万别教条，千万别僵化！我们既不能"认死理"，更不能"死讲理"，一定要"活讲理""讲活理"。

疾病发生的五行观

回过头去看图3-11，我们会发现，中医将五气、五志、五味、五嗅、五声等能导致疾病发生的因素（病因）都进行了五行属性的归类，中医也借此来揭示疾病发生的机理。

我们前面讲过同气相求，根据这一原理，同一行的事物可以相互感应，但如果过度了，则会造成伤害。比如风伤肝，怒伤肝；燥伤肺，悲伤肺。再比如，适当的甘味是补脾的，但味过于甘，反而会造成脾胃的呆滞，消化吸收功能出现异常；还有，《儒林外史》中范进中举后是怎么疯的？不就是过喜伤了心吗？

根据相克相乘的原理，中医总结出五味偏嗜的致病规律。比如，过多食用咸味之物，会导致血脉凝滞，脸色变黑（水乘火）；过多食用苦味之物，会使皮肤变得枯槁，毛发也会脱落（火乘金）；辛味之物吃多了，则会伤到筋脉和爪甲（金乘木）；等等。

中医将病因分为内因和外因，其中外因主要是指风、寒、暑、湿、燥、火六种邪气，又叫六淫。具体内容我们以后会详细讲述。六淫概念的形成，基本上是古代医家将长期临床观察和反复实践所获得的认识与五行特性相类比的结果。

古代医家将头痛、咽喉痒痛、关节疼痛部位不固定，疹块此起彼伏，肢体抽搐震颤、头晕、目眩、肌肤麻木、瘙痒等症状与自然界空气流动产生风时的飘忽不定，风引起的云物飘摇等生活体验进行类比，并在此基础上将引起上述症状的病因抽象概括为风邪。

其他如寒邪、湿邪、暑邪、燥邪、火（热）邪概念的形成也是如此。古代医家采用取象比类的思维方式，对六淫进行五行属性的分类：风邪属木，寒邪属水，暑邪、火邪、热邪属火，湿邪属土，燥邪属金。

根据同气相求的原理，我们自然会得出这样的结论：①不同的邪气能够损伤不同的脏腑：风邪多易伤肝和筋，火热邪气多易伤心和血脉，湿邪多易伤脾和肌肉，燥邪多易伤肺和皮毛，寒邪多易伤肾和骨骼等。②不同的季节有着不同的邪气，会损伤不同的脏腑：春易感染风邪而多发肝病，夏易感染暑热邪气而多发心病，长夏易感染湿邪多发脾病，秋易感染燥邪多发肺病，冬易感染寒邪多发肾病。

五行的生克理论还可以用来解释脏腑间动态的病理变化，我们前面讲过母病及子和子病及母。比如，由于长期肾阴不足，不能滋养肝木，导致肝阴虚，阴虚不能制阳，进而引起肝阳上亢出现头痛、头晕、目眩等症状的病理过程，就是所谓的母病及子。而临床上由于肺失宣降，咳嗽气喘日久不愈，渐渐出现食欲不振、形体瘦弱等脾胃虚弱的病理过程，就是所谓的子病及母。

还有相乘和相侮。比如，心情急躁易怒可导致肝气上逆（木旺），进而使脾胃消化功能出现障碍，患者可表现出胸胁胀满疼痛、胃胀痛不舒、泛酸，或泄泻，或呕吐等一系列症状，这种现象就是相乘，叫木旺乘土。

再如，长期咳嗽、气喘的肺病患者，又出现了心悸、面色青紫等心功能障碍的病变，这种现象就是相侮，叫金（肺）反侮火（心）。还有，患有支气管扩张病的患者，有时会因为一时情绪急躁或暴怒，出现咯血，这也是相侮现象，叫木侮金。

五行分类助诊断

中医用五行理论指导临床诊断，主要是根据患者表现出的异常的色泽、声息、口味、脉象、情志等，进行病症的脏腑定位。准确地说，这种定位更多的是一种指向，并不是绝对精准的，但又对整体诊断大有帮助。

比如，患者面色发青，性情急躁，喜欢吃酸的，脉摸起来像绷直的琴弦一样（弦脉），这就提示病变涉及肝；如果一个脾虚的患者，面色由黄白变得发青，这同样提示病变涉及肝。再如，患者面色发红，口中觉得苦，一摸脉，手下的感觉像有洪水涌来一样，搏动明显，还有膨胀冲击的感觉（洪脉），那就提示病变涉及了心。还有，一个人在某段时间总觉得口中发甜或口淡无味，这就提示脾出了问题。

五行预测病进退

《难经·七十七难》："见肝之病，则知肝当传之于脾，故先实其脾气。"这是中医理论中非常著名、非常经典的一句话。什么意思呢？就是说，肝有了病，作为医生，应当知道病变会传到脾，治疗的时候要预先健脾。

这句话的真正价值在于反映了中医治未病（预防学）的思想，有关中医预防学的理论我们会在后面的章节详细论述。

为什么肝病容易传脾？这实际上就是根据五行相克关系的一种预测。肝属木，脾属土，两者之间本来就存在着相克关系，那么，在病理情况下，就更容易发生相乘。肝气太过，最容易损伤的脏腑就是脾胃（木乘土），所以应当提前健脾护胃，防止其传变。脾胃不弱的话，病变也难以传变，肝病也就容易痊愈。

中医用五行属性分类和生克关系来预测病情的进退、预后，主要的关键词就是"顺逆"。

一般而言，面色、脉象等临床症状的五行属性一致，也就是"顺"，提示病位单一，病情较单纯，治疗相对容易，预后显示良好。

若面色、脉象等临床症状的五行属性不一致，也就是"逆"，则提示病情较复杂，病位广泛，治疗相对难，预后可能差。

我们举例来说明：面色青（属木），脉象呈现的是弦脉（属木），这是色脉相应，表现为"顺"。如果面色青（属木），但脉象的表现却是一呼一吸间脉搏跳动四次，而且表现得弛缓松懈，这叫缓脉（属土），这就是色脉不相应，表现为"逆"。

疾病的过程是动态的，所以，中医根据五行分类和生克理论，认为不同脏腑疾病在不同的时日里，可以发生轻、重、进、退等不同的变化，这也是一种疾病预测学。

比如，《素问·脏气法时论》说："病在肝，愈于夏，夏不愈，甚于秋，秋不死，持于冬，起于春。"所谓"愈"是指痊愈，所谓"甚"是指病情加重，所谓"持"是指病情稳定而呈现出慢性迁延的状态，所谓"起"是指好转或减轻。为什么会有这样的一种判断呢？其实道理很简单，就是根据五行的相生相克关系。相生为顺，相克为逆，"愈于夏"：木生火；"甚于秋"：金克木；"持于冬"：水生木；"起于春"：木旺于春。

北宋时期的著名中医儿科专家钱乙有很多运用五行理论诊治疾病的精彩案例，我们一起来赏析一例。据记载，有个书生患咳嗽，面色发青发亮，出气发声都有一种堵塞感。钱乙对此断言：这是木侮金，秋天得了这个病还可治；若是春天得此病，就难治了。为什么钱乙会这么说呢？我们来分析一下，根据书生的临床表现，应该是肝火犯肺（面青指向肝，咳嗽指向肺），据五行理论也叫木侮金。但这不是顺，而是逆。根据同气相求的原理，肝气旺于春，肺气旺于秋，那么，现在我们就很容易理解钱乙为什么说秋天得此病可治，春天得此病不可治了。

毋庸讳言，中医用五行预测推断病情虽然有着不准确性，有时甚至是臆断，但却反映了中医的两种可贵思想：一是虽然疾病的病理变化复杂多样，但一定存在着内在规律；二是通过对疾病内在演变规律的不断探索，可以对疾病进行及早地治疗。思想有多远，我们就能走多远。中医的这种思想完全应该被人类医学研究所借鉴。

五行治法与用药

根据五行的相生相克关系，中医临床制定了一系列的治则治法。主要分为两大类：第一大类称为虚则补其母，实则泻其子；第二大类称为抑强扶弱。

第一大类是根据相生关系制定的，第二大类则是根据相克关系制定的。我们各举一例来说明。

对于心肝火旺之实证，我们可以通过泻心（子）火的方法，使肝（母）火也得到清除。这就是实则泻其子。

对于肺气虚证，我们不仅要补肺气，还可以通过补益脾气使肺气得到进一步充实，这就是虚则补其母，又叫培土生金。

前面提到的肝火犯肺证，我们可以养肺阴清肝火，这就是抑强扶弱，又叫佐金平木。

根据五行的相生相克去制定治法，固然有其合理性。但我们前面讲过，任何两脏之间既有相生也有相克，相生和相克可以体现在一脏与多脏或多脏与多脏之间。因此，我们也要灵活机动地看待根据五行相生相克所制定的治法。

我理解虚则补其母，实则泻其子和抑强扶弱更像是一种形象的比喻，或者是一种临床治疗思路的提示，其内在必然的逻辑性并不一定很强。

比如，在中医临床上经常会出现肾（水，子）阴不足导致肺（金，母）阴亏虚，脾（土，子）气亏虚而气血生化不足导致心（火，母）血虚，心（火，子）血不足导致肝（木，母）血不足等情况，那么，治疗起来就不应该是虚则补其母，而应该是虚则补其子。所以，从临床实际出发，究竟是虚则补其母还是虚则补其子已经变得毫无意义。

我们始终需要用一种灵动的眼光看待中医，一种活泼的思维理解中医。对哲理的领悟和运用，古人往往比今人显得更为深透和从容。这正是一种传统的、优秀的文化素质的体现。

来源于自然的中药，自然就会有不同的颜色和性味（性：寒、热、温、凉，味：辛、甘、酸、苦、咸），以色味为基础，可以对各种药物进行五行归类，然后再根据同气相求的原理，推断出每一类药物对不同脏腑经络的亲和性，这就是中药归经的基本理论。

药物色味的五行归类，可以作为治疗脏腑疾病用药的重要依据。我们回过头去看图3–11可知：青色、酸味入肝，赤色、苦味入心，黄色、甘味入脾，白色、辛味入肺，黑色、咸味入肾。

比如，中药当中的白芍味酸可入肝经补肝阴，朱砂色赤可入心经以镇心安神，石膏色白味辛可入肺经清肺热，白术色黄味甘可入脾经补脾气，玄参、熟地色黑味咸可入肾经养肾阴，等等。

我们还可以依据五行的相生相克关系来选择用药。《素问·藏气法时论》说："肝苦急，急食甘以缓之。"什么意思？就是说，肝不能耐受过急之气，如果因此出现病变，应当及时给患者服用甘味之药以缓解。这是什么原理？该选哪一味甘味之药呢？

金代著名中医学家张元素对此有非常高明的阐述。他认为肝（木）气不舒畅，可以导致脾胃（土）功能出现异常，这叫木乘土；另外，肝又可以化火伤肺（金），我们前面提过，这叫木侮金。选药应该用甘草！因为甘草味甘，性温，可健脾益气。脾胃功能强健了，就达到了"扶土"的目的；同时，土强健了还可以生金，而金可克木，这又达到了"抑木"的目的。

这里我要提醒大家是，前面我们已经讲过，五行不是指五种具体物质。因此，说到五味，尽管五味无疑是五种我们可以直接感觉到的味道，但更是指药物的作用。就像山药，虽然它味淡微酸，但因为它有补益脾气的作用，中医还是说它是味甘之品。

顺便提一下，五行的分类对中药的炮制也有着重要的指导意义。比如，土炒白术可以增强其健脾的作用，盐炒杜仲增强了其补肾的功效，等等。

"以情胜情"的五行心理疗法

中医将喜、怒、忧、思、悲、恐、惊称为七情。七情是人类的基本情绪，是先天性的、本能的。其中"思"不是指思考思维，而是指在

所思问题不解、事件未决时所处的一种思虑不安的情绪状态。前面的图
3-11显示，七情有着各自的五行五脏归属，其中悲忧归一类，惊恐归一
类，所以七情又叫五志。

喜属火归心，怒属木归肝，悲忧属金归肺，思属土归脾，惊恐属水
归肾。

根据五行相胜（相克）原理，《黄帝内经》提出："悲胜怒"（金
克木）、"恐胜喜"（水克火）、"怒胜思"（木克土）、"喜胜忧"
（火克金）、"思胜恐"（土克水），这实际上就是"以情胜情"。

健康的情绪是养生的精髓，"以情胜情"对于我们平时如何调摄精
神心理具有重要的指导意义。

对《三国演义》中诸葛亮三气周瑜的故事，大家都能耳熟能详。诸
葛亮多次设计使周瑜恼羞成怒，怒则伤肝，肝火旺就会伤肺，也就是前
面我们说的"木侮金"，最终导致周瑜咯血身亡。试想一下，如果周瑜
当时能悲己无能，涵敛性情，卧薪尝胆（金克木→悲胜怒），而不是争
强好胜，意气用事，也许东吴乃至三国的历史都要改写。

"五行相胜"是中医情志或心理疗法的理论依据之一，"以情胜
情"可以说是现代心理治疗学的发端。

《吕氏春秋》记载了文挚给齐闵王治病的故事。文挚是战国时期的
宋国人，精于医术，齐闵王患了忧思过度之症，就请文挚来诊治。文挚
到了齐国，详细诊断后对齐太子说："大王的病肯定可以治好。但是，
大王痊愈后，必杀我无疑。"太子不解地问为什么，文挚说："大王的
病只有用激怒的方法才能治好，但激怒了大王，我一定会被杀死。"太
子以他和母后的性命担保文挚不会有事，文挚拗不过，只得应允。文挚
与太子约好诊期，但故意不守信誉，三次失约没来。齐闵王见文挚屡屡
失约，非常恼怒，等要爆发时，没想到文挚又突然不约而至了。接下来
的一幕是，齐闵王躺在床上，文挚见了齐闵王，鞋也不脱，就直接上了
齐闵王的床，并且故意踩着齐闵王的衣服询问病情，齐闵王气得干脆不理
他。但文挚很执着，又说了一大堆不着调的话彻底激怒齐闵王，齐闵王终
于忍无可忍，气得大吼一声，从床上坐了起来。这一怒一骂，郁闷泻了，
齐闵王的病好了。齐闵王的病是好了，可文挚却被齐闵王给煮了。

文挚医齐闵王，实际上就是"以情胜情"中"怒胜思"的具体实践。这是一个有着悲情色彩的故事，但它本身又是一个有着医学经典意义的范例。它可能是人类医学史上最早的有关心理治疗的记录，文挚也许就是世界上第一个心理治疗师。

❀ 五行与五型人

中医对人群体质的分类方法有很多种，在《灵枢·阴阳二十五人》中，根据五行理论，经过长期的观察，按照人群的肤色、体态、禀性、举止态度以对自然界变化的适应能力等归纳总结出木、火、土、金、水五种不同的体质类型。然后又根据手足阴阳经脉的左右、上下，气血多少、盛衰的差异，将每一类型推理演绎为五类，又分为25种体质类型。

《黄帝内经》对不同人群体质的描述是非常细致而全面的，辨识体质对于临床治疗以及养生保健都具有重要的指导意义。我这里只简要说说五型人，至于再细分出来的二十五种体质类型，如果大家有兴趣，请阅读《灵枢·阴阳二十五人》。

木型人的大致特点：肤色白，头小，面长，两肩宽阔，背部挺直，身体小弱，手足灵活，有才能，体力不强，多忧虑，做事勤劳。这种人大多能耐春夏，不耐秋冬，容易受秋冬寒冷之气的侵袭而生病。

火型人的大致特点：肤色偏红，背部肌肉丰满，脸型瘦尖，头小，身体匀称，手足小，步履稳重。认识事物深刻，讲求实效，性情急，做事有气魄，把钱财看得很轻。但少有信用，多忧虑。这种人对时令的适应，跟木型人相似。

土型人的大致特点：肤色黄，面圆，头大，肩背丰厚，腹大，大腿生得壮实，手足不大，肌肉丰满，全身上下很匀称，举足轻，步履稳重。内心安定，乐于助人，诚恳而忠厚，爱结交人，但不喜欢依附权势。这种人大多能耐秋冬，但不耐春夏。

金型人的大致特点：肤色较白，体形较瘦削，但肩背较宽，方型脸，鼻直口阔，四肢清瘦，动作敏捷，心胸宽广，有远见，组织能力强，做事认真，但刻薄而寡恩，严厉而冷酷。这种人大多能耐秋冬，但不耐春夏。

水型人的大致特点：肤色偏黑，体形较胖，偏矮，头较大，腮部较宽，腹部较大，腰臀稍大，手指短，发密而黑，怕寒喜暖，机智灵活，善辩，富有灵感，喜自由，多疑易嫉妒，心胸比较狭窄。这种人大多能耐秋冬，但不耐春夏。

五行的养生智慧

五行的核心思想是天人合一，因此，顺应四时气候，使人体适应自然的变化是一种重要的养生保健措施。

《素问·四气调神大论》说："春三月……夜卧早起，广步于庭，被发缓形，以使志生……夏三月……夜卧早起，无厌于日，使志无怒……秋三月……早卧早起，与鸡俱兴，使志安宁……冬三月……早卧晚起，必待日光，使志若伏若匿……"

这段文字的核心价值就是提出顺时养生的理念，我们会在后面的有关章节进行详细解读。

《黄帝内经》顺时养生的理念，得到了历代医家和养生家的高度重视。自《黄帝内经》起，后世专门阐述四时养生的著作层出不穷，如唐代的《四时摄生论》《四时食法》，宋代的《四时养颐录》《寿亲养老新书》《养生月览》，元代的《摄生消息论》，明代的《遵生八笺》《食物本草》，清代的《老老恒言》《卫生要术》等。

我们再回过头去看图3-11，根据五脏—四时—五行的配属关系，在四时气候发生转变时，我们自身应及时做出调整去适应外部的变化。比如，肝属木，木主春，因此春季要特别重视养肝，保持肝的阴阳平衡。从养生角度出发，春季里，我们可以适当地多看一点青色（绿色），多做一点呼声，多发或多听一点角音，多做腿部活动，多点保持心情舒畅，多去户外运动，这些都将有利于护肝、养肝。

我这里很想跟大家谈谈五行音乐养生。

五音是中国传统音乐的五个调式，五音是指：角（音jué）、徵（音zhǐ）、宫、商、羽，相当于"mi""sol""do""re""la"。这和西方的七音不同，少了"fa"和"si"两个音。《茉莉花》是我们耳熟能详的歌曲，但全曲哼唱起来就没有"fa"和"si"两个音。

中国古代的音乐都是建立在五音基础上的，五音也是中国传统文化的一种体现。我们现在还经常用"五音不全"来形容那些唱歌不搭调，经常走音跑调的人。

看图3-11，五音角、徵、宫、商、羽，分别归属木、火、土、金、水，由此，角音入肝，徵音入心，宫音入脾，商音入肺，羽音入肾，这就是中医所谓的"五脏相音"。

角调式乐曲，一般由古筝、古箫、竹笛等乐器演奏，声频长而高，乐风悠扬缓和，婉转优雅。民族音乐代表曲目有《胡笳十八拍》《江南丝竹乐》等。

徵调式乐曲，一般由古琴、古筝、琵琶、小提琴等丝弦乐器演奏，声频高而尖，乐风热烈欢快、活泼轻松。民族音乐代表曲目有《金蛇狂舞》《春节序曲》《喜洋洋》《步步高》等。

宫调式乐曲，一般由古埙、笙竽、葫芦笙等乐器演奏，声频重而浊，乐风庄重敦厚。民族音乐代表曲目有《十面埋伏》《月儿高》等。

商调式乐曲，一般由编钟、磬、锣等乐器演奏，声频强而响，乐风高亢嘹亮，悲壮有力。民族音乐代表曲目有《阳春白雪》《江南好》等。

羽调式乐曲，一般由鼓等乐器演奏，声频低而沉，乐风清幽飘摇，凄切哀婉。民族音乐代表曲目有《梅花三弄》《梁祝》《二泉映月》等。

从《说苑》（西汉刘向著，共20卷，按各类记述了春秋战国至汉代的逸闻轶事）记载的我国5000多年前原始部落医师苗父用竹管乐器为患者治疗疾病，到《黄帝内经》时期，我国实际上已经建立了完善的五音疗病体系。

根据五行的分类和生克制化，合理地运用五音可以帮助我们修身养性和治疗疾病。

五音配五脏，根据"同声相应，同气相求"的原理，不同的音可以和不同的脏发生协频共振。举例来说，宫音能够引起脾（胃）和脾

（胃）经的共振，因为它们的固有频率与宫音相同或相近。

音乐的功能是引起脏腑经络共振共鸣。五种调式的音乐因选用的主音不同，旋律和配器的不同，所发出的声波和声波形成的场质也不一样，因而对脏腑和情志的调节作用也各有所异。

角音，为春音，属木，主生，通于肝，能促进体内气机的上升、宣发和展放。徵音，为夏音，属火，主长，通于心，能促进全身气机上升。宫音，为长夏音，属土，主化，通于脾，能促进全身气机稳定，调节脾胃气机的升降。商音，为秋音，属金，主收，通于肺，能促进全身气机的内收，调节肺气的宣发和肃降。羽音，为冬音，属水，主藏，通于肾，能促进全身气机的潜降。

角音入肝，对于平时易生气动怒者，可用角类音乐进行调理；徵音入心，对于喜笑无常，失眠多梦者，可用徵类音乐调理；宫音入脾，对于神疲乏力，食欲减退，倦怠消瘦者，可用宫类音乐调理；商音入肺，对于悲伤忧虑，悲观厌世者，可用商类音乐调理；羽音入肾，对于惊恐过度，易受惊吓失眠者，可用羽类音乐调理。

依据五行的相生相克，合理地使用五音对调节情绪，愉悦性情，祛病延年大有裨益。比如，性情暴躁、争强好胜之人，五行属火，水克火，应多听羽调式音乐，如《梁祝》《二泉映月》等，可以缓和和克制其急躁情绪。悲伤忧虑，悲观厌世绝望之人，五行属金，火克金，应多听徵调式乐曲，如《喜洋洋》《步步高》等，能降低悲观情绪的影响。再如，春季调养肺虚而多哭善悲者，可用商音；夏季调养肾虚而易惊恐者，可用羽音。忧思伤脾，可用角音调理（木克土），悲忧伤肺可用徵音调理（火克金）等。

北宋大文豪欧阳修在《欧阳文忠公集》中记述，他因忧伤政事，形体消瘦，屡进药物无效。后来朋友让他听古曲《宫声》，听了几次后，他的忧郁之疾竟然好了。欧阳修因此感叹道：用药不如用乐矣。

中国传统音乐的内蕴是以人的情感为轴心的。"乐者，心之动""乐者，德之华"，所以《史记·乐书论》说："故音乐者，所以动荡血脉，通流精神而和正心也。"

不同类型的音乐可以平衡人体的阴阳，调节人体的气机升降，从而使脏腑畅达，神智安宁。元代著名中医学家朱丹溪说："乐者，亦为药也。"唐代大诗人白居易有一首诗叫《好听琴》："本性好丝桐，尘机闻即空。一声来耳里，万事离心中。清畅堪销疾，恬和好养蒙。尤宜听三乐，安慰白头翁。"

五行音乐产生的土壤是中国传统文化，因而中国传统音乐更适宜于中国人的修身养性。中医用五行指导养生的内容是非常丰富的，比如不同体质养生、饮食五味养生等，我们会在后面的养生专题中进行详细论述，这里就不展开了。

气—阴阳—五行的三合一

气一元论、阴阳和五行学说都属于中国古代哲学的内容，在同根于华夏文明的背景下，它们与中医自然而然地结合了，并渗透到中医从理论到临床的各个层面。它们不仅是中医理论形成的哲学基础，而且更成为中医理论的最高心法和要义。中医理论由此有了质的飞跃！中医完成了从本能医学到经验医学再到理性医学的蜕变与升华。

气与阴阳不可分割，阴阳来源于气的变化。中国古代哲学将阴阳二气视为一元之气自身的变化结果。气是阴阳的矛盾统一体。由于气是构成万物的本原，所以五行实际上也是由气的运动变化所产生。五行统一于一气，是气的五种不同表现形式。气本身分阴阳，因此，五行也来源于阴阳二气，是阴阳二气相互作用而产生的结果。

一气分阴阳，阴阳生五行。阴阳与五行相互渗透，相互包涵，五行之中有阴阳，阴阳之中寓五行。五行中的任何一行都有阴阳两方面的属性。比如，金的收敛和清净特性属阴，而变革特性属阳；木曰曲直，能屈能伸，木的升发特性属阳，而屈从特性属阴。五行之间的生克制化实际上也是阴阳相互作用的具体体现。

总之，气一元论、阴阳学说和五行学说是中国古代最具代表性也是占统治地位的哲学理论。气一元论回答的是世界万物"本原性"的问题，也在一定程度上揭示了物质的运动性；阴阳学说是在气一元论的基础上，着重阐释宇宙万物间的对立统一；五行学说则在继承上述两种哲学思想的基础上，运用生克制化的理论，更为细致地阐发了物质世界事物间的普遍联系和平衡发展。

气一元论、阴阳学说和五行学说是构建中医理论体系的三大哲学基础。

结　语

五行是原始的物质观，是古代的哲学思想、宇宙观和方法论。

五行反映了人则天地、以自然为师的价值信仰和思维范式。

五行的核心内涵是天人合一。

根植同一土壤，共处同一时空，中医与五行的结合既是必然的，又是华丽的，更是高尚的！

中医与五行的结合，使得中医对生命形成了"从天到人"的认识角度。

所以，中医与五行的结合，彰显的是医道，是天人合一的现实映像！

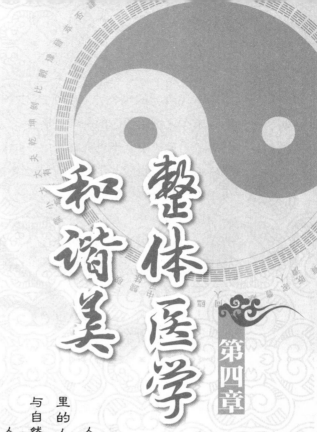

整体医学：浑然一体的和谐美

人是天地之气的产物，生存于天地之间。中医眼里的人既是自然的人，也是社会的人，人的生命活动与自然、社会息息相关，此即所谓的天人相应。人体的本身就是一个完美的构造，形同网络，呈现出一种整体和谐的美。

中医立足于自然和社会之中，从人体的本身、人与自然和社会之间关系的角度，对生命活动现象和规律进行考察，这就是中医学理论体系中非常重要的、深具中国传统哲学文化特色的整体医学观。

中医所建立的整体医学观是超前的、智慧的、科学的！

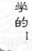

古代哲学的唯物论和辩证法对中医理论的构建方法产生了深刻的影响，中医区别于西医的一个显著特征是：中医是一门整体医学。

"只见树木，不见森林""一叶障目，不见泰山"都是割裂了局部与整体的联系。我们常常重视人的个体生物属性，而忽视了人的自然与社会属性，以及个体生物特性改变与外界变化之间的内在联系。在看待人体健康与疾病的时候，我们的目光常常会盯在某一器官或组织，甚至是细胞与分子，但却没明白局部的病变往往是多种功能整体失调的结果；对于局部的病变，我们往往会忽视其作为全身健康与疾病判断依据的重要价值。

中医之所以被称为整体医学，是因为中医首先将人看作是一个整体，人体的五脏六腑、肌肉骨骼、五官九窍等全身各种组织器官都紧密联系在一起，浑然一体，形成了一个上下联系、内外相应的纵横交错的立体网络系统。人体的任何一种状态都是网络系统内部整体效应的反映。

天人合一、天人相应是中医理论的精髓，人与自然、社会也是浑然一体的，而且彼此需要和谐相处。中医的整体医学观不仅揭示了人体既复杂又完美的神奇性，又充分彰显了立于天地之间的人的自然与社会属性。浑然一体的和谐是中医作为整体医学的美学之所在。

☯ 自然之人与社会之人

人与自然、社会的关系不仅是一个重要的哲学问题，更是一个深刻的科学问题。儒家强调天人合德，道家注重天人合一，其实都是在说天人一体。有人说儒学是讲入世的哲学，道学是讲出世的哲学，其实儒道之学都是在讲人与社会的关系。

大自然为人类的生存提供一切必需之品；作为农业民族，华夏先民靠天吃饭；远古先人对大自然的灾害无法预测和掌控，因此，以生存为前提，加之对自然的仰赖和敬畏，使古人逐渐形成了天人合一的思想观念。

天人合一有什么样的内涵呢？主要有三层意思：

（1）天人一致。人体是个小宇宙，天地是个大宇宙。

（2）天人相应。人和自然具有相似的方面或相似的变化。比如就构造而言，《灵枢·邪客》说："天圆地方，人头圆足方以应之。天有日月，人有两目。地有九州，人有九窍。天有风雨，人有喜怒。天有雷电，人有音声。天有四时，人有四肢。天有五音，人有五藏。天有六律，人有六府。天有冬夏，人有寒热。天有十日，人有手十指。辰有十二，人有足十指、茎、垂以应之；女子不足二节，以抱人形。天有阴阳，人有夫妻。岁有三百六十五日，人有三百六十节。地有高山，人有肩膝。地有深谷，人有腋腘。地有十二经水，人有十二经脉。地有泉脉，人有卫气。地有草蓂，人有毫毛。天有昼夜，人有卧起。天有列星，人有牙齿。地有小山，人有小节。地有山石，人有高骨。地有林木，人有募筋。地有聚邑，人有䐃肉。岁有十二月，人有十二节。地有四时不生草，人有无子。此人与天地相应者也。"

（3）天人和谐，共持一道。也就是老子说的：人法地，地法天，天法道，道法自然。

《内经图》是道家的养生方法图，是"内丹修炼"的经典之作，被称为中华养生第一图，见图4-1。据最新考证，该图形成于南宋末年。《内经图》将人体设计成为一个小天地，以山水风景的形式暗喻丹道修炼中人体器官的功用、不同身体部位的反应，以及不同修炼阶段的感受。《内经图》揭示了中国传统文化中天人合一的核心内涵。近年古迹复建勘察发现，吕祖故里——山西芮城县永乐镇到九峰山之间的山水地貌以及道教宫观遗址的分布，竟然与《内经图》完全吻合，这更是向世人展示了天、地、人合一的性命文化的真谛。

国学大师季羡林对天人合一有非常精辟的阐述："我曾说天人合一论，是中国文化对人类最大的贡献。""天人合一就是人与大自然要合一，要和平共处，不要讲征服与被征服。"

天人合一观念是中国传统文化的基质，是中国思想史的一个基本信念，也是中国哲学的基本精神，它集中反映了中华民族传统的世界观和人生观。

我们在前面讲述了中国古代哲学中的气一元论、阴阳学说和五行学说，它们都有着天人合一的理论背景，天人合一是它们共有的精神实质。

气—阴阳—五行的哲学思想是构建中医理论体系的基石，在此基

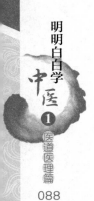

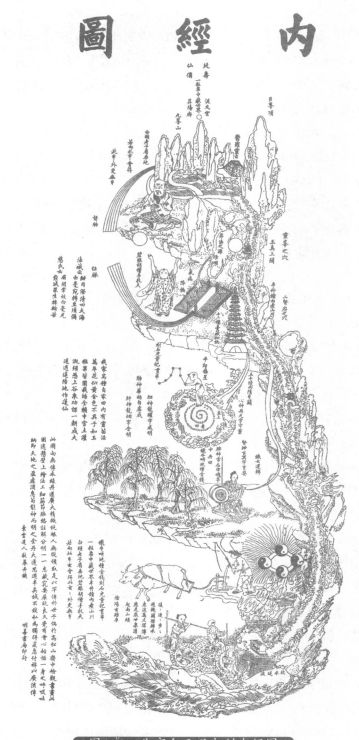

图4-1 北京白云观木刻内经图

础上，中医将人与天地联系起来，从人体本身以及人与自然和社会的关系去考察生命的运动规律，从而形成了自身独特的生命观、健康观、疾病观和防治观。这一思想观念就是中医学所特有的"天、地、人三才一体"的整体医学观。

人与自然

通过数千年的探索，人们发现：季节、气候、时间（包括昼夜、年月、时辰）、地理因素等对人体的生理、病理、疾病的诊断与治疗、养生等具有重要的影响，并且具有一定的规律性。

春温、夏热、秋燥、冬寒四季的气候变化造就了春生、夏长、秋收、冬藏。对于处在生长发育时期的青少年而言，春夏季的身高增长速度很明显地要快过秋冬季。在春夏季节，人与自然相应，阳气舒发，气血就容易趋向于体表，皮肤表现为松弛，容易出汗；同理，到了秋冬季，则气血趋向于里，皮肤表现为致密，少汗而多尿。

我们经常会提到生物钟这个词，什么是生物钟呢？生物钟是指生物、生命对外界周期性影响的一种节律性应答反应，包括"日钟""月钟"和"年钟"。生物钟是生物、生命体的一种适应现象，其机制主要是适应天体的运动变化。比如，"日钟"就是生物对日节律的一种适应性反应，它的特点是以阴阳盛衰消长为规律。

《灵枢·营卫生会》说："夜半为阴陇，夜半后而为阴衰，平旦阴尽而阳受气矣。日中为阳陇，日西而阳衰，日入阳尽而阴受气矣。"昼夜晨昏的轮替是自然界阴阳的转换，人体与之相应，白天阳气多趋于表，是人们工作学习的主要时段。如果在白天，人总是懒洋洋的，提不起精神或容易发困，则说明体内阳气不足。夜晚阳气趋于里，阴气占主导地位，是人们休息静养的主要时段。夜晚由于阴气在表，阳气在里，抗邪能力减弱，所以，夜间人体很容易受凉伤风感冒。

现代医学研究证实，季节气候对人体健康的影响不仅是客观存在的，而且是显著的。过度寒冷和炎热的气候变化对心脏病患者来说都是极为不利的。非常寒冷的天气会使人的心血管系统负担过重，冬季里死

第四章 整体医学：浑然一体的和谐美
089

于心脏病的人会比其他季节要多。夏天天气过度炎热，暑热会使心脏搏动加剧，人体排汗增加，因而血压升高。所以，夏天也是心脏病患者发病的高峰期。过寒过热的气候变化还会使人体免疫系统的负担过重，从而削弱了人体的抵抗力。人在热天容易染上痢疾、疟疾、霍乱、登革热之类的疾病，而在冬天则容易发生感冒和呼吸道感染。

季节气候对人的情绪同样有着不可忽视的影响。在湿气重的日子里，人群抑郁症的发病率升高。春天抑郁症的发病率也比较高，这是因为春天里气压较低，人体内的激素分泌容易出现紊乱。气压降低还会使人出现焦躁不安。一些有关节炎的人，在天气转阴之际关节就会痛得特别厉害，这些人常说自己的预测比天气预报还准。为什么呢？现代医学研究证实，气压降低、湿度升高会使患者的关节累积更多的液体，发炎的情况变得更为严重。此外，气压过高和过低还会影响人的精神和睡眠，有的表现为困倦，有的则出现失眠。

中国古代有句俗话叫："女子伤春，男子悲秋。"这实际上反映了季节的转换对人的精神心理的影响。在情感方面，相对于男性而言，女性表现得更为多愁善感。女子属阴，到了春天，自然界阳气生发，由于阴阳交感，春天的旺盛生机和万物的蓬勃生长发育很容易使女子产生对生育的一种本能的冲动。如果愿望没能实现，那么女性在春天里常常表现出抑郁和伤感。

男子最怕不成熟，秋天虽是收获的季节，但万物也开始凋零，回看自己还没建功立业，而短短的人生就像落叶一样很快凋零，所以，男子到了秋天很容易出现感伤，继而焦虑和烦躁。

男女的这种感物而生的消极低沉的心境是任何药物也消除不了的。

古人之所以说"女子伤春，男子悲秋"，显然是受天人相应观念的熏陶所形成的一种真实的生活体验。那么该如何想办法使人从消极中解脱出来，与自然达到一种和谐呢？

古人采取了两种办法：第一种办法是在秋天里征兵，把男青年聚集在一起，让他们去边关打仗，通过建功立业来振奋他们的精神，化解他们的意志消沉。第二种办法是在秋季给男子订婚，使他们明确自己未来所要承担的社会和家庭的责任，也使他们之前放任自流的情感得到收敛。

从秋天订婚到冬天成婚，再到来年春天女子的怀胎，将"女子伤春，男子悲秋"的问题一股脑儿地解决了。这就是东方的生活智慧，这就是天人合一所蕴藏的人文关怀。

既然季节气候的变化对人体有如此显著的影响，那么什么样的气候条件对身心健康是最理想的呢？一般而言是气温在21℃上下，能感觉到微风拂面和温和的阳光照射。

我们经常会说：一方水土养一方人。地理环境的不同，包括地域性气候、人文地理、饮食习惯、民风民俗等的不同，都会在一定程度上影响所处人群的生理和病理。不同的地理环境因其阴阳二气变动的不同，可对人的体质、疾病、寿夭等产生直接的影响。

有的人从一个地方到另外一个地方，会莫名其妙地出现头晕、呕吐或腹泻不止的情况，这实际上是水土不服。一些北方人刚到南方，会出现周身不舒服，容易上火，脸上生出痘痘，有些女性还会出现月经紊乱，甚至闭经，这也是水土不服。

不同地域的人群体质有所不同。西北地处高原，阴气相对较盛，冬长夏短，气候以寒燥为主，西北之人的皮肤和肌肉的纹理（中医叫腠理）较为致密；东南地势低下，阳气相对较盛，夏长冬短，气候以湿热为主，东南之人的腠理较为疏松。《医学源流论》中指出："人禀天地之气以生，故其气体随地不同，西北之人气深而厚……东南之人气浮而薄。"

因为本人生活在广东，所以就拿广东来举例。广东地处亚热带，位于南岭以南，南海之滨，属亚热带季风气候。古人是怎么描述广东的呢？宋代《太平圣惠方》中说："夫岭南土地卑湿，气候不同，夏则炎毒郁蒸，冬则温暖无雪，风湿之气易伤于人。"元代《岭南卫生方》中又指出："岭南既号炎方，而又濒海，地卑而土薄，炎方土薄，故阳燠之气常泄；濒海地卑，故阴湿之气常盛。""阳气常泄，故四时放花，冬无霜雪，一岁之间，暑热过半，穷腊久晴，或至摇扇……阴气盛，故晨夕雾昏，春夏雨淫，一岁之间，蒸湿过半，三伏之内，反不甚热，盛夏连雨……"

从以上的两段论述我们可以看出，广东最显著的气候特点就是两个字：湿热。那么广东人的体质又会是怎样的呢？可想而知，尽管每个人的先天禀赋不同，但都长期生活在又热又湿的环境中，所以，阳热体质、湿热体质、气阴两虚体质以及脾虚夹湿体质是广东人群的主要体质类型。

在西医临床中有所谓的地方病，地方病是指具有严格的地方性区域特点的一类疾病，如地方性甲状腺肿、地方性克汀病、地方性氟中毒、大骨节病、克山病等，这些疾病与特定地区的化学元素的含量有关，有的是因为元素缺乏，有的是因为元素中毒。现在全国有些省份地市县乡等还是恶性肿瘤的高发区，这与当地的土壤、水质以及饮食习惯都有密切的关系。所以，一方水土也生一方病。

我们再来说说广东人的多发病和常见病。广东人所生的病多与湿和热有关。泌尿系统疾病如慢性前列腺炎、泌尿系结石等；肝胆系统疾病如慢性肝炎、肝硬化、肝癌、胆囊炎、胆结石等；皮肤病如湿疹、真菌感染等；传染性疾病如流行性感冒、腮腺炎、麻疹、登革热等。尤其值得一提的是，我们前面讲过同气相求，湿热最容易伤及脾胃，所以，有胃肠系统疾病的人在广东人群中占有很高的比例。湿热的形成除了与气候有关外，与饮食也有着密切的关系。"食在广东"，广东人是食海鲜吃烧腊的大户，饮食口味整体偏甜，加之天气炎热，各种糖水冷饮常常使人大快朵颐。殊不知，肥甘黏腻之品恰恰是湿热酿生之源。所以，广东的三高人群不在少数，由此引发的心脑血管疾病也颇为常见。

还有一个让广东人听起来比较可怕的是，广东是全世界鼻咽癌发病率最高的地区，其发病率占全国的60%，较其他地区人群的发病率高出20～30倍，因而鼻咽癌又称为"广东癌"。为什么广东人跟鼻咽癌这么有缘？目前有三种说法：一是由于广东气候湿热，热毒和湿毒较多，所以广东人容易上火，容易鼻炎和咽喉炎。二是与广东地质中镍元素超标有关。三是与基因有关。专家们通过比较分析，发现与讲客家话、潮汕话的广东人相比，讲粤语的广东人最易"招惹"鼻咽癌。为什么呢？因为讲客家话、潮汕话的广东人的祖先是北方人，都是因各种原因迁徙到南方落地生根的，但讲粤语的广东人则属于纯正的南方人，也被称为广府人。所以现在医学界大多认为鼻咽癌的形成与基因有关。

中医充分认识到季节气候和地理环境对人体的影响，因而将这种观念也带入到对疾病的预测、治疗以及养生防病之中。中医特别关注节气和时辰的变化对疾病的影响。

急性心肌梗死的发作规律有两个明显的特点：一是一年之中冬季多发，二是一天之中上午多发。冬季和上午，是急性心肌梗死发作的"魔鬼时段"。其实，新近的研究证实，多种心血管疾病发病有日节律性，每日6:00—12:00是高发时段。

据统计，癫痫的高发季节是冬季，白癜风主要发作于春夏两季，小儿手足口病的发病高峰在每年的6—8月。

古人一早就发现，昼夜是地球自转的周期，年是地球绕太阳公转的周期，而节气和四季的变化是由地轴与公转轨道的夹角造成的。伴随着这些时间节律，地球受太阳能量辐射也会发生周期性的改变，人的生命节律或生理功能节律也同样随之改变。

"七日节律"是生物节律的一种。古埃及人早在六千多年前就曾有过"七日神力"之说，认为生命过程（包括疾病的征兆）有7天重复的周期性。现代医学充分证实了这一规律。

一种疾病首次急性发作，要判断它是否转为亚急性或慢性，常以7天为限。超过7天，预示急性期已过，疾病可能转为亚急性或慢性期。

中医医圣张仲景在《伤寒论》中对风寒感冒的发展有过这样的预测：如果不治疗，只要不发生并发症，一般7天就可以自愈。这就是"七日节律"。

有人会问，如果感冒7天好不了呢？那就说明疾病不再是感冒那么简单了，可能合并了支气管炎、肺炎、鼻咽炎等，或者压根就不是感冒。

张仲景不仅能预测感冒会7天自愈，而且还能精确地预测痊愈的具体时间。也就是9:00—15:00这段时间。因为这段时间正值正午前后，是一天中光照最强、阳气最旺的时候。此时，人体的阳气也随着自然界的阳气而变得旺盛起来，抗邪力量增强，是驱邪外出的最佳时机。这是不是有点神奇？其实，古人运用的原理就是"天人相应"。

心脏病、中风的发病高峰，也有"七日节律"的特点。我国医学专家调查，在我国城市居民中，每周的星期一是一周之中心脑血管疾病发病率最高的一天，与世界各地的七日一高峰的节律相同。

在天人相应思想的指导下，中医对病证的治疗非常讲求因时制宜和因地制宜。

（一）因时制宜

《素问·六元正纪大论》中有一句名言："用寒远寒，用凉远凉，用温远温，用热远热，食宜同法。"这句话是基于年节律对治疗的影响而提出的，充分体现了中医因时制宜的思想。

四季的更迭，有着寒热温凉四时不同的气候变化，这当然是自然界阴阳二气不断运动消长的结果，也势必会影响人体的生理和病理。季节不同，气候也不同，即使是同一种病证，治疗上也有着不同的顾忌。比如春夏季节，气候由温渐热，阳气生发，人体腠理变得疏松开泄，那么，即使是外感风寒，也不宜过用辛温发散的药物，以免使肌肤开泄太过，耗伤了气阴。在秋冬季节，气候由凉变寒，阴盛阳衰，人体腠理变得致密，阳气内敛，此时，若非大热之症，当慎用寒凉药物，以防伤阳。这就是对上述引文的解读。

夏天自然界阳气旺盛，人体的阳气也达到鼎盛，那么在这个时期治疗阳虚阴盛的病证或一些在冬季寒冷之时容易发作和加重的疾病，往往会取得良好的疗效。这就是中医经常讲的冬病夏治。

相信大家都见过，一到三伏天，中医院里就挤满了参加天灸的人群，无论男女老少，场面蔚为壮观。所谓天灸就是不用火，而是采用对皮肤有刺激性的药物（包括蒜泥、白芥子、天南星、斑蝥等）敷贴于穴位或患处，使其局部皮肤自然充血、潮红或起疱。所以天灸又叫药物灸和发泡灸。天灸既具有刺激穴位的作用，又可通过特定药物在特定部位的吸收，发挥温经散寒、疏通经络、活血通脉、调节脏腑的功效。

参加天灸的人，有的是为了培补阳气而养生，有的则是为了预防已有的慢性病的复发。天灸适用于哪些慢性病呢？主要包括气管和支气管炎、哮喘、过敏性鼻炎、类风湿性关节炎等。

在三伏天进行天灸，其原理就是天人相应。三伏天自然界和人体的阳气都极为旺盛，人体腠理开泄，此时选取穴位贴敷，药物最易由皮肤渗入穴位经络，通过经络气血直达病灶。

现在，三九天的天灸也一样火爆。三九天是数九寒天中天气最寒冷的时候。冬天万物闭藏，自然界和人体的阳气都很衰弱，像有哮喘和慢性支气管炎的人，往往属虚寒体质，所以一到冬天就很难熬。三九天的天灸最主要的作用就是"鼓舞"体内的阳气，与三伏天的天灸相得益彰。

因时制宜在中医治疗中还有一个重要体现就是择时服药，其原理还是天人相应。中医的择时服药实际上就是现代时间治疗学的发端。

在中医名著《证治准绳》中有一首名方叫鸡鸣散，用来治疗风寒湿流注引起的足腿肿痛、麻木重着无力、行走困难（中医术语叫"脚气"）。《神农本草经·序录》说："病在四肢血脉者，宜空腹而在旦。"所以，鸡鸣散的最佳服用时间是在五更鸡鸣时，也就是天明前。

一般而言，清晨至上午是自然界和人体阳气升发的时段，所以诸如发汗药、益气升阳药、利水祛湿药都适合在这一时段服用。到了晚上，阳气衰减，阴气上升，所以适合服用滋养阴血药、安神药等。

（二）因地制宜

因地制宜就是根据地理环境（包括地域性气候、人文地理、饮食习惯、民风民俗等）的不同来考虑治疗用药。

民国中医第一人张锡纯在其《医学衷中参西录》中说："又如大江以南之人，其地气候温暖，人之生于其地者，其肌肤浅薄，麻黄至一钱即可出汗，故南方所出医书有用麻黄不过一钱之语；至黄河南北，用麻黄约可以三钱为率；至东三省人，因生长于严寒之地，其肌肤颇强厚，须于三钱之外再将麻黄加重始能得汗，此因地也。"

1954年夏天，河北石家庄地区久晴无雨，当地出现了流行性乙型脑炎，患者众多，用西药治疗均不奏效。后经中医辨证属暑温，用《伤寒论》中的白虎汤治疗取得了很好的疗效。1956年，北京地区开始流行乙型脑炎，死亡率很高。许多医生仿效石家庄的经验，沿用白虎汤，结果无效。中医大家蒲辅周通过客观仔细全面地分析，认为北京地区发病不同于石家庄，是因为久雨少晴，天暑地湿，湿热交蒸。人得病虽是暑温，但应偏湿。所以蒲辅周改用宣解湿热和芳香透窍的药物，取得显著疗效。

我们在前面讲到了广东的地理气候特点以湿热为主，广东的常见病和多发病都会有"湿"或"热"的因素存在，特别是"湿"。所以广东中医不管针对什么样的病证，都非常重视祛湿。

（三）季节气候和地理环境的不同对养生保健具有重要的指导意义

《灵枢·本神》说："故智者之养生也，必顺四时而适寒暑，和喜怒而安居处，节阴阳而调刚柔，如是则僻邪不至，长生久视。"可见，中医养生应顺四时，适寒暑，和喜怒，安居处，其核心思想就是天人相应。

一天之中，阴阳二气的强弱盛衰随着时辰的变化而变化。子时即23:00至次日1:00，此时阴气最盛，阳气最弱；午时即11:00—13:00，此时阳气最盛，阴气最弱。子时和午时都是自然界阴阳交替之时，也是人体之气"合阴""合阳"之时，最有利于养阴和养阳。因此，在这两个时段入睡或静养，最有利于生发阳气和养护阴气。

《素问·四气调神大论》中提出了一个非常著名的养生观点"夫四时阴阳者，万物之根本也。所以圣人春夏养阳，秋冬养阴"。"春夏养阳，秋冬养阴"是很好理解的，但它是一个一般性的原则，具体运用我们会在养生专题中详细阐述。在同一篇章中，《黄帝内经》根据四季气候更替的基本规律，确立了四时不同的养生保健方法。比如，春季天地俱生，万物为荣，人应夜卧早起，舒畅气机；秋季万物成熟，天高风急，地气清肃，人应早卧早起，收敛神气，使志安宁等。

凉茶和煲汤已经成为广东饮食文化的象征。广东人因为常年和湿热打交道，所以发明了清热利湿的利器——凉茶，这在全国是独一无二的；针对生活的湿热环境，广东人还善于使用药食两用的中药如淮山、茯苓、白术、薏苡仁、扁豆、赤小豆、溪黄草、鸡蛋花等煲汤来健脾、清热、祛湿。

中国现在是雾霾的重灾区，"雾霾"成为2013年年度关键词。这一年的1月，4次雾霾灾害笼罩了30个省（区、市），中国最大的500个城市中，只有不到1%的城市达到世界卫生组织推荐的空气质量标准。与此同时，世界上污染最严重的10个城市有7个在中国。全国人民集体患上"恐霾症"！

雾霾，归根结底，是人类自己"作"出的恶果。天人合一的道理兴许大家都忘了，或压根就不知道，这不能不说是传统文化缺失的悲哀。

雾霾来了，人又跑不掉，该怎样应对呢？这里我们不谈环境的综合治理，只是简单谈谈中医中药的保健作用。

雾霾的危害是广泛的，对人体而言，主要是诱发呼吸系统疾病。所以，在雾霾环境中生活，首先要润肺，诸如罗汉果、百合、梨、山药、荸荠、白萝卜、莲子、芡实、麦冬、蜂蜜等润肺利肺气的食物应适当地多点食用。其次要排肺毒，诸如黑木耳、杏仁、川贝、银耳等可经常食用。最后要健脾祛湿，诸如淮山、白扁豆、薏苡仁、白术、冬瓜、生姜等可考虑多点食用，中成药则推荐藿香正气水。

中医固然解决不了雾霾，但在了解中医的同时，我们也许会悟出些天地之道来，会幡然醒悟。比利时著名物理学家G·尼科里斯说道："我们生活在一个人转变的年代，必须更好地了解我们的环境，并与大自然建立起一种较少破坏性的共存关系。"

天人合一，在中国，在几千年前，我们的祖先就已经在《周易》中发出了谆谆告诫："与天地合其德，与日月合其明，与四时合其序……先天而天弗违，后天而奉天时。""与天地相似，故不违。知周乎万物，而道济天下，故不过。旁行而不流，乐知天命，故不忧。安土敦乎仁，故能爱。范围天地之化而不过，曲成万物而不遗，通乎昼夜之道而知。"

人与社会

社会环境主要包括经济和政治地位、文化、宗教、习俗、人际等。

人不仅具有自然属性，还具有社会属性。在人类社会中，任何一个人都处于一定的政治和经济地位之中，生活于一定的群体和习俗之中，我们每个人都是"社会人儿"。

社会环境是人类精神文明和物质文明发展的象征。远在帝尧时代人们已经开始凿井汲水而饮，到春秋战国时期人们已经制订了清洁饮水的公约。社会环境的改变必然影响到人的健康和疾病。

现今的社会对人的影响更为显著。诸如社会分配不公、贫富两极分化、"二奶""小三"导致的家庭不和以及婚姻裂变、住房难以保障、恐怖袭击、环境污染、诚信缺失和人际关系的冷漠与紧张等等，都在无时无刻不同程度地引发社会人群的心理失衡，成为心身疾病的促发因素。

生物—心理—社会医学模式最早由美国恩格尔博士于1977年提出。恩格尔博士认为："为理解疾病的决定因素，以及达到合理的治疗和卫生保健模式，医学模式必须考虑到病人、病人生活在其中的环境以及由社会设计来对付疾病的破坏作用的补充系统，即医生的作用和卫生保健制度。"

其实这个医学模式在几千年前的《黄帝内经》中就已经有了，而且相比之下更全面、更科学。中医在天人合一思想指导下所提倡的医学模式起码应该是：自然—社会—生物—个体医学模式。

医学对社会的关注体现了对"人事"的重视。所谓"人事"反映的就是人与社会的关系。社会因素可直接或间接影响自然因素而致病，也可通过心理因素致病，它所侧重的对象是社会人群。

《黄帝内经》中强调医生在诊疗疾病的过程中应该重视社会环境对患者的影响，要"上合于天，下合于地，中合于人事"。

《素问·疏五过论》中说："凡未诊病者，必问尝贵后贱，虽不中邪，病从内生，名曰脱营。尝富后贫，名曰失精，五气留连，病有所并。"又说："凡欲诊病者，必问饮食居处，暴乐暴苦，始乐后苦，皆伤精气，精气竭绝，形体毁沮。"还说："故贵脱势，虽不中邪，精神内伤，身心败亡。始富后贫，虽不伤邪，皮焦筋屈，痿躄为挛。"

《素问·疏五过论》这三段话分别是什么意思呢？我们大致翻译一下：

第一段话是说在诊断疾病之前必须先询问患者有关的生活情况。如果患者以前地位高贵而后来失势变得卑贱了，这种患者往往有屈辱感，情绪抑郁，即使没有遭受外界邪气的侵袭，疾病也会从身体内部产生，这种病叫作"脱营"。如果患者以前富有而后来贫困了，这种患者往往在饮食和情绪上受到影响而产生疾病，这种疾病叫作"失精"。这些疾病都是由于情绪不舒畅，五脏之气郁结而形成的。

第二段话是说凡欲诊治疾病时，一定要问患者的饮食和居住环境，以及是否有精神上的突然欢乐，突然忧苦，或先乐后苦等情况。因为突然苦乐都能损伤精气，使精气遏绝，形体败坏。

第三段话是说因为原来地位高贵，失势以后，其情志必抑郁不伸。这种人，虽然未中外邪，但由于精神已经内伤，身体必然败亡。先富后贫的人，虽未伤于邪气，也会发生皮毛憔枯，筋脉拘屈，足痿弱拘挛不能行走。

以上《素问》中的三段论述讲的就是社会地位和生活条件的变化对人体健康产生的影响。

社会的进步无疑会给人类的健康带来好处，理论上，人类的寿命也会随着社会的进步而有所延长。但社会发展过快或畸形，并由此造成的生态危机，反过来也会严重威胁着人类的健康。

现代社会中，由于人生观、价值观、生活方式以及行为习惯的改变，诸如肿瘤、冠状动脉粥样硬化性心脏病、高血压病、糖尿病、不孕不育症、精神心理障碍等疾病的发病率日益增高。

人的社会属性是客观存在的，人能影响社会，社会同样影响人。从健康而论，社会中的人如何才能"独善其身"？《素问·上古天真论》又再次给出了终极答案："恬淡虚无，真气从之，精神内守，病安从来。"

虽然我们是社会人，但只要我们淡定平和、虚无名利、修身养性、知足常乐，正气自然充足，病邪焉能伤我？

☯ 牵一发动全身

中医始终强调：人是一个有机的整体！正所谓牵一发动全身。

人体结构的整体性是以五脏为中心的，通过经络系统的联结作用，将人体的五脏六腑、肌肉骨骼、五官九窍等全身各种组织器官联系在一起，形成一个上下联系、内外相应的纵横交错的立体网络系统，见图4-2。

各种脏腑组织器官虽然有着不同的生理功能，但就整个生命活动而言，它们之间又是相互影响、相互依存、相互制约、相互为用的。脏与脏之间、脏与腑之间以及腑与腑之间都充满了关联和协调。

人体的某一个功能看似由一个脏腑完成，但实际上是多个脏腑共同协调作用的结果。比如，就我们的呼吸功能而言，主要实施的脏是肺，但要使人体的呼吸真正做到顺畅平稳、节律正常，中医认为还必须要有肾和肝的配合。再比如，对一件事情的处理要发挥我们的决策功能，中医讲肝主谋虑、胆主决断。所以，正确英明的决策必须靠肝胆的配合。如果凡事我们只是一味地思前想后、优柔寡断，那到后来往往会坐失良机、一事无成；反之，如果凡事不加思考，无所顾忌，鲁莽行事，那基本上就是"傻大胆儿"。

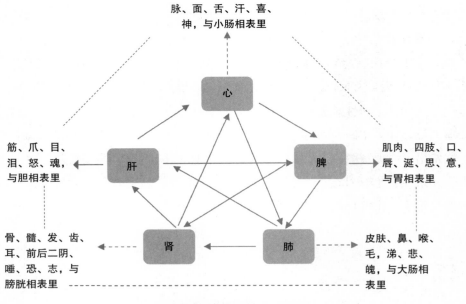

脉、面、舌、汗、喜、神，与小肠相表里

筋、爪、目、泪、怒、魂，与胆相表里

肌肉、四肢、口、唇、涎、思、意，与胃相表里

骨、髓、发、齿、耳、前后二阴、唾、恐、志，与膀胱相表里

皮肤、鼻、喉、毛、涕、悲、魄，与大肠相表里

心　肝　脾　肾　肺

图4-2　人体网络系统

　　某一脏腑的功能能否正常发挥，也必须依赖其他脏腑的配合。比如，我们人体的消化吸收功能主要由脾胃完成，但脾胃功能的正常发挥又必须依赖肝对气机的调节作用。

　　如果脏腑间的协调关系遭到破坏，各种病证就会产生。某一脏腑出现病变势必会影响到其他脏腑。比如，脾虚引起气血不足进而会导致肺虚，机体免疫力下降，容易感冒；脾虚日久又会导致肾所藏之精不足引起肾虚；等等。中医认为，如果一脏之病不及时治疗，久之就会导致五脏皆病。关于脏腑间功能的配合协调作用，我们会在后面的脏腑部分详细阐述。

由于人体的内外上下皆是一个整体，所以五脏的生理功能可以通过外在的形体官窍等表现出来，病理变化也同样可以通过外在的器官反映出来。比如，肝血不足，可出现视力下降、视物昏花；肾虚可出现腰酸、耳鸣、牙齿松动、脱发等；还有内在脏腑的功能异常，在脉象和舌象上都有所反映，中医通过望舌、切脉以表知里，由外测内，其原理即在于此。

人的外在的可以把握的现象只有两类：生理的和心理的，所以人体自身的整体性还表现在形与神俱、形神合一。形（生理的）与神（心理的）在宗教里又被称为"灵"与"肉"。人的生命历程是由形与神相互作用、相互协调而成，健康的人体应当表现为心理和生理的完美结合，这也是健康概念的基本内涵。

人体的局部和整体也是辩证的统一，局部常常具有全身缩影的特征。

1973年山东大学的张颖清教授提出了生物全息律，发明了生物全息诊疗法。什么是生物全息律（论）呢？简单而言就是"局部或部分是整体的一个缩影"。

我们经常会观察到这样的现象：一条蚯蚓被切成若干小段，每段都可再长成一条完整的蚯蚓；一个马铃薯块茎可以切成若干小块，每小块也可长成一株完整的马铃薯植株，这是为什么呢？

这就是生物全息原理，也就是说每一小段蚯蚓和每一小块马铃薯中都包含有一条完整蚯蚓和一株完整的马铃薯植株的全部信息。

一片树叶的外形与全株植物的外形是极其相似的，观察一片树叶的生长状况会给我们提供整个树木的生长信息。天地合一，万物是自然的映像，时空转换，一叶知秋。

人体的每一个局部都是整体，当然这个"局部"必须是一个相对独立的系统。就骨骼系统而言，人体上肢肱骨（上臂骨）、前臂骨、五块掌骨和下肢的股骨、小腿骨等都是人体的一个缩影。

西方医学鼻祖希波克拉底提出："有什么样的眼睛，就有什么样的身体。"说明古埃及人早已认识到虹膜是整个人体信息的缩影。

中医虽然讲肝开窍于目，也就是说眼睛与肝有关，但又将目的不同部位分属到五脏，见图4-3。后世医家将其归纳为"五轮学说"，用于指导中医眼科的诊疗。通过观察五轮的形色变化，可以诊察相应脏腑的病变。

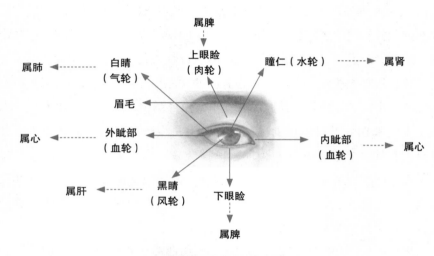

图4-3　目与五脏

大家可能对中医针灸中的耳针并不陌生，其实耳针的发明者还真不是中医，而是一名叫诺吉尔的法国医师。诺吉尔在1957年提出耳部反射区原理，认为耳朵类似于婴儿胚胎形状，因此耳朵的每个部位，都对应到特定的身体区域，见图4-4。只要在特定的区域进行针刺，就能达到相应的治疗效果。从此，耳针开始风靡起来。耳针的原理其实就是生物全息律。

《灵枢·口问》中说"耳者，宗脉之所聚也"，就是说人体的十二经脉或直接循于耳部，或通过分支与耳相连。所以，耳虽不大，但却关联着五脏六腑。

耳像一个倒置的胎儿，头朝下，手脚朝上，五脏六腑俱全，是整个身体的一个缩影。耳上有260多个穴位，当人体内部出现病证时，在耳的不同区域就会有所反映，出现诸如压痛、丘疹、结节、凹陷、变色、斑点、油腻等的变化。

耳垂部分相当于倒立胎儿的头部，因此该部位与人的头、脸、五官关系密切。有时我们因饮食不当而"上火"出现咽干咽痛、牙龈肿痛或脸上长痘痘时，就可以用拇指和食指揉捏耳垂，或者在耳垂上点刺放血，往往能收到很好的治疗效果。很多医生发现，当耳垂部出现一条斜行的皱痕时，多提示心脏供血不足。当然这得排除自然皱褶形成的这种情况。耳朵局部出现结节状或条索状隆起，而且没有光泽，多提示有慢性器质性疾病。必须指出的是，耳诊可以起到预判的作用，但要想得到准确的诊断，则一定要通过全面的诊查和排除。

　　平时多点按摩耳部对我们的养生大有裨益。正对耳孔开口处凹陷叫耳甲腔，主要是胸腔内脏的反射区，经常刺激这个部位，对循环系统有良好的促进作用，能迅速缓解心绞痛。方法是将食指放到耳孔处，拇指放到耳的背面对捏即可。耳甲腔的上方凹陷叫耳甲艇，是人腹腔的反射区，经常按摩此处有助于消化，并有强肾健脾之功。耳轮主要是颈椎、胸椎、腰椎、肩、肘的反射区，有颈肩腰腿痛的人应多按压耳轮。

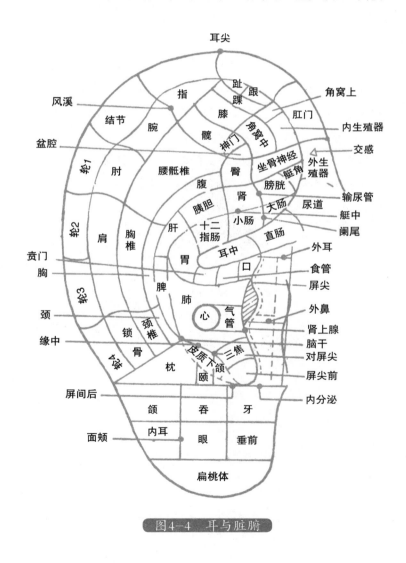

图4-4　耳与脏腑

有些人可能会说，耳朵毕竟不大，还要自己找准穴位，这有点难办。其实，中医针灸所讲的穴位除了指有正式名称的、有相对固定解剖位置的穴位外，还包括压痛点，这些压痛点往往不固定，也没有正式的名称，通常被叫作"阿是穴"，也就是中医常说的"有痛便是穴"。"阿是"实际上是一个拟声词，用来模拟人疼痛时发出的声音。

对我们而言，最为重要的是要能明白"耳是全身的一个缩影"这一基本道理。至于找穴位，其实完全可以用找"阿是穴"来替代。举个例子，如果出现肚子痛，我们可以在两个耳垂上找到最痛点，然后使劲按压，就能很快缓解疼痛。治牙痛也可以采用这个办法。

现在人们经常会去沐足保健，足疗的原理跟耳针的原理一样。整个脚底板也是全身的缩影，通过按压脚底的某个区域就能对相应的脏腑肢体等起到保健祛病的作用。当然，我们同样也可以在脚底板上找"阿是穴"。

中医诊断的基本方法是望闻问切，在望诊中，望舌尤为重要。虽然中医说"心开窍于舌"，但其实舌也是全身的一个缩影。舌尖部的变化反映心肺功能，舌根部的变化反映肾的功能，舌中部的变化反映脾胃的功能，舌体两侧的变化则反映肝胆的功能，见图4-5。

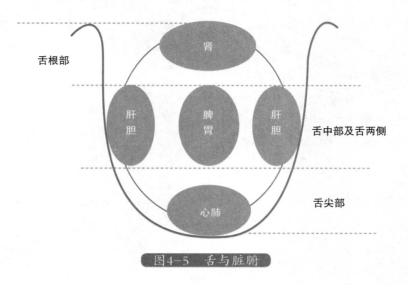

图4-5　舌与脏腑

切诊指的是切脉，老百姓也叫把脉或摸脉。中医所切的脉，是指桡动脉的腕后部分。老百姓形象地管中医的切脉叫"三个指头和一个枕头"，枕头是拿来垫手的，那三个指头呢？

中医切脉要切三个部位，这三个部位叫"寸""关""尺"，所以要用食指、中指和无名指三个指头分别切之，见图4-6。

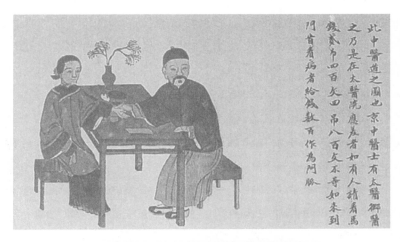

图4-6　中医脉诊（清代《医道图》）

脉象的产生与心脏的搏动，脉道的通利和气血的盈亏直接相关。但气血是否充足、运行是否正常又要依赖于肺、脾、肝的功能，其中肾气是各脏腑组织功能活动的原动力。

整个脉象是全身脏腑、气血、阴阳的综合反映。脉象不仅反映心的功能，也同样反映肺、脾、肝、肾等脏腑的功能。不同部位的脉象可以反映不同脏腑的气血阴阳状况。具体而言，部位与脏腑的对应关系是：左手："寸"对应心和小肠，"关"对应肝和胆，"尺"对应肾；右手："寸"对应肺和大肠，"关"对应脾和胃，"尺"对应肾。见图4-7。

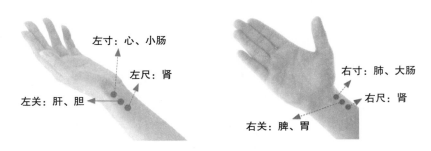

左寸：心、小肠
左尺：肾
左关：肝、胆

右寸：肺、大肠
右尺：肾
右关：脾、胃

图4-7　脉与脏腑

结　语

人是天地之气的产物，生存于天地之间。《灵枢·岁露》中云："人与天地相参，与日月相应也。"《素问·宝命全形论》中曰："人以天地之气生，四时之法成。"中医眼里的人既是自然的人，也是社会的人，人的生命活动与自然、社会息息相关，此即所谓的天人相应。

脏腑经络的相连与配合、肌肉的保护与牵引、骨骼的支撑与运动、情志的释放与调制等，人体的本身就是一个完美的构造，形同网络，呈现出一种整体和谐的美。

英国人类学家沃森在《生命潮流》中说道："每个人体内的液体是古代海洋的完美再现，我们血液中的钠、钾、镁和原始海洋里的是相似的。"

中医立足于自然和社会之中，从人体的本身、人与自然和社会之间关系的角度，对生命活动现象和规律进行考察，这就是中医学理论体系中非常重要的，深具中国传统哲学文化特色的整体医学观。

世界著名的英国《自然》杂志主编坎贝尔博士对世界科技发展趋势评述到："目前对生命科学的研究仍然局限在局部细节上，尚没有从整个生命系统角度去研究，未来对生命科学的研究应当上升到一个整体的、系统的高度，因为生命是一个整体。"

中医所建立的整体医学观是超前的、智慧的、科学的！

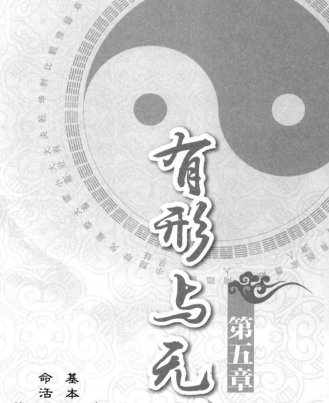

第五章

有形与无形的人身精微

气、精、血、津液是构成和维持人体生命活动的基本物质，是人身的精微，它们的运动变化反映了生命活动的规律。

从气一元论出发，精、血、津液等都属于气。

精、血、津液的产生和功能发挥都必须依靠气的作用。

气、精、血、津液作为人身之精微，既是脏腑功能活动的物质基础，又是脏腑功能活动的产物。

很多人认为，中医既然不同于西医，不是实证医学，那就应该不讲实体或物质。这种观点是不对的。中国古代哲学和中医都讲物质，它们认为气是宇宙的本原，世间万物都是由气构成，同样，人也是由气构成，生命的物质基础就是气。

但是气对于我们而言显得很抽象。一般人最直接、最简单的思维是希望看到气的客观存在或实体，像解剖或医学仪器设备的检查能够发现气的具体形象，就像看到我们的心脏、血管一样。

这是一厢情愿的，也是不可能做到的。中医理论的构建方法不同于西医，中医讲的气不是建立在形态学基础之上的。

在中医形成发展过程中，古人为了了解人体，确实进行过解剖活动，观察到人体内存在的一些实体器官和物质，比如心脏、肝脏、肺脏、血、津液等，同时也感知到气的客观存在，但气始终是无形的。不可否认的是，古代的解剖实践对中医脏腑理论的形成具有重要的影响。

在华夏文明的大背景下，在东方哲学思想的渗透和指导下，中医认识到"道"的重要性，立足于天、地、人三者之间的关系，把人的生命活动和规律放在天地这一大环境中去考察，注重宏观性、整体性和功能性。

这种思维决定了中医不可能像西医一样走实证医学的道路，中医在注重宏观性、整体性和功能性的同时，自然也就轻视微观、形态和物质。轻视不代表忽视。中医充分认识到人体的构成除了有无形的气外，还有一些客观存在的不可或缺的物质，比如精、血、津液等。以气一元论为最高心法的中医，将气作为有关人体生命活动一切的统领，从物质到功能，从生理到病理，从健康到疾病，从预防到治疗。

因此，我们讲构成人体生命活动的基本物质时，要分两个层次：最高层次是气，也就是说，先天之精、后天之精、血、津液等都是气。《灵枢·决气》中说："人有精、气、津、液、血、脉，余意以为一气耳。"一般层次而言，先天之精、后天之精、血、津液等基本上就是指具体的物质，各有各的功能。在这些具体物质的基础上所产生的功能就是气，而气的功能发挥同时又产生了这些具体物质。

所以，正如前面我们所讲到的，气的概念内涵包括物质、能量和功能。在有关中医理论的表述中，气有时是指物质或能量，有时是指功能。大家应灵活看待，不能执拗。对中医理论的理解需要充分发挥您的想象力和思辨力。

我们知道，生命活动的基本物质包括水、糖类、脂类、氨基酸、蛋白质、核酸等，但中医没有上述概念。中医认为气、精、血、津液等是生命活动的物质基础，而且将这些人体必需的、对人体有用的物质统称为精微。所以，气、精、血、津液就是人身的精微物质。有关精，我们前面已有讲述，此不赘述。

☯ 精 微 之 气

关于气，我们在前面有过专题讲述，这里我们主要讲人体气的来源、气的种类以及气的功能。

❀ 气的来源

这里讲的气显然是指物质和能量，但气是无形的，只有通过观察生命活动的现象以及脏腑经络的生理功能，才能把握气的存在及其运动变化。

气主要来源于先天精气和后天精气两部分。其中后天部分又包括来源于食物的水谷精气和摄入的自然界的清气，见图5-1。

（一）先天精气

先天精气，禀受于父母，与生俱来，包括生命的原始物质以及从母体所获得的各种营养物质。先天精气要依靠肾的贮藏。中医讲的先天之精与现代生物学中所讲的绝大多数生物的遗传物质——DNA（脱氧核糖核酸）很类似。DNA是染色体的主要化学成分，也是基因的组成材料，在繁殖过程中，父代会把自己DNA的一部分复制传递到子代中，从而完成性状的传播。所以现在DNA检验被广泛地用于亲子鉴定之中。

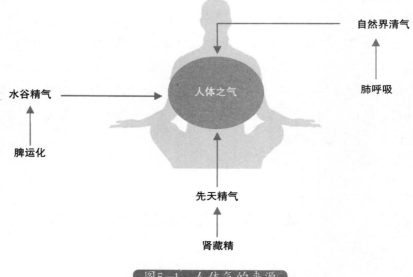

图5-1 人体气的来源

（二）水谷精气

水谷精气，又称水谷精微，由食物中的营养成分经过脾的运化转变而来，能为人体所用。水谷精微是人体生命活动的主要物质基础，而且还能弥补先天精气的不足。

（三）自然界清气

自然界清气，我们可以理解为富含氧的、清新的空气。它依赖于肺的呼吸功能，通过不断的气体交换，完成人体之气的吐故纳新。

人体气的来源主要与三个脏有关：肺、脾、肾，其中尤以脾的功能最为重要。中医将脾称为后天之本，气血生化之源。其实，只要我们还能吃饭，体内还能产生营养物质，那么生命就能保障。

元气、宗气、卫气、营气

人体之气从名称和功能上大致可以做以下分类，见图5-2。

脏腑经络之气既有物质和能量的概念，又有功能的概念，但主要是指脏

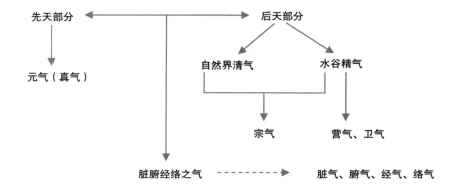

图5-2　人体气的分类

腑经络的功能。比如，心气、肾气、经气主要是指心、肾和经络的功能。

接下来我们重点讲讲元气、宗气、卫气和营气。

（一）元气

《春秋繁露·重政》说："元者，为万物之本。"《说文解字》对"元"的解释是："元，始也。"所以元气实际上是指由禀受于父母的先天之精所化生的先天之气，《黄帝内经》中称之为"真气"。"真""元"都是道家术语，只不过中医借用了来表示人的先天禀赋。

元气的根在肾，是生命活动的原动力，能促进人体的生长发育和生殖，能激发和调节脏腑经络的生理功能。元气本身是有定数的，而且如果被耗损，是不可以补偿的。在人的整个生命过程中，元气的耗损是绝对的，随着人的生、长、壮、老、已，元气的消耗也是一种自然的变化。所以，对元气的保养只有一种办法，就是尽量地爱护它、不耗损它。元气大伤就难以复原。

除去疾病的因素，元气的耗损主要跟我们平时的生活方式和行为习惯有关。诸如熬夜、房事过度、手淫、暴饮暴食、情绪剧烈波动、心理高度紧张等，最易耗损元气。其中房事过度和手淫对元气的伤害最为严重。中医治病常常在治疗的同时告诫患者要禁房事，目的就是要求患者通过节欲来保护元气，使之不再进一步地耗损。

也许有人会说，中医不是讲"培补元气"或"培元固本"吗？中药中不是有很多像人参、黄芪、白术、紫河车等具有大补元气功效的补药吗？元气是可以补的嘛！这是一种误解。能补气的中药并不能补先天之气，只能补后天之气；补气中药补出来的气与先天之气也具有本质上的差别。虽然我们经常会说，先天不足可以靠后天弥补，但这是基于对人的整个生命活动或整体功能的调节而言的。

（二）宗气

宗气由肺吸入的自然界的清气和脾胃化生的水谷精气结合而成。宗气主要聚积于胸中，被称为"胸中大气"。宗气在胸中积聚的地方叫"上气海"，又叫"膻中"。膻中又是一个穴位的名称，位置很好找，就是在胸部两乳头连线的中点。在古汉语中，"宗"有尊、聚、众的意思，所以，宗气不同于其他气之处在于，它位高而尊，气聚而众，对人体生命活动至关重要。

宗气最重要的功能有两个方面，一是能够推动和促进心的搏动、调节人体的心率和心律。二是能够推动和促进肺的呼吸，因此言语声音、呼吸强弱和节律都与宗气的强弱有关。

老师上课能够连讲两节课而依然声音洪亮，呼吸平稳；歌唱明星能够在个唱会上不用假唱，几乎是从头唱到尾而音色音质不变，这都是宗气充足的表现。所以，一个出色的歌唱演员首先应具备宗气充足这一基本素质。

有些人说话稍微多一些就出现声音嘶哑、感觉气接不上来，呼气困难的情况；一些久病之人懒于说话，声音低微，感觉气时断时续，说一句话要费很大力气，这些都是宗气不足的表现。

宗气会影响我们的呼吸和气息，同样，不正确的呼吸方式或对气息运用得不合理也会伤及宗气。

我们经常形容古人读起书来是摇头晃脑、抑扬顿挫，其实，这种貌似滑稽的朗读方式对于调节我们人体的呼吸是非常有利的。有了抑扬顿挫，不仅声音听起来高远而悠长，而且呼吸之气也能够顺利地进行升、降、出、入。这是对人体气息的一种合理运用。

现在有很多人采用的养生方法是经常聚在一起，到空气清新的地方放声歌唱，这种养生方式不仅能愉悦身心，关键是还能调节气息，增强呼吸功能。

古人很少因为朗读而造成宗气不足，但现在我们一些以授课或讲学为主要职业的人，却经常出现短气、暗哑等宗气不足的情况，这与其不正确地运用气息有很大的关系。

此外，现今空气污染频频出现，人们在雾霾环境中呼吸，对宗气而言，PM2.5绝对是一个可怕的杀手。

对于宗气不足，民国中医大家张锡纯创立了一个非常出名的方子，叫升陷汤，主要由黄芪、知母、柴胡、升麻和桔梗组成，其中黄芪是最关键的用药。甘肃、内蒙古所产的道地黄芪，因其根长笔直，形似箭杆，所以又叫箭芪。黄芪不仅补气，而且能提气或拔气，对宗气不足尤为适宜。

（三）卫气和营气

顾名思义，卫气是具有防御功能的气。其实，卫气是人体阳气的一部分，所以又称为卫阳。卫气来源于水谷精微。卫气不仅具有防御功能，还能温养脏腑组织、调节腠理的开合，维持体温的恒定。腠理一开，汗液就排泄出来，体温随之下降；腠理一闭，汗就排不出来，体温就不会下降甚至升高。我们夏天出汗多以散热，冬天出汗少以抗寒，就是这个原理。

营气也来源于水谷精微，是人体阴气的一部分，所以又称为营阴。一般而言，营气的功能与血的功能类似。因此，卫气和营气的关系实际上就是阴和阳的关系。

白天，卫气在体表，营气在体内，人就表现得很精神，有活力，抗邪能力强；到了晚上，卫气在体内，营气在体表，人的精神活力下降，所以要休息睡觉，同时抗邪能力也会降低。

《灵枢·营卫生会》在论述营卫关系时说到"昼不精，夜不瞑"这种情况，实际上就是指失眠。"昼不精"是说白天精神萎靡不振，"夜不瞑"是说晚上难以入眠。所以中医认为人的睡眠跟卫气和营气的运行有关。

卫气最重要的功能是防御外邪，卫气不足，也就是卫气虚，人体抗邪能力自然下降，容易反复感冒。

卫气运行于体表发挥抗邪的功能需要依靠肺的宣发；而卫气又来源于脾胃运化所产生的水谷精微，因此，人体卫气不足时，中医不仅要补肺宣肺，还要补脾。补脾不仅能使卫气的来源充足，而且还能促进肺的宣发功能。我们前面讲五行时，不是讲过"土生金"吗？肺五行属金，脾五行属土，补肺的同时还应健脾，中医管这种治法叫"培土生金"。

卫气虚不仅与疾病有关，还与人的体质有关。先天不足之人，机体抗邪能力相对较弱。有些有过敏性鼻炎的人，一到换季鼻炎就频繁发作，不停地打喷嚏、流鼻水；有些小儿平时容易出汗，动不动就伤风感冒，这些都与卫气不足有关。对卫气虚的调理，中医最为出名的方子是玉屏风散。玉屏风散是现在各大中药店必备的中成药。玉屏风散具有调节人体免疫力的功效，被称为中药中的"丙种球蛋白"。玉屏风散由黄芪、防风、白术、大枣组成，黄芪是补气药的代表，既能大补脾肺之气，又能固表止汗，是方中的主打药物；白术健脾益气以加强黄芪的功能；防风可以解表祛风。其实我们从方子的名称就可以知道它的功效，为什么叫玉屏风散呢？一是防风的别名叫"屏风"，二是整个方子发挥的功效就像我们人体有了一道抵御外邪的屏障。

气的功能

（一）气的推动、温煦、防御、固摄、气化功能

总体而言，气具有推动、温煦、防御、固摄、气化的功能。气化是气所有功能的总括，气化是生命活动的基本特征。我们前面已有讲述，此不赘言。

1. 气的推动功能

我们前面讲的元气，反映了气的推动功能。这种推动功能一方面体现在能促进人体的生长发育和生殖，激发和调节脏腑经络的生理功能；另一方面体现在气能推动血、津液的运行。

2. 气的温煦功能

气具有温煦功能是因为气不断运动可以产生热量，特别是阳气。阳

气是人体热量的来源，如果一个人总是畏寒怕冷，手脚不温或冰凉，不能吃生冷冰冻的东西，女性常出现下腹部的冷或痛，月经推迟或颜色深暗夹有血块，那就是阳虚的表现了。

此外，像血和津液这些偏液态的物质，性质属阴，它们的正常运行必须依靠阳的作用。一般而言，液态物质的运行如果遇冷，则会减速甚至凝结停滞，遇热则会加速。所以，如果气虚，血和津液的运行也会发生停滞，出现瘀血、痰湿、水肿等。

3. 气的防御功能

卫气反映了气的防御功能。

4. 气的固摄功能

什么是气的固摄功能呢？气的固摄作用是指气对血、津液、精液等液态物质的稳固统摄，防止无故流失的功能。

人体汗出过多、出血不止、小便频数或遗尿，女性出现月经淋漓不断，男性出现频繁遗精等，都与气的固摄功能不足有关。

我们前面讲过，气分阴阳，相对于阴气而言，阳气起主导作用。气的固摄功能实际上就是阳气对阴气的调节作用。《素问·生气通天论》说："凡阴阳之要，阳密乃固。"也就是说，人体阴阳的关键，是阴气能够藏守在内而阳气能够固护于外。血、津液、精液等液态物质属于阴气，它们之所以能内守，是因为有阳气的固护。

（二）气的功能异常

气的功能出现异常主要表现在两个方面：一是气虚，二是气机失调。气机失调我们在前面已经讲过，此不赘述。

中医所讲的气，与物质、能量和功能有关。所以气虚既是指物质和能量的不足，也是指功能的低下，但主要是指功能的低下。其实气虚一词大家并不陌生，如果人体出现面色淡白无光泽、神疲乏力、少气懒言、语声低微、头晕目眩、不自主地出汗或一动就出汗、怕风、平时容易感冒、脉搏无力等症状，那就是气虚的表现。

由于气分阴阳，所以，广义而言，气虚还包括阴虚和阳虚两个方面。但在临床上，气虚、阴虚、阳虚是相对独立的病证。气虚主要表现为人体整体功能的低下，一般无明显的热象和寒象。在气虚的基础上，阴阳的虚损程度也会出现不同，偏于阳虚者出现寒象，偏于阴虚者出现热象。

当然，由于阴阳是互根互用的，所以，阳虚可进一步发展为阴虚，最后形成阴阳两虚，阴虚的发展也是同理。

对于阳虚和阴虚，不仅要补阳和补阴，还要补气。补气既可以温补阳又可以滋补阴气。

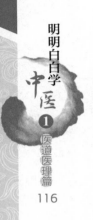
血 与 津 液

血

（一）血的概念

中医所讲的血，主要是指流动在心脏和血管中的富有营养的不透明的红色液体，也就是血液。血是构成人体和维持人体生命活动的基本物质之一。依据气一元论，血与气在本质上属同类，只是形态、特性、作用不同而已。气与血相互化生，相互为用。因此，血又有气的概念。

（二）血的来源

中医认为血的来源主要有两个方面，一是来源于先天之精气，二是来源于水谷精微。从后天而言，人体的脾胃功能非常重要，因为脾胃为后天之本，气血生化之源。

（三）血的主要功能

血的主要功能是滋润和濡养，可以为全身各脏腑组织功能的发挥提供营养。血还是人体神志活动的物质基础。血的滋润和濡养功能是否正常，我们可以从面色、肌肉、皮肤、毛发、神志等方面进行判断，见表5-1。

表5-1　血的滋润濡养功能

血的功能状态	机 体 状 况
气血充足	面色红润，肌肉丰满壮实，皮肤光滑，毛发润泽，四肢运动灵活，感觉灵敏，精神饱满，思维清晰等
血　虚	面色淡白或萎黄无光泽，肌肉瘦削，皮肤干燥，毛发枯黄无光泽，口唇色白，四肢麻木、运动不灵活，心慌，失眠，多梦，烦躁，精神恍惚，甚至昏迷等。女性还可出现月经推后、量少色淡等

　　血液由血浆和血细胞组成，血细胞又包括红细胞、白细胞和血小板。血浆约占血液的55%，是水、糖、脂肪、蛋白质、钾盐和钙盐的混合物。血细胞构成血液的另外45%。血相对于气而言，虽为有形，但中医并不关注其组成成分，而是更注重于血的濡养功能。一些人经过中医诊断是血虚，自己去医院做化验，结果一切正常，血红蛋白（血色素）浓度并没有下降。所以在临床上，中医所谓的血虚并不完全等同于西医所谓的贫血。中医所谓的血虚有时是指血的濡养功能降低，而不是指血本身的不足。

　　比如，中医认为血虚则神无所养，所以一些人会出现失眠、多梦和烦躁。中医还有一句话叫"发为血之余"，认为头发的营养来源于血，气血充足则头发茂密乌黑而有光泽；血虚情况下，头发失去濡养会变得枯萎没有光泽，还会出现脱发。这些都是血濡养功能不足的表现。

　　"发为血之余"，所以头发可以入血。中药中有一味药叫血余炭，就是收集人的头发（男女均可），用碱水或肥皂水洗净污垢，再用清水洗净，晒干，然后煅烧成炭化物，具有收敛止血、化瘀利尿的功效。

　　西医"补血"主要是改善血液的具体有形成分，包括红细胞、白细胞、血小板等。而中医的补血除了改善血液的有形成分外，还增强血的滋润和濡养的功能。

　　有一个词语叫血乳交融，用来形容关系的紧密和感情的融洽。中医认为，母乳是由母体的气血化生而成，乳汁是血的另一种存在形式。这种认识完全不同于西医。明代著名医家张景岳在《景岳全书》中指出："妇人乳汁，乃冲任气血所化，故下则为经，上则为乳。"明代著名中医学家李时珍说乳汁是阴血所造，生于脾胃。女性在怀孕期间没有月经，是因为气血几乎全部都去供养胎儿了。分娩之后，气血又化为乳汁供婴儿食用。古人说"乳为血化美如饴"，母亲的乳汁甘甜纯美，最具营养。

女人在分娩后，气血严重亏虚，所以产妇在月子里要好吃好喝以补充营养。这样不但可以帮助产妇自己恢复元气，而且通过摄入充足的营养以化生乳汁养育婴儿。看来哺乳也是一件耗血耗气的事，鉴于此，对产妇而言，哺乳时间不宜过长，否则会耗伤气血，不利于产后身体的恢复。

对于产后缺乳，中医有虚实之分。产后体虚，内无乳汁可下，是真性缺乳，属虚；若乳汁来源不缺乏，但气机郁滞，管道不通，乳汁不能排出，则是假性缺乳，属实。对虚性产后缺乳的治疗，中医常常以补气补血为主，兼顾疏通气机。

人体血液的正常运行是气的推动作用和固摄作用共同作用达到平衡的结果。没有气的推动，血的运行就会迟缓，甚至停滞；没有气的固摄，血的运行就会没有约束，甚至发生出血。

血的正常运行还必须以脉管的通畅和完整为必备条件，同时与心、肺、肝、脾四脏的功能密切相关，关于此点，我们会在脏腑部分详细讲述。

津液

（一）津液的概念

津液是中医对人体内一切正常水液的总称，包括各脏腑组织的内在体液及其正常分泌物，如胃液、肠液、涕、泪液、关节液、唾液等。

津液以水分为主体，含有大量的营养物质。津液也是构成人体和维持人体生命活动的基本物质之一。

虽然津和液常并称，但两者还是有一点区别。津：性质较清稀，流动性较大，主要分布于体表皮肤、肌肉和孔窍，并渗注于血脉，起滋润作用。液：性质较稠厚，流动性较小，主要渗注于骨节、脏腑、脑、髓等组织，起濡养作用。

所以，讲到津，主要是指水分；讲到液，不仅指水分还包括养分。

两者分布部位的不同也说明了这一点，液可以入脑，但津不可，否则就是"脑子进水"了。

（二）津液的来源

津液主要来源于水谷精微，其运行、输布和排泄主要依靠肺、脾、肝、肾等脏腑功能的共同协调作用。津液在体内的运行代谢正常，人体一方面可以吸收这些有用的水液，为生命活动提供资助；另一方面，人体可以将代谢后的津液以呼气（呼出之气中有水分）、汗、尿、粪便（粪便中必须有水分）等形式排出体外。如果津液的代谢出了问题，那么，体内就会产生水、湿、痰饮。具体内容我们会在脏腑部分详细讲述。

（三）津液的主要功能

津液的主要功能是滋润和濡养。中医经常津液并称，津液不足既指水分的缺失，也指养分的不足，人体会出现咽干口渴，想喝水，嘴唇干裂，皮肤干枯没有光泽甚至开裂，眼、鼻干涩，小便短少，大便干燥等症状。

人体所排泄的汗、尿其实都是津液代谢后的产物，汗和尿的正常排泄有助于调节人体的阴阳，适应外界的变化，维持正常的生命活动。比如，天气寒冷的时候，人体腠理闭合，汗液的排出量减少，而小便量增多；夏暑季节，人体腠理开放，汗液排泄增加，则小便减少。汗、尿等的排泄还有助于排出体内的废物。

津液还可以渗入到血脉之中，成为血的基本成分。这一点不难理解，西医认为血液的组成成分之一血浆，就是水、糖、脂肪、蛋白质、钾盐和钙盐的混合物。

津液和血都来源于水谷精微，所以中医认为津血同源。津液又是血的组成成分之一，所以，津液缺失时，会导致血虚；而血不足时，同样会引起津液的不足，最终会形成一种病理状态，叫津枯血燥。津枯血燥的主要临床表现是皮肤极度的干燥，起皮屑，口渴、鼻咽干燥、小便短少、形体消瘦等，还可出现心烦或五心烦热等症状。

结　　语

气、精、血、津液是构成和维持人体生命活动的基本物质，是人身的精微，它们的运动变化反映了生命活动的规津。

从气一元论出发，精、血、津液等都属于气。精、血、津液的产生和功能发挥都必须依靠气的作用。

气、精、血、津液作为人身之精微，既是脏腑功能活动的物质基础，又是脏腑功能活动的产物。

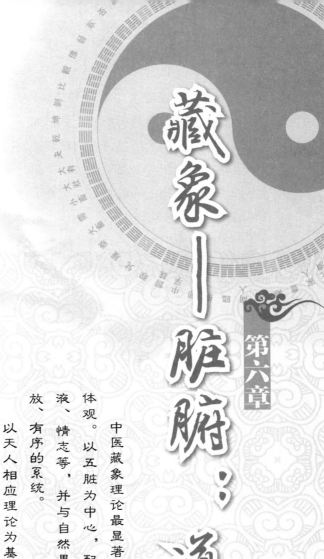

第六章

藏象——脏腑：道器合一

中医藏象理论最显著的特点是以五脏为中心的整体观。以五脏为中心，配以六腑、形体、官窍、体液、情志等，并与自然界相通，从而构建了一个开放、有序的系统。

以天人相应理论为基础，中医藏象学理论从宏观角度，探讨了人与自然、社会的整体性；又从微观角度阐释了人体形态与功能、生理与病理、物质与精神等之间的复杂联系，从而最终揭示了人体生命现象和活动的本质。

《易经·系辞》中有一句话："形而上者谓之道，形而下者谓之器"，古人将世界分为形而上和形而下，而"道"和"器"都是哲学的范畴。"道"是无形的，有规律和准则的意义；"器"是有形的，指具体事物或名物制度。简单而言，"道"和"器"的关系可以理解为抽象道理和具体事物之间的关系。形而上的东西就是指道，形而下就是指具体的、感性的事物。

我们前面讲过气一元论、阴阳、五行等古代哲学思想，明白了中国古代哲学中"道"的核心内涵。在古代哲学基础上构建的中医学理论，所秉持的"道"就是天人合一和天人相应。

其实，从医学本身的起源来看，中医和西医并无二致。中西医学的成长都经历了从本能医学到经验医学再到理性医学的华丽嬗变，都经历了与巫术的纠缠到彻底分离的脱胎换骨。但是，为什么中西医学最终没有同行于一条道上，而是在医学的发展史上留下两条近乎平行线般的轨迹呢？

回眸历史，我们会惊讶地发现，在中国医学发展史上，有着医学目的的人体解剖活动要比西方早2000多年；中医学家发现致病微生物要比西医早400多年，可是，中医从来没有解剖学，也没有微生物学。

与中医不同，西医从人体解剖开始，按照器官→组织→细胞→分子逐步建立起解剖学、生理学、病理学等，其基本思想就是要彻底看透我们人体。面对医院里从抽血化验到胸透、超声波检查再到磁共振等扫描，甚至未来出现的更先进更精确的检查，我们不禁会问，在西医的眼里，凡身肉胎内还有什么不可以被发现呢？

大家最初都干了解剖这档活，为什么中医很快就放弃了？而且发展到诊病都不需要打开人体，既不要抽血，也不要割肉，就靠望闻问切。也许有人会说，东西方思维方式的不同使得中西医对人体的认识也不同。虽说这也是一个原因，但真正导致中西医学分道扬镳、自说自话的是中国古代哲学思想对中医理论构建的影响和渗透。

说刻骨铭心显然是不够的，中国古代哲学思想已经完全渗入和融化在中医的血液之中。离开了中国古代哲学思想，中医也就不复存在。中医重视的是形而上的道！

有了哲学思想的指引，中医将人与天地联系起来，不仅从人体本身，更重要的是从人与自然和社会的关系去考察生命的运动规律，形成了独特的生命观、健康观、疾病观和防治观。

这样一种独一无二的医学存在了几千年，中华民族因此而繁衍昌盛。19世纪末，国门洞开，西医进入中国，中医突然岌岌可危。然而让我们欣喜的是虽然一路风雨飘摇，历经沧桑，今天的中医依然故我，不仅没有因为西医的出现而改变自身的理论，而且生命力变得越来越强大。

中医的强大也意味着人类的进步，这种进步更多的是体现在人们开始重新审视人与自然的关系，重新判断生命的价值，重新净化精神与心灵，重新体悟健康的真谛。

中医理论和西医理论，严格来说，是两条平行线。也许这两条平行线可以无限接近，但永远不可能重合。

生命现象及其内在规律是最为神奇的，万物之灵的人真的可以完全彻底地被看透吗？在中西医学并存的今天，依然有那么多的不治之症。对一些西医束手无策的疑难杂症，中医却能药到病除；对一些西医几乎要放弃的危重急症，中医却能力挽狂澜。事实证明：对绝大多数疾病，中西医双剑合璧，疗效最佳。

中医在宏观上高屋建瓴，西医于微观上孜孜以求；中医重气化与功能，西医重形态与物质。选择中医还是选择西医，还是两者联用，不仅是医生的智慧，更是患者的智慧，因为生命只在你手中！

存在就是合理！所以，我们不应去比较、去对立中医和西医。我们应该庆幸，正是因为有了中西医学的并存，我们才会活得更健康、更踏实。

接下来我们要讲述的是中医基本理论中非常重要的一部分内容：脏腑，也就是我们俗称的五脏六腑。

气一元论是中医理论的最高心法，人体由气构成，人的生命活动就是气的运动。那么，有过解剖实践的中医所讲的心、肝、脾、肺、肾和西医的心脏、肝脏、脾脏、肺脏、肾脏是一回事吗？

脏腑的“名”与“实”

解剖的影子

中医将脏腑分为三类：

五脏：心、肝、脾、肺、肾。

六腑：胆、胃、大肠、小肠、膀胱、三焦。

奇恒之府：脑、髓、骨、脉、胆、女子胞（子宫）、精室（睾丸、附睾、前列腺等）。

有关医学的实践活动往往会从解剖起步，中医自然也不例外。到《黄帝内经》成书的时代，古代中医已经掌握了当时较为先进的解剖学知识。

《灵枢·经水》说："若夫八尺之士，皮肉在此，外可度量切循而得之，其死可解剖而视之。其藏之坚脆，腑之大小，谷之多少，脉之长短，血之清浊，气之多少……皆有大数。""解剖"一词有史以来第一次出现了。

《灵枢·肠胃》又记载了解剖实例，指出人体食管长度与大肠、小肠长度的比例约1∶35，这与现代解剖测量结果相近似。在随后的《难经·四十二难》中更为详细地记载了人体胃、大肠、小肠、心、肝、胆、脾、肺、肾、膀胱、口、唇等脏腑和器官的长短、容积、重量、大小、数量、部位、距离、形态等解剖学方面的内容，比如"肾有两枚，重一斤一两"，若按当时度量衡换算，"一斤一两"约重274.38克。现代解剖学发现，成人两肾共重271.4克，两者非常接近。

从茹毛饮血的原始社会发展到有史记载的春秋战国、先秦两汉，再发展到我们熟知的晋、隋、唐、宋、元、明、清，在悠远绵长的中国历史发展进程中，古人的解剖活动（包括动物）从来没有停止过，而且在一些朝代都出现过专门论述人体解剖的著作或图谱，见图6-1和图6-2。中国的人体解剖水平在11世纪已经处于世界领先地位，比欧洲要早差不多500年。

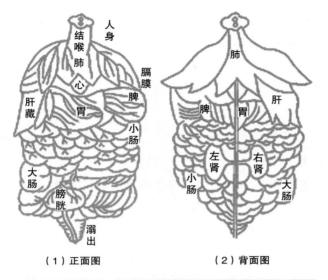

（1）正面图　　　　　　　　（2）背面图

图6-1　宋代杨介《存真图》中脏腑正面和背面图

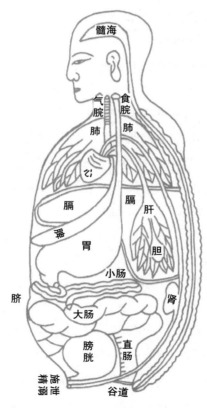

图6-2　明代杨继洲《针灸大成》中脏腑图

但奇怪的是，中国古代的解剖学似乎并不是医生所必须学的功课，反倒像是验尸官必修的专业课。

我们不能否认的是，古代医家们的的确确、真实而又清晰地看到了我们人体内的各个脏腑器官，尽管在文字的描述上显得不够精准甚至是错误的。

就文字的构造而言，我们不难发现，五脏六腑中的心和胃是象形字，而肝、脾、肺、肾、胆、肠、膀胱均为形声字。毫无疑问，这些字的最初表意都是指存在于体内的具体可见的脏腑器官。换句话说，五脏六腑概念的最原始含义就是依据解剖实体观察而获得的。

那么，中医的五脏六腑的功能以及中医对人体生命现象和活动规律的观察与探索是否也是建立在解剖观察的基础上呢？

无论是中医还是西医，大家最初都会自然而然地希望从内在器官组织的形态和功能的变化去解释人体的生理、病理现象，去揭示生命活动的规律。而且，大家都遵循着功能与结构相统一的原则。

西医是这样想的也是这样做的，而且将会顺着这个思路一直做下去。从最初的肉眼观察发展到利用先进的检测仪器和设备，西医经过了一次次的科学技术革命，这其中还包括了与哲学的分离，最终将具体的内脏器官、组织直至微观的细胞、分子的形态和功能，与生命现象直接联系起来，形成了西医学的基础理论，并指导着临床实践。

那么中医呢？中医首先认可、接受并保留了解剖所获得的医学知识。在结构与功能相一致的前提下，对那些可以直接通过观察和体验所获得的对脏腑器官功能的认识被确定了下来，并成为中医脏腑理论的一部分。比如，肺主呼吸、心与血脉相连、肝藏血、胆贮藏胆汁、胃受纳饮食、膀胱贮藏尿液、大肠排泄粪便、女子胞（子宫）孕育胎儿等，还有目的视觉、耳的听觉、鼻的嗅觉、口的味觉功能等。

但老实说，这一部分是很小的。因为，我们后面要讲到的诸如心藏神、脾主运化、肝主疏泄、肾主纳气等功能就很难与解剖实体挂上钩，这些功能的建立往往与哲学思辨、历史发展和文化渗透有着密切的关联。

为什么中西医学最初研究人体的思路和手段都差不多，但最终却未能融合在一起呢？有人认为古时思想落后甚至愚昧，技术手段无比落后，中医想不明白又无能为力，所以就放弃了原有的思路和方法，另去找辙了。

奇怪的是，西医的发展同样经历了思想与技术无比落后的时期，怎么他们就没有放弃呢？而且就这么一直干到今天。还有，现在的科学技术手段日新月异，中医的理论改头换面了吗？难道中医还没想明白？

看来，这不是技术手段的问题，而是指导思想的问题，是东西方哲学、文化内在基因不同的问题。中西医学的先天特质就不同。

前面讲过，中国古代的哲学思想是具有超前性的，以人为中心，天人合一是其核心内涵。从古至今，这是任何时代任何社会都不能抛弃和违背的自然法则。

所以真相是，古人在建构中医理论之前，实际上已经被"洗了脑"。

在西医的发展过程中，哲学和医学始终是若即若离，而且现在来看，两者基本上是分离了，哲学对现今西医的发展影响力很小。

与之不同的是，中国古代哲学和中医的关系则是血乳交融，你中有我，我中有你，而且这其中还掺杂着割舍不了的中国传统文化。

中国古代哲学和文化就是中医理论建构者的洗脑剂。

不可否认，解剖实践让中医获得和建立了对人体脏腑功能的部分认知，但我们又不得不承认，解剖学在任何时代的发展进步都没能在根本上影响中医理论的构建、丰富和完善，尽管有所帮助，但始终不能主导中医理论构建的模式。换句话说，解剖学不是中医脏腑理论发芽的种子。

主导中医理论构建的是气一元论以及在此基础上发展形成的阴阳五行学说，中医理论的核心思想是天人合一和天人相应。人体本身的构造固然重要，但更为重要的是人如何实现自身的整体协调以及与自然的和谐共处。

这也是中医理论建构的立足点。

在天人合一和天人相应思想的指导下，中医建立起自身的整体医学观，将人与天地联系起来，从人体本身以及人与自然和社会的关系去考察生命的运动规律，形成了中医的生命观、健康观、疾病观和防治观。

现在，我们应该有一个初步的结论了，那就是中医五脏六腑的功能以及中医对人体生命现象和活动规律的认知与探索并不是建立在解剖观察的基础之上。

 藏象

（一）什么叫藏象

中医认为人体是由气构成的，人的生命活动就是气的运动；同时运用气、阴阳、五行理论将人体与自然界建构成一个整体，认为人的生命活动，包括生理和病理，与天地的变化是统一的，也就是说，生命活动不仅有内在的，而且还有外在的运行规律。所以，中医所讲的心、肝、脾、肺、肾的概念内涵实际上已经在解剖器官的基础上发生了实质性的改变。

这也就引出了中医脏腑理论中非常重要的一个概念：藏象。什么叫藏象呢？

先说"藏"，"藏"是一个多音字，既可以读 zàng，也可以读 cáng。读 zàng 时可以指代"脏"，读 cáng 时表示隐藏在内。

中医脏腑理论中的"藏"有两个含义：一是指脏器，也就是指具体的解剖器官；二是指"藏气"。人体由气构成，所以不同脏器的名称（心、肝、脾、肺、肾）只不过是人体气的不同运动变化状态的代名词。

再说"象"，我们前面讲过"取象比类"，"象"反映的是中医的一种思维和认识方法。"象"主要是指形象、现象、征象、表象、意象等。

中医脏腑理论中所说的"象"主要包括三个方面的含义：一是指解剖器官的"形象"，比如中医形容心脏像一个倒垂的莲蕊，肺叶白莹，状如蜂窠等。二是指内在脏腑表现于外的生理、病理征象，比如肝的功能异常，在外可以表现出两胁胀满疼痛、情绪容易激动、脾气暴躁等。三是指内在脏腑与外在自然环境相通应的事物和现象，比如"肝气通于春""中央黄色，通脾"等。

所以，"象"不仅蕴含着医理，更蕴含着哲理。"象"的概念内涵实际上是中医内外整体医学观的反映。

有了"藏象"这一概念，我们可以发现，古人不仅通过解剖发现了心、肝、脾、肺、肾的形态和部分功能，而且，在天人合一和天人相应思想的指导下，通过取象比类，将人体所发生的各种生理、病理变化以及自然界所发生的变化主要归属到心、肝、脾、肺、肾这五脏。

由此，心、肝、脾、肺、肾不仅是解剖学的概念，更是一个功能和系统的概念。结合我们前面谈到的哲学对中医的影响和渗透，毫无疑问，中医所讲的脏腑是一个道器合一的概念。

（二）五脏配五行

五脏配五行，这是内外的统一，我们前面讲过，在整个脏腑系统内，五脏是中心。人体其他器官组织的功能以及不同的情志活动都归属于五脏。比如，古人观察到当我们穿衣少或皮肤受凉时，常出现咳嗽、鼻塞、流清涕等症状，就将皮肤、鼻、肺联系在一起，构成一个小系统。当人受到惊吓时，会出现腿骨震颤、二便失禁等症状。肾有封藏的功能，所以恐惧这一情志活动归属于肾。

中医脏腑理论最显著的特点是以五脏为中心的内外整体观。我们总结归纳一下，见表6-1。

表6-1　以五脏为中心的内外统一系统

内　联	五　脏	外　应
脑、脉、面、舌、汗、喜、神，与小肠相表里	心	东方、春季、风气、青色、酸味、角音、主生
筋、爪、目、泪、怒、魂，与胆相表里	肝	南方、夏季、暑气、赤色、苦味、徵音、主长
肌肉、四肢、口、唇、涎、思、意，与胃相表里	脾	中央、长夏、湿气、黄色、甘味、宫音、主化
皮、毛、鼻、涕、喉、悲忧、魄，与大肠相表里	肺	西方、秋季、燥气、白色、辛味、商音、主收
骨、髓、发、齿、耳、前后二阴、唾、恐、志，与膀胱相表里	肾	北方、冬季、寒气、黑色、咸味、羽音、主藏

（三）中医脏腑与西医脏器的区别

中医关于心、肝、脾、肺、肾的概念内涵早在几千年前就已经确立下来了，为什么迄今有很多人理解不了，甚至误解呢？一是因为对中医理论构建的思维模式和方法不清楚。二是缺乏有关中国古代哲学和传统文化的知识。三是因为西医也有心、肝、脾、肺、肾，两者时常混淆。

西方文字有其自身的音、义，与中国文字有着本质的不同，两者的含义虽能达到无比的近似，但始终是两样东西。西方医学传入中国之际，估计翻译者基于自身对医学知识，特别是对中医知识的不甚了解，同时又为了方便中国人的理解，于是就直接沿用中医脏腑的名称，将heart、liver、spleen、lung、kidney翻成了心、肝、脾、肺、肾。这倒让中医陷入了一种尴尬的境地。历史发展造成的结果只能接受。

一直到今天，说起心肝脾肺肾，中西医还是自说自话。不过，一般懂中医的人，都习惯将五脏称为心、肝、脾、肺、肾，而不说是心脏、肝脏、脾脏、肺脏、肾脏。虽是一字之差，但这种有意无意的区别，其实也反映了中西医学的本质不同。

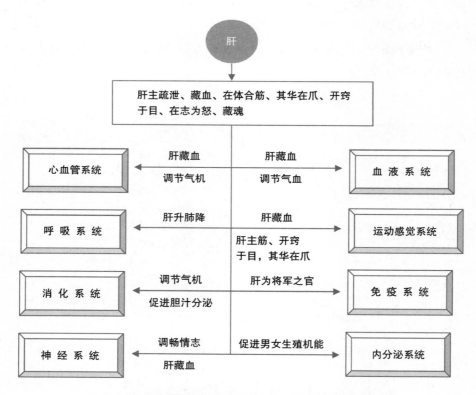

图6-3 中医肝的功能在西医人体系统中的体现

中医脏腑的名称虽与西医基本相同，但内涵相去甚远。中医某一脏腑的功能可以包含西医数个器官或系统的功能；西医某一器官或系统的功能，又可分散在中医的数个脏腑之中。比如，中医所说的肾具有生殖、内分泌、泌尿、运动、神经活动等多方面的功能，但从西医的观点来看，这些功能是分属于许多器官和系统的，不是肾脏所独有的。我们再以肝为例来说明，见图6-3。

脏腑的阴阳、气血

我们在前面讲过精、气、血、阳气、阴气的概念，每一个脏腑都有精、气、血和阴阳，该如何理解呢？精是物质，气是精的功能体现；气又分阴阳，所以一般而言，我们可以这样理解，见图6-4。

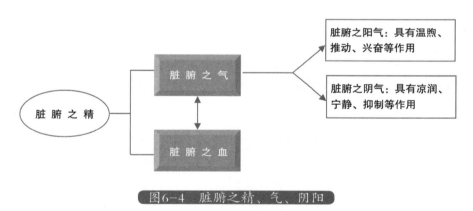

图6-4　脏腑之精、气、阴阳

根据图6-4，我们再做进一步延伸：脏腑之气更多的是反映脏腑的整体功能，这种整体功能又有两种不同的表现形式，也就是脏腑之阴和脏腑之阳。但需指出的是：

（1）中医学所谓的气、阳气、阴气都与物质、能量和功能等有关。在病理情况下，气、阳气、阴气的异常既是功能的异常，也是物质和能量的异常。

（2）气分阴阳，所以气虚包括阴虚和阳虚。

（3）如果只是气虚而无明显的热象和寒象，这说明阴阳虽然都虚但又能保持相对的平衡，人体主要表现出整体功能的低下。若在气虚的基础上出现热象或寒象，则是由于阴阳在虚损程度上的不同所造成的偏差。偏于阳虚者出现寒象，偏于阴虚者出现热象。

（4）对于阳虚和阴虚，不仅要补阳和补阴，还要补气。补气既可以温补阳又可以滋补阴气。

脏腑之血由脏腑之精所化生，但每个脏腑和血的关系有所不同。心和肝与血的关系密切，所以在病理情况下人体常会出现心血虚和肝血虚。而肺、脾、肾三脏，既不主血，也不藏血，病理情况下血虚的表现不甚明显，所以中医临床很少提及肺血虚、脾血虚或肾血虚。

各司其职

在人体整个生命活动中，五脏、六腑以及奇恒之府是既分工又合作，脏与脏、脏与腑以及腑与腑之间也是相互促进、相互影响的。根据我们前面所讲的，脏腑间的关系也可以理解为是人体不同功能或不同系统间的关系。不同的脏和腑有着各自不同的主要的功能，但总体而言，五脏的功能特点是化生和贮藏精气，六腑的功能特点是受纳和传化水谷，至于奇恒之府，它们就解剖形态而言，和六腑很像，但功能上又类似五脏。

中医对脏腑功能的描述还有一个非常有趣的现象，在《黄帝内经》中，人体仿佛是一个国家，而每个脏腑作为国家成员又被赋予一个个官职，掌管着不同的职能。这是以国论身，将人体和谐有序的生命活动比喻为封建王朝官僚体制的有效运作。以五脏为例：

"心者，君主之官"：心是国家机器的主宰者，是至高无上的君主。

"肺者，相傅之官"：肺是宰相，位高而权重，掌管着国家行政大权，总领百官，协理万机，帮助君主治理一切国事。

"脾胃者，仓廪之官"：仓廪不是官职，但古人把粮库称为仓廪，所以脾胃相当于是后勤部长或财政部长，负责调配物质，供国家各项事务运作的需要。

"肝者，将军之官"：肝是国防部长，负责带兵打仗，抵抗外敌的侵犯，捍卫国家的安全。

"肾者，作强之官"：这一条不太好解，因为作强不是官职，所以只能大概是说肾是掌管全民健康强健的官员，这有点类似卫生部长和国家体育总局局长。

这种现象的出现既是基于古人对不同脏腑功能的认识，又是中医理论中所蕴含的社会医学思想的一种体现。中国古代政官体制的形成和变化源于传统文化和社会制度的发展，而官制文化作为传统文化的一部分对中医脏腑理论的建立产生了一定的影响。

这种以官职来定位脏腑功能是否准确，我们不必去细究，因为毕竟是几千年前的历史和文化发展的产物。但这种形象化的描述，对于我们认识中医所讲的脏腑的功能是大有帮助的。

接下来我们就对五脏六腑和奇恒之府的功能分别进行讲述。

 心

人的心脏是永不停歇地跳动着的，一旦心脏罢工，在5～10分钟之内又没有采取急救措施，就很有可能出现脑死亡，人再想生还就回天乏术了。

"心者，君主之官"，古人通过解剖发现，心脏位于人体胸腔的中心位置，这与一个国家的君主帝王所处的领导地位一致；心脏外面有心包包裹，肺叶的覆盖，心脏可通过血脉与其他脏腑相连，如同君主帝王有群臣的拱卫扶助。

《素问·灵兰秘典论》又说："主明则下安……主不明则十二官危……"这个意思很浅显，君主圣明，则群臣安定，国家昌盛；君主昏聩，则群臣也会起祸乱，国家陷入危难。心脏跳动停止如同一国之君驾崩，生命自然也就岌岌可危了。

（一）心主血脉

中医说心主血脉，心就像是一个水泵，昼夜不停地将血输送到全身的各个部位发挥濡养的功能，维持正常的生命活动。心的正常搏动和泵血，要依靠心气的充沛和心血的充足。这其中最重要的是心阳的功能，因为"阳"是主动主温的。心阳不足，心跳就会迟缓无力，西医叫心动过缓。若心的阳气过盛，也就是中医讲的"心火亢盛"时，又会导致心跳加快而有力。

由于阴阳是对立制约的，所以，当心阴心血不足时，也会导致心阳的过亢，这时人体也会出现心跳过速但却无力。此外，我们情绪急骤、剧烈的变化，比如兴奋、紧张、恐惧、暴怒等，也会使心跳加速，甚至骤停。

心的有节律的搏动产生了脉搏，脉搏与心跳基本一致。西医也会搭脉，不过主要是诊查心脏和血管的功能。但中医的搭脉就复杂多了，我们前面讲过，中医搭脉不仅能推测心的功能，还能诊查出全身的脏腑和气血的功能状况。

中医诊断讲求的是由表知里和由外测内，我们可以从人的面部、胸部、舌象、脉象等方面来推测心的功能。

面色红润，无心慌心跳，无胸闷胸痛，舌色淡红润泽，脉象和缓而有力是心主血脉功能正常的外在表现。倘若心主血脉功能异常，人体往往会出现以下一系列病证：

（1）心悸怔忡，胸闷气短，活动后加重。中医把患者出现的不自主的心慌心跳叫心悸，严重的叫怔忡。

（2）面色淡白无华，或满面红，或两颧发红，或面色发青紫暗，或唇色青紫等。

（3）心胸部出现憋闷疼痛（绞痛、刺痛），可放射到左肩背部，时发时止。

（4）脉搏可出现数、沉、细、迟、弱、涩、结、代、促等现象，甚至细微欲绝。结脉就是脉来得比较迟缓，而且有停跳现象，从跳到不跳，中间停顿的时间不固定。代脉就是脉来得比较迟缓，也有停跳现象，从跳到不跳，中间停顿的时间是固定的而且比较长。促脉就是脉来得比较急数，也有停跳现象，从跳到不跳，中间停顿的时间不固定。

（二）心主神明

1. 心主神明理论的内涵

中医认为心除了有主血脉的功能外，还有一个很重要的功能，叫心主神明，又叫心主神志和心藏神。

　　什么意思呢？心主神明有两个方面的含义：第一，心对全身脏腑组织器官的生理功能具有主宰作用；第二，心又能主管和调控精神、意识、思维等人的整个精神心理活动。

　　我们前面讲过，神有广义和狭义之分，第一点是针对广义的神而言的，比较好理解，因为心为君主之官嘛。第二点就颇让人费解。其实，从古至今，就连中医业内人士也曾为此争论不休。产生争吵的主要原因是，众所周知，掌管人体精神心理活动的主要器官是大脑，可为什么中医偏偏说是心呢？这是中医的无知呢，还是中医故意犯的"错"？

　　首先，既然是众所周知，所以中医也不会无知到不认识大脑的功能。古代很多医家就已经明确提出了"脑为元神之府"和"灵机、记性不在心，在脑"的观点。其实，连《黄帝内经》都曾说"头者，精明之府"，"脑为髓之海……髓海有余，则轻劲多力，自过其度；髓海不足，则脑转耳鸣，胫酸眩冒，目无所见，懈怠安卧"。

　　唐代大医孙思邈在《备急千金要方》中说"头者，身之元首，人神所注"。《素问·脉要精微论》一书中有"诸阳之神气皆上会于头，诸髓之精气皆上聚于脑，头为精明之府"的论述，这实际上已经明确指出，精明就是精髓与神明，脑不仅是全身精髓汇聚的场所，而且还是神明汇注的区域。此外，明代中医学家张景岳在《类经》中说："人之脑为髓海，是谓上丹田……总众神者也。"清代著名医家汪昂在《本草备要》中又强调"人之记性，皆在脑中"。

　　古人对脑与精神思维关系的认识，还可以体现在汉字的构造上，比如"思"的构造，见图6-5。

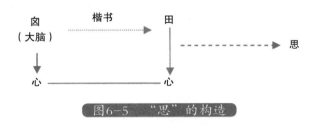

图6-5　"思"的构造

　　《说文解字》对"思"的构造解释为"从囟至心如思相贯不绝"，即从脑从心、有脑有心才为"思"。心和脑在思维形成上具有同等重要的意义。而且，据对陕西周原早期卜辞的研究可知，早期的"思"字甚至连心字底都没有，直接以囟表示，可见古人完全清楚"思"是脑所为。

2. 心主神明理论的根源

我们可以肯定，中医一早就认识到脑与精神意识思维的重要关系。可是，中医理论为什么自始至终地坚持心主神明的观点呢？看来我们完全有必要去寻找这一观点形成的根源。

（1）受古代哲学思想的影响。早在春秋时代，古代哲学家就对产生意识、思维活动的器官进行探索，并逐渐形成了"心灵论"。中国古代哲学认为"心"是人体主导和产生意识、思维的器官，并主宰着情欲与情性。孟子说过"心之官则思，思则得之，不思则不得也"，孔子不也说过"七十而从心所欲，不逾矩"吗？《孟子·告子》说恻隐之心、羞恶之心、恭敬之心、是非之心等人皆有之。中国古代哲学对心的这种认识历经几千年到现在依然留下了深刻的烙印，我们现在不一样把研究人的精神意识思维活动的学科叫作心理学吗？无独有偶，西方也同样存在着类似的情况。"记住"一词在英语中表达为"learn by heart（心）"而不是"learn by brain（脑）"。

（2）既然心为君主之官，自然就掌管一切，精神心理活动也不例外。

（3）中医认为，血是神志活动产生的最基本、最重要的物质基础，《灵枢·营卫生会》说："血者，神气也。"心主血脉，只有心的功能正常，血液充足，全身各个脏腑组织器官（包括脑）才能够获得充分的血供，神志活动也才能正常。

（4）文化、文字所形成的烙印，包括大众文化和百姓习俗。心既然被认为是与意识思维产生有关的器官，那么在表达与思维意识有关的词语以及造字时都自然而然地带上了"心"。比如，我们现在经常所讲到的心想事成、心灵手巧、专心致志、思念、愿意等。凡是有精神思维意识内涵的汉字，大多有个"忄"旁。比如，怯、恼、恨、悦、惊、情、愉、慌等。

"情结"是我们都知道的一个词，作为心理学术语，"情结"指的是一群重要的无意识组合，或是一种藏在一个人神秘的心理状态中，强烈而无意识的冲动。在心理学中，一般认为"情结"一词由德国神经精神心理学家Theodor Ziehen于1898年所创。其实，如果不论表述上的差异而究其内涵而言，"情结"一词实产生于中国，而且是源自中国古代的文学创作。心在古人的眼里是一个富有情感智慧的器官，宋代词人张先在《千秋岁》中写到"天不老，情难绝，心似双丝网，中有千千结"，这就是"情结"的本源。

（5）基于古人对人体生理病理的独特认识和方法。中医认识人体和诊察疾病的基本方法是由表及里、司外揣内。在长期的生活和医疗实践中，古人体验到精神刺激可以影响心的活动，如人受到突然惊吓会出现心悸，心跳的停止会导致意识的丧失等等。

以上只是心主神明理论形成的一部分背景材料。不管怎样，心主神明已经成为中医脏腑理论中根深蒂固的组成部分。

3. 探究心主神明理论的科学依据

在现代社会，医学科普知识让人们再接受心主神明的理论显得非常困难。所以，无论中医还是西医，都希望真的找到心主神明的科学依据。换句话说，找到心脏和大脑共同调控人体精神意识思维的实证。

这是从解剖器官出发的一种思维和探索。不可否认，医学研究者确实找到了一些证据，比如，研究发现心脏可以分泌激素影响大脑的功能等，但这些证据只能看作是西医生理学的发展和进步，对中医而言却并无多少实用价值。

最近几十年开展的心脏移植手术发现，心脏移植可以改变一个人的性格和生活方式。美国康涅狄格州的耶鲁大学纽黑文医院为患严重肺源性高血压病的47岁女戏剧教师西尔维亚做了该院第一例成功的心肺移植手术。术后患者的性格却发生了改变：原来从不喜欢吃炸鸡、喝啤酒的她却喜欢上了喝啤酒、吃炸鸡，同时开始喜欢注视妇女，感觉自己是个男人；原来喜欢红色、粉色，术后却喜欢上绿色和蓝色。经调查发现，她得到的器官的捐献者，是一位18岁的男青年，而死者生前喜欢喝啤酒、吃炸鸡，喜欢蓝色和绿色。

心脏移植专家阿伦森医生说："到目前为止，医学上只知道新器官移植入人体后，附近的组织会有改变。但连思想也改变了，倒是想不到的。"

第六章 藏象——脏腑：道器合一

美国一位医学家预言："心脏实际上是一种具有思维能力的智慧器官。"

所以，科学研究总会让人欣喜地发现很多奥秘，但往往又会使人们陷入困惑不解的境地。我们只能感叹生命的神奇和玄妙。科学发展了，时代进步了，人们的医学知识丰富了，心主神明也就越来越显得与人们的医学常识格格不入了。西医说中医荒谬，一些中医业内人士也急着改变说法。于是诸如脑主神明、心脑共主神明等观点被陆续提了出来。

这些观点全是废话，让人哭笑不得。我们前面讲过，中医一早就认识到脑主神明，但在理论形成中始终坚持心主神明。

4. 心主神明理论指导临床实践

我们判断一个医学理论的科学性，关键看它能否合理有效地指导临床实践。

中医临床观察到，心的功能正常，则人精神饱满、神志清晰、思维敏捷、反应灵敏。而心气心阳不足之人容易惊恐，心阴心血不足会引起心烦、失眠、多梦、神疲乏力、健忘、反应迟钝、注意力不集中等。若心火过旺或痰浊蒙蔽于心或痰火扰心则可出现神志不宁、神昏谵语（神志不清、胡言乱语）或狂躁不宁甚至不省人事等症状。

针对上述病理变化，中医往往采用补心气、养心血、滋心阴、温心阳、泻心火、清心开窍、宁心安神的治法，所用的药物大都归心经，比如太子参、熟地黄、龙眼肉、栀子、犀角、牡丹皮、生地黄、当归、夜交藤、柏子仁、连翘、莲子心、朱砂等。现代药理学研究发现，归心经的中药，大都具有镇静或醒脑的作用。

代表方剂有：朱砂安神丸、犀角地黄汤、安宫牛黄丸、至宝丹、紫雪丹、天王补心汤、安神定志丸、柏子养心丸、清宫汤、清营汤、苏合香丸、导痰汤、礞石滚痰丸等。

也许大家对安宫牛黄丸比较熟悉，因为安宫牛黄丸是我国传统药物中最负盛名的急症用药。安宫牛黄丸由清代温病大家吴鞠通所创，具有清热开窍、豁痰解毒的功效。正宗的安宫牛黄丸采用天然牛黄、犀角，又用上金箔，所以价格自然不菲。

安宫牛黄丸具有明显的清热、镇静、复苏、脑保护以及抗惊厥作用，所以主要用于治疗热病神昏。对神昏谵语、高热烦躁、舌红或绛、脉数等病证，安宫牛黄丸的疗效非常显著。

现在很多老百姓都知道安宫牛黄丸能够治疗中风。是的，因为安宫牛黄丸能清心、豁痰、开窍。中风后用和不用安宫牛黄丸，患者的病情轻重程度以及康复程度都会有显著的不同。但是，必须指出的是，只有中风出现突然意识障碍、偏瘫，同时伴有烦躁不安、面红身热、口臭、大便秘结、舌苔黄腻等邪热内闭之象时，安宫牛黄丸才是最佳之选。

几千年来，在心主神明理论指导下，中医临床对精神神志活动异常的治疗取得了显著效果。试想，如果将心主神明改为脑主神明，那势必就会乱成一锅粥！因为连中医也不知道脑的阴阳气血是怎样的，更不知道"脑经"在哪里，在此情况下，你叫中医如何用药呢？

其实，我们从上面的论述中不难发现，中医虽然不提脑主神明，但实际上已经将脑的部分功能归属到了心。当然在中医理论中，脑不仅归属于心，也归属于肾，甚至归属于其他脏腑，这也是由中医整体观念所决定的，这一点我们后面会讲到。但对于脑的问题，中医临床更着重于对心、肾两脏的调治。

根据天人相应，心五行属火，与夏气相通。心阳在夏季较旺，所以一些心火亢盛的病证比如心烦、口舌生疮、尿黄、尿痛等，在夏季多见。而心阳不足的病证则在冬季加重，在夏季反而减轻。

 肺

（一）肺为娇脏

肺在五脏六腑中位置最高，像个盖子，所以中医称肺为"华盖"。中医对肺的形态学描述是质地疏松，"虚如蜂窠"，肺叶白莹、娇嫩，由于肺通过口、鼻直接与外界相通，最容易被外邪侵袭，所以中医又称肺为娇脏。

（二）肺的功能

宣发和肃降是肺气的两种运动形式。宣发指的是向上和向外的运动，肃降指的是向下和向内的运动。宣发和肃降是肺所有功能发挥的前提和基础。我们前面讲过气机的概念，气机也就是气的运动，气的运动形式主要是升、降、出、入四种，宣发和肃降与升、降、出、入是相对应的，宣发是升和出，肃降是降和入。

1. 肺主治节

人体由气构成，人的生命活动就是气的升降出入运动，肺的宣发和肃降对全身的气机具有整体的、有序的、有节律的治理和调节作用，中医叫肺主治节。这一点非常重要，也是肺之所以被称为"相傅之官"的关键所在。

2. 肺主气司呼吸

众所周知，肺是个呼吸器官，中医讲肺主气司呼吸，实际上就是肺宣发肃降在呼吸运动中的体现。人体的吸气是肃降，呼气是宣发，一呼一吸，就完成了气体的交换。吸入清气，呼出浊气，这就是我们所讲的"吐故纳新"。

根据宣发和肃降的运动形式，我们完全可以判断出如果肺的宣发和肃降出了问题会出现怎样的病证。宣发不利，可出现胸闷、呼吸不畅、咳嗽、鼻塞、打喷嚏以及无汗等症状；肃降障碍，则往往出现呼吸短促、咳逆上气、咳痰、气喘痰鸣等症状。

宣发和肃降是一对矛盾，两者相互依存、相互影响。所以，正常的呼吸要靠肺宣发和肃降的相互协调。正像电影《红高粱》里唱的"上下通气不咳嗽"。

3. 肺通调水道的功能

中医认为肺有通调水道的功能，我们前面提到过人体内津液的代谢主要与肺、脾、肾三脏关系密切。津液在体内的输布、运行和排泄可以分上、中、下三游，其中肺掌管的就是上游部分，清代唐容川在《血证论》中称肺为"水之上源"。肺对津液代谢的调控实际上就是宣发肃降作用的体现，见图6-6。

根据图6-6，我们不难判断，如果肺的宣发肃降失常，就会出现肌肤干燥无光泽、咳喘痰多、无汗、全身水肿、小便不利或无尿等症状。

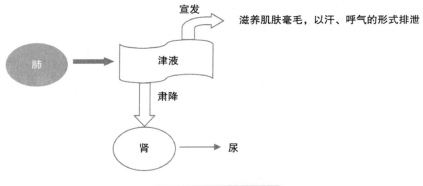

图6-6 肺通调水道

4. "提壶揭盖"的中医治法

一般人都会认为，人体尿液的排泄出现问题主要与肾有关。看了图6-6，我们应该发现，尿液的排泄不仅与肾有关，还与肺的宣发肃降有关。中医临床上对于尿少甚至无尿，并不是一味地利尿或补肾，常常会变通思维，出奇制胜。

在《侣山堂类辩》一书中记载了清代名医张志聪治疗一个患水肿而小便不通患者的案例。这个患者在看张志聪之前已看过不少医生，之前的医生大多使用利小便的方药，但却越治小便越不通，水肿也越来越严重。张志聪另辟蹊径，选用防风、苏叶、杏仁三味药，各药等量，让患者水煎后温服。不久患者开始出汗，小便随即而通，水肿全消。

当代中医温病学家赵绍琴曾在《医学与健康》杂志上撰文回忆自己的两则治病经历："忆十年动乱之初，我进了牛棚，被剥夺了诊病处方的权利。一日，本院某职工找到我，说他患尿闭数日，经多方治疗未效，靠导尿度日，十分痛苦，是以前来求方。医生的天职让我不顾禁令为他口授一方：苏叶、杏仁、枇杷叶各10克，水煎服，嘱其院外购药，以免节外生枝。事后病人专程前来告知，药后小便即通，花费不过两角钱。无独有偶，1990年初秋，一友人自美国打来长途，说他爱妻产后尿潴留，住院治疗10余日，花费美金已逾万元，仍不见效。不得已而求助于祖国的中医药。我在电话中告诉他，可购一味苏叶，每日煎汤代茶频饮。两日后电话复来，告诉病人服药后小便即利，痊愈出院了。"

上面两个事例中所用的中药包括苏叶、杏仁、枇杷叶，这些药都具有宣通肺气的功效。所以两个事例有一个共同点，就是针对小便不通的患者不用利尿的方法，而是采用宣通肺气的方法。

这就是出奇制胜。中医管这种治法叫"提壶揭盖"，这是一个多么生动而形象的比喻啊！我们都知道，一般水壶或茶壶的壶盖上都有个小气孔，如果小气孔被堵住，壶内的水就倒不出来了，这时把壶盖打开，就可使水流如注了。

中医不是称肺为"华盖"吗？所以肺的宣发肃降出了问题，就像是壶盖给塞紧了一样，上下气机不通畅，下面自然也就尿不出。根据这个原理，中医采用宣通肺气的方法，使上气得宣下气得降，水道一通，小便自然就通了，水肿也就消了。

还记得我们前面讲到过的卫气吗？卫气运行于体表发挥抗邪的功能需要依靠肺的宣发，所以中医说肺能宣发卫气。一个人肺气不足，不仅会导致呼吸不利，而且还会使体表的卫气变得虚弱，机体的免疫力低下，很容易感冒。

5. 肺朝百脉

肺还有一个功能叫"朝百脉"。"朝"可以有两种解释：一是指朝见、朝会，二是指潮动。由此，肺朝百脉的功能也主要体现在两个方面：

（1）全身的血液都要通过经脉聚会到肺，通过肺的呼吸进行气体交换，使血中富含清气，然后再通过肺的宣发肃降输送到全身。浊气则经口鼻呼出。

（2）肺通过宣发肃降作用，潮动百脉，使气血能够有节律地运行到全身各个地方。前面讲到"肺主治节"，其中"节"除了指调节外，更是指节律。肺主治节是说肺可以使呼吸运动、血液运行以及津液代谢有节奏、有规律地进行。

练过气功的人都知道，练气功首先要调神，也就是所谓的"意守"，不能心猿意马。然后要"调息"，即调整呼吸的节奏，这样才能使整个身体的运动节奏趋于和缓而有序。这就是气功中"心息相依"的原则。气功之所以被称为"气"功，又被称为"吐纳"，说明调息是关键，而调息就是肺主治节功能的运用。

我们平时经常听到有人发出叹息之声，叹息给人的感觉是一种负面情绪的表达。其实，一声叹息，气也随之升降，人体的气机反而得到舒缓。我们都有过这样的经历，在紧张或激动时，常常会通过做深呼吸以平静心绪，这如同叹息一样，是人在利用肺主治节的功能进行自我调节，使气机得到舒缓，是一种具有保护性的正常反应。

人类的生物节律与太阳、月亮、地球以及星辰的运动有关，天人相应，人体气血如潮水涨落般有节律地运行，需要依靠肺的宣发和肃降，也是肺主治节功能的一种体现。

无论是进行气体交换还是"潮动"气血有节律地运行，肺朝百脉最为关键的作用就是促进心主血脉功能的发挥，中医叫"助心行血"。

（三）肺旺于秋

天人相应，前面我们讲过，肺应秋，肺的清肃之性与秋季自然之气的肃敛同气相求。中医讲肺旺于秋，不是指肺气在秋季最强，而是指肺的肃降作用在秋季最强，目的是使人体能够顺应秋季气候的变换。秋季，草木的枝叶开始枯萎，养分内收，向果实和种子内贮藏；一些动物开始积聚脂肪以备过冬。在人体，肺的肃降作用增强，宣发作用相对减弱，气血的运行趋向内和下，热量的散发减少，能量的储备加强，这就是人体的"秋收"，秋收为的是"冬藏"。

此外，自然界进入秋季，气候开始变得凉爽而干燥，气候特点以"燥"为主。前面我们讲过，肺为娇脏，又与外界直接相通，所以，燥最容易伤肺，人体常出现干咳少痰或无痰、口鼻干燥、皮肤干燥起皮屑等症状。这也是"同气相求"。

🌸 脾、胃

（一）中医如何认识脾

五脏中，心、肺、肝、肾的功能多少与解剖有着一定的关系，唯独脾，功能与解剖基本上没关系。老实说，解剖学根本无法回答中医所讲的脾是指什么、在哪里。

古人的解剖发现了西医所讲的脾脏，而且还描述了形态和重量。脾脏被西医称作是人体最大的免疫器官，而中医则认为脾的主要功能是掌管人体的消化吸收。很显然，中医的脾已经脱离了解剖形态而被赋予了独特的内涵。

现代医学知识的普及让一般人都能清楚地了解到，人体的消化系统由口腔、咽、食管、胃、小肠（包括十二指肠、空肠、回肠）和大肠（包括盲肠、阑尾、结肠、直肠）、肝脏、胰腺等组成。

中医脏腑理论认为人体的消化吸收与口腔、咽、食管、胃、小肠、大肠、肝有关，唯独没有提到胰腺，反而增加了脾。

胰腺隐居在我们身体上腹部的深处，非常不显眼。胰腺虽小，但作用非凡，它是人体中重要的器官之一，它的生理作用和病理变化都与生命息息相关。胰腺分泌的胰液中的消化酶在食物消化过程中起着"主角"的作用，特别是对脂肪的消化。胰腺可以分泌多种激素，如胰岛素、胃泌素、胃动素等，不仅参与消化吸收，而且对全身的机能具有重要的调节作用。

中医怎么把这样一个重要的器官给遗漏了呢？是解剖没有发现，还是把胰腺跟脾脏搞混了？还是……

古人在解剖过程中发现了胰腺。《难经·四十二难》中记载："脾重二斤三两，扁广三寸，长五寸，有散膏半斤，主裹血，温五脏，主藏意。"后世很多医家认为"散膏"就是胰腺。清代叶霖所著《难经正义》说："胰，附脾之物，形长方，重约三四两，横贴胃后，头大向右，尾尖在左，右之大头，与小肠头为界，左之小尾，与脾相接，中有液管一条，由左横右，穿过胰之体，斜入小肠上口之旁，与胆汁入小肠同路，所生之汁，能消化食物，其质味甜，或名之甜肉云。"清末民国时期的医学家张山雷在《难经汇注笺正》中说："胃后有甜肉一条……所生之汁，如口中津水，则古所谓散膏半斤，盖即指此，古之所称脾者。固并此甜肉而言……"

那么古人对脾的解剖描述又是怎样的呢？《素问·太阴阳明论》说："脾与胃以膜相连耳。"明代医家张景岳在《类经图翼》中说脾"形如刀镰，与胃同膜而附其上之左"。古人对脾的这些描述，看起来又与西医解剖对胰腺的描述非常相似。

综合古人的论述以及中医脏腑理论中固有的"脾主运化"的观点，我们可以做出以下的判断：

（1）古人发现了胰腺，但又有把胰腺和脾脏搞混的嫌疑。

（2）中医所讲的脾，不单是解剖器官的概念，更是上升为系统、功能的概念。也就是说，中医将脾和胃并称，作为人体消化系统或消化吸收功能的代名词。

（3）中医脏腑理论已经将西医所讲的胰腺归属到脾，不再单列。

中医理论对胰腺的处理，有点类似于"心主神明"，所以也招来了许多诟病，尤其是西医。胰腺那么重要，你们中医却给漏了，这不是很荒谬吗？你们中医应该将"脾为后天之本"改为"胰为后天之本"。

尽管对人体的认识有相同之处，有些理论也有交叉点，但中医理论与西医理论始终存在着本质的不同。中医以"脾主运化"理论为指导，经过几千年的临床实践，已经充分证实了这一理论的正确性。若用"胰为后天之本"指导中医临床，那么请问：胰的阴阳气血是怎样的？胰经在哪里？哪些中药可以归胰经或可以补胰气、温胰阳、滋胰阴、生胰血呢？一句话，"胰为后天之本"对中医临床完全没有指导意义，临床也无可操作性。

（二）脾的功能

1. 脾主运化

中医认为脾的最重要功能是脾主运化。

首先是"化"。我们平时摄入的饮食物（水谷）如何转变成为人体所必需的营养物质，也就是我们前面讲到的精微物质，这需要依靠脾的功能。脾的这一将水谷变为精微的功能就是"化"。气血是构成人体和维持生命活动的基本物质，主要来源于水谷精微，这就是中医将脾称为气血生化之源的道理之所在。

精微物质产生后必须被输送到全身，营养物质被吸收，进而满足全身各个脏腑器官组织的功能活动的需要，这是所谓"运"的体现。"运"又必须依靠脾。

2. 脾主升清

脾是怎样运送精微物质的呢？一是将精微物质向上输送到心、肺、头、目等脏腑器官，这一功能又叫脾主升清。所谓"清"就是指精微物质。二是直接将精微物质输布全身。但是，中医认为脾不能直接向下输送精微物质，它可以通过肺的肃降作用完成。所以，脾的"运"可以想象成一种向上和水平方向的运动。从气机角度而言，脾气只能升不能降，这一点很重要。如果脾将精微物质向下输布，那就是有病了，叫"下流"。精微物质上不去，会引起头晕目眩和精神疲惫；精微物质"下流"了，又会导致便溏（大便不成形，形似溏泥，俗称薄粪）、泄泻（排便次数增多，粪便稀溏，甚至泄如水样，俗称拉肚子）、完谷不化（粪便中夹有大量未被消化的食物）。

因为脾气只能升不能降，所以，中医认为脾具有防止人体内脏下垂的功能。健脾益气是中医临床上治疗胃下垂、肾下垂、子宫脱垂、脱肛等病证的主要治法之一。

脾的"运"还体现在对人体水液代谢的调节上。人体必需的水液可由脾向上和直接布散全身，而代谢后多余的水液又由脾进行及时转输，再经肺、肾等脏腑的作用排出体外。如果脾运无力，就会导致水液在体内不正常的停留，形成痰、湿、水饮等病理产物，甚至出现水肿。

下面是脾主运化功能的简明示意图，见图6-7。

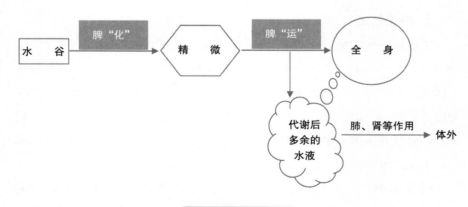

图6-7　脾主运化

脾主运化的这一功能决定了它在人体脏腑中的重要地位，中医称脾为后天之本。

我们这里可以再反思一下中医所讲的脾和西医所讲的脾脏。在西医，如果出现脾外伤或脾肿瘤等，往往会将脾脏切除。可是，对中医而言，如果把"后天之本"切了，那还不逆了天？所以，中医脾不等同于西医脾脏。

3. 脾主统血

脾还有一个功能叫脾主统血。脾主统血简单而言就是脾能防止出血。脾为什么能防止出血？其原理就是我们前面讲过的气对血的固摄作用。中医认为脾主统血主要是基于两点：一是因为脾为气血生化之源，脾的功能健全，气就充足，固摄血的作用就强。二是来源于临床实践。中医临床发现，脾虚日久的人会有出血的症状，比如崩漏（妇女不在行经期间阴道突然大量出血，或淋漓下血不断者，称为"崩漏"。若经期延长达2周以上者，也属崩漏）、尿血、便血等。

由于完全不是基于解剖实体来描述脾的功能，所以，中医非常强调"脾气"。主运化、主升清、主统血都是"脾气"的作用体现。

饮食不节制、过度疲劳、忧思太过、长期生病等都会影响脾的正常功能。当然，有些人先天不足，身子骨生来就弱，或者年老体衰，脾的功能也会相对低下。

脾的功能低下，中医叫脾气虚。脾气虚，则人体消化吸收的功能也就下降，往往会出现下面一系列的病证：纳呆（食欲不振）食少、食后脘（胃部）腹胀满、便溏、泄泻、少气懒言、头晕目眩、四肢倦怠乏力、面色萎黄、消瘦、舌色淡、舌边有齿印、脉搏跳动无力等。

在脾气虚的基础上，还会出现脾阳虚，主要症状有：脘腹疼痛而喜按喜温、畏寒、面色苍白、神疲乏力、四肢欠温、大便溏泻，或肢体浮肿、尿少、舌色淡、舌体胖嫩、舌边有齿印、舌苔白滑（苔白而湿润多水）、脉沉（脉位深，用力才能摸到）或跳得慢而无力等。

大家特别需要重视脾阳，保护好脾阳。我们前面讲过阳气和阴气的概念，也讲过阳气相对于阴气的主导作用，脾阳的主要作用特点就是推动、温煦，所以脾运化精微、调节水液代谢以及固摄血液的功能实质上都是脾阳在起根本性的作用。

除去先天因素，在平时的日常生活中，最易损伤脾阳的行为就是贪食生冷。一些人平时总爱喝冷饮、吃刺身，尤其是到了夏天，更是恣意所欲。时间久了，脾阳就一定会伤，胃肠功能也就一定会出乱子。为什么民间总讲"冬吃萝卜夏吃姜"？夏吃姜就是为了防止夏天贪食生冷伤了脾胃。

（三）中医如何认识胃

中医将"脾"和"胃"并称，用来概括人体的消化系统或消化吸收功能。接下来我们就讲胃。

胃在中医又叫胃脘。民国谢观在《中国医学大辞典》中记载："胃，汇也，水谷汇聚之所也，为人体内消化器，形如囊……"由胃的形态可知，胃能接受和容纳饮食物，所以，胃又被称为"太仓""水谷之海"。

（四）胃的功能

1. 受纳和腐熟

胃能将大块食物研磨成小块（物理消化），并将食物中的大分子降解成较小的分子（化学消化），水谷变成了食糜，这是胃所完成的初步消化，中医将这一过程称为腐熟。因此，受纳和腐熟是胃的第一个重要功能。

在受纳和腐熟之后，胃需要将食糜再向下输送到小肠，小肠进一步消化吸收，最后食物残渣以粪便的形式由大肠排出体外。

2. 胃主通降

《素问·五藏别论》说："水谷入口，则胃实而肠虚，食下则肠实胃虚。"饮食物从进入人体到代谢后被排出体外的整个过程得以顺利进行，必须具备两个基本条件："通"和"降"。因此，胃气的"通"和"降"至关重要。

主通降是胃的第二个重要功能。

与脾气的运动相反，胃气的运动只能降不能升。脾升胃降是一对矛盾，但恰恰是二者的协调有序，人体的消化吸收功能才能得以正常地进行。所以中医也常常用脾升胃降来概括人体的整个消化吸收功能。

（五）临床上胃病的症状

临床上脾病和胃病的很多症状是共见的，脾胃一般不分家，中医也是脾胃同治。但由于胃气主降，所以胃病还会有其一些特殊的病证表现。

如果胃气不降，人体会出现食少纳呆、食后饱胀或脘闷不适甚则胃痛、便秘等症状，还会失眠。《黄帝内经》认为"胃不和则卧不安"，现在很多失眠患者都有饮食过饱、就餐不规律的问题。睡眠时，人体大多数器官活动减慢，如果晚饭吃得过饱或摄入过多的高脂、高热、高蛋白食物，脾胃的负担就会加重，消化吸收功能减弱。一旦胃内食物不能及时排空，就会出现胃胀、胃中灼热等症状，从而影响睡眠。所以，晚上要吃少。晚餐可以吃一些易消化的食物，如粥、面、鱼、蔬菜等。像辣椒、大蒜、洋葱、凉菜等辛辣生冷之物、油炸食物，以及豆类、土豆、南瓜、红薯、乳制品等容易引发胀气的食物都应少吃。晚饭后进行适量的运动可促进食物的消化与吸收。

若胃气上逆（气逆），则会引起嗳气、呃逆（俗称打嗝）、恶心、呕吐、口臭等。胃气不降和胃气上逆的症状常常会同时出现。

在中医理论中，胃气还会被用来代表人体的整个消化吸收功能。《素问·平人气象论》说："人无胃气曰逆，逆者死。"清代著名中医学家叶天士在《临证指南医案》中说："有胃气则生，无胃气则死，此百病之大纲也。"

胃气就像是国家的粮仓、部队的军饷。中医将脾胃并称为"后天之本"。

对生了病的人来说，只要还能吃饭进食，就说明病情不重或虽重但仍可救治；若水米不进，则说明病情较重，预后不好。所以，中医临床治病也特别重视保住患者的"胃气"，不管如何用药，都以保护好消化吸收功能为首要前提。《中国医学大辞典》中指出：胃气，"无论治何疾病，皆宜首先保护，而虚证尤甚，故益阴宜远苦寒，益阳宜防泄气，驱风勿过燥散，消暑勿轻通下，泻利勿加消导，其他内外诸病应投药物之中，凡与胃气相违者，概宜慎用"。有时为了保住胃气，甚至不用药，仅用食疗。

蒲辅周是杰出的中医学家和临床家，在蒲辅周临床生涯中有一则
"6克茶叶救命"的佳话。一位患者热病后生疮，长期服药，热象稍减，
但烦躁，失眠，不思食，大便7天未解，又出现呕吐不止、吃什么吐什
么。患者高龄，病程缠绵日久，子女觉得已无生望。蒲辅周详细了解了
病情，特意问患者想吃什么。得知患者只想喝茶，于是取龙井茶6克，
嘱家属待水沸后两分钟放入茶叶，煮沸两遍，然后少少与患者饮，并特
别强调"少少"二字。第二天患者家属惊喜来告："茶刚煮好，母亲闻
见茶香就要喝，慢慢喝了几口，竟然没吐，心中顿觉舒畅。随即腹中咕
咕作响，放了两个屁，并解燥粪两枚，当晚即能入睡，早晨醒后知饥索
食。您看再用什么药？"蒲辅周说："久病年高之人，服药太多，胃气
大损，今胃气初苏，切不可再投药石。若用药稍有偏差，胃气一绝，后
果不堪设想。"嘱家属用极稀米粥少少与之，以养胃阴和胃气。家属遵
嘱，如此饮食调养月余，垂危之人竟然康复！

后来蒲辅周对此案例的处理解释道："彼时病者胃气仅存一线，虽
有虚热内蕴，不可苦寒通下，否则胃气立竭。故用茶叶之微苦、微甘、微
寒、芳香，辛开不伤阴，苦降不伤阳，苦兼甘味，可醒胃悦脾。茶后得矢
气，解燥粪，是脾胃升降枢机已经运转。能入睡，醒后索食即是阴阳调和
的明证。而'少少与之'又是给药的关键。如贪功冒进，势必毁于一旦。"

（六）脾为湿土，胃为燥土

脾胃为后天之本，气血生化之源，这与五行中土的特性相似。土有
长养、化育的特性，能播种和收获农作物，所以，脾胃五行属土。但中
医又认为，脾为湿土，胃为燥土。

脾为湿土，与其运化水液的功能有关。自然界季节气候变得潮湿，
最容易影响到的脏腑就是脾，这属于同气相求。在潮湿的气候环境中
（外湿），人体往往会出现脘腹胀闷、纳呆、恶心欲呕、口黏、头重、
周身困重乏力、便溏不爽、汗出而黏、舌苔腻等症状，这就是湿伤脾，
影响脾的运化功能所致。所以，脾喜燥而恶湿。

一旦脾的运化功能受损，体内的水液代谢也会出现障碍，进而产生

内湿。所以，外湿内湿常常形成恶性循环，临床上治疗起来也相对比较棘手。

在日常生活中，除了气候环境因素，湿的主要来源是我们的饮食物。肥腻、过甜、生冷的食物以及过量的水果、白酒、啤酒等都很容易产生湿。

对湿的处理最重要的就是要健脾祛湿。中成药中，像藿香正气水、参苓白术散、平胃散、茵陈五苓散等都是健脾祛湿的良药。

通常而言，胃的阳气较旺，这与其受纳腐熟水谷的功能有关，所以胃为燥土。胃阳常常会亢奋而形成胃热、胃火，使人体出现胃脘灼痛（疼痛有灼热感）、吞酸嘈杂（吞酸：酸水自胃上激于咽喉之间，未等吐出又再次吞咽，酸味有如烧心之感。嘈杂：胃中烦热闷乱，似饥非饥、似痛非痛、似辣非辣）、口渴喜凉饮、消谷善饥（食欲过于亢盛，进食量多，但食后不久又感饥饿）、口臭或牙龈肿痛出血、大便秘结、舌红苔黄等症状。

胃受纳腐熟水谷固然需要胃气和胃阳，但也离不开胃阴（胃液）的滋养和濡润。胃中津液充足，水谷才能很好地腐熟，同时也能防止胃燥。胃阴不足，人体常常会出现食少纳呆，食后饱胀或脘闷不适，甚则胃脘隐痛，口舌干燥，口渴，恶心，干呕，呃逆，大便干结，形体消瘦，舌干红、有裂纹，少苔或无苔等症状。

所以胃喜润而恶燥。对胃病的治疗，中医首先强调要使胃气通降，同时注重生津养胃，像麦冬、石斛、沙参、玉竹等都是常用之品。

🀄 肝、胆

肝在中医脏腑中是颇具个性的。中医所讲的肝与西医的肝脏有很大差别，因为中医肝的功能非常多样化，涉及西医多个系统，见图6-3，而且对其他脏腑功能的发挥具有重要的影响。古代医家对肝有一个负面的评价，称肝为"五脏六腑之贼"。当然，这是在肝出了问题时候说的。但这种评价的背后也恰恰说明了肝是人体极为重要的一个脏。

（一）肝的功能

中医认为肝有两大功能：一是主疏泄，二是主藏血。肝藏血的功能在《黄帝内经》中已有论述，但肝主疏泄的概念直到金元时期才正式确立。

1. 肝主疏泄

"疏泄"是什么意思呢？我们在前面讲五行的时候讲到，古人将肝归属于木，与春季相应。在春天，自然界充满了生机，天地之间的气的运动主要表现为展放、舒畅。所以，"疏泄"是对气的生发、展放以及舒畅的另一种表述。那么，肝主疏泄就是说肝气主升主动，对全身的气机具有调节的功能。

清代医家沈金鳌说："肝和则生气，发育万物，为诸脏之生化。"正由于肝气的生发，才使得人体生长发育成为可能。

《灵枢·天年》中说："五十岁，肝气始衰，肝叶始薄，胆汁始灭，目始不明。六十岁，心气始衰，苦忧悲，血气懈惰，故好卧。七十岁，脾气虚，皮肤枯。八十岁，肺气衰，魄离，故言善误。九十岁，肾气焦，四藏经脉空虚。百岁，五脏皆虚，神气皆去，形骸独居而终矣。"这一段文字详细描述了人体衰老期中五脏功能衰退的顺序，其中肝是五脏中最早出现衰老征象的。一旦肝气不能生发，就标志着人体进入衰老期。《素问·上古天真论》说："七八，肝气衰，筋不能动。"其中"目始不明"和"筋不能动"分别是指视力减退和运动功能减弱，是人体衰老最突出的表现。

《孟子》说："食色，性也。"饮食男女是最基本的本能冲动。是人都有七情六欲，而且本能的欲望和冲动是生命的一种内在驱动力，既抑制不得又不能没有节制和约束。欲望和冲动是"疏泄"的一种表现形式，能否被满足和实现往往会伴有情感上的体验，所以，肝主疏泄对人的情志活动具有重要的影响。由于气血是人体产生情志活动的物质基础，所以，肝主疏泄对情志活动的调节是通过调畅气血而实现的。

肝气是以主升主动为特点的，所以肝气最不喜欢被压抑和束缚。但肝气也不能一味地升发而没有牵制。基于这两点，我们很容易想到，肝气如果出了问题，无外乎有两种情况：第一种情况是肝气升发不够或气的运行受阻而发生停滞。第二种情况是肝气升发太过，过于亢奋。

第一种情况就是我们前面讲过的气滞，又叫肝气郁滞，或直接叫肝郁。为什么会出现肝郁呢？最常见的原因就是情志不遂，也就是一些欲望和冲动得不到满足或不能实现。一旦肝郁，人体往往会出现情绪低落、郁闷不乐、常常叹息、胸胁乳房或少腹胀闷窜痛等症状，妇女则出现月经不调。为什么会在胸胁、乳房、少腹部位出现胀闷痛呢？因为这些部位都是肝的经络所经过的地方。

肝能正常疏泄，气的升降出入运动就能协调平衡；血和津液的运行都依赖于气的推动，气的运动正常了，血和津液的运行也就正常。所以，气滞会导致瘀血、痰、饮、水、湿，甚至肿块的产生。

中医常用脾升胃降来概括人体的消化吸收功能，肝郁了，气机自然不畅，脾升胃降也会出问题。所以，肝郁的人常常还会出现嗳气、呃逆、恶心、呕吐、泛酸、脘腹胀满疼痛、便秘等症状。

胆的主要功能是贮藏和分泌胆汁，而胆的这一功能的正常发挥必须依赖于肝主疏泄的功能。所以在肝郁的情况下，胆汁的分泌排泄也会异常，进而影响到人的消化吸收功能，常出现胁下胀满疼痛、食欲减退、腹胀、便溏，口苦、呕吐黄绿苦水、黄疸等症状。

第二种情况就是肝疏泄太过了，肝气的升发没有得到节制而表现为上逆，肝阳过于亢盛甚至出现肝火。肝疏泄太过，人在情绪上往往表现出急躁易怒，还会出现面红目赤、头目胀痛、胸胁乳房或少腹胀闷窜痛、心烦失眠等症状。严重时，血随气逆，从而导致咯血、吐血甚至突然昏倒不省人事。有些人大怒之下，气得吐血或昏倒在地，就属于肝气上逆。

金元时期的著名中医学家朱丹溪首先提出了"肝主疏泄"，不过，朱丹溪是在论述人体性欲时提出的，并用"疏泄"来指代男子的排精。后世医家将人的生殖机能与肝主疏泄联系起来，认为肝主疏泄能促进男子的排精、女子的排卵以及月经来潮，对人的生殖机能具有重要的调节作用。

肝疏泄得当，男子表现出正常的性欲和施泄，女子表现为月经和排卵的正常，并有正常的性欲。如果肝郁气滞，男女均可出现性欲低下，男子还可见阳痿、早泄、不育等，女子则出现闭经、不孕等。若肝疏泄太过，男子可出现性欲亢进、阳强（阴茎异常勃起，茎体强硬，久而不衰，触之则痛，或伴有精流不止的一种病证）、遗精等，女子则出现月经不调等。所以，中医对生殖系统疾病的治疗，不仅重视肾，也重视肝。

2. 肝藏血

肝的另外一个重要功能是藏血，古人对这一功能的认识离不开解剖的观察。古人所描述的肝的解剖位置、形态以及重量等与西医的认识是基本一致的。

肝藏血实际上包括三个方面的内容：

（1）肝能贮藏血液。《素问·五脏生成》说："人卧则血归于肝。"唐代医家王冰在注释这句话时说："肝藏血，心行之，人动则血运于诸经，人静则血归于肝藏。"肝在中医又有血库、血室、血海之称。"人卧则血归于肝"，说明肝的保养需要有足够的睡眠。特别是晚上11时至凌晨3时这段时间，血液流经肝，如果人处于失眠状态或不上床休息，不仅会耗伤肝血，而且整个人的体力也会受到严重影响。

（2）肝能调节血量。《素问·五脏生成》中又说："肝受血而能视，足受血而能步，掌受血而能握，指受血而能摄。"也就是说，肝将血送到眼睛，我们才能看到东西，运送到脚，我们才能行走，运送到手，我们才能握紧拳头，运送到指尖，我们才能完成各种精细的动作。此外，古人已经认识到，当机体活动时，外周血量需要增加，肝能释放血液到外周组织；当机体静卧时，外周需要血量减少，血液要回流于肝。

（3）肝具有防止出血的功能。明代医家章潢在《图书编》中指出："肝者，凝血之本。"

其实对这三方面的认识，中西医学基本相同。现代生理学证实，人静卧时，肝脏的血流量可增加25%，整个肝脏系统包括静脉系统可贮存全身血容量的55%。当人体运动或情绪激动时，肝脏至少可提供1000～2000mL血液来保证足够的心脏排出量。有些人在剧烈的运动譬如百米冲刺后或情绪高度紧张、恐惧时，会出现面色发白、嘴唇发紫。这是由于心脏超负荷运转，血液供应不足，外周组织缺血缺氧所致。一般多休息一会儿就会恢复正常，在这过程中，肝调节血量的功能发挥了重要的作用。血浆凝血因子是止血过程所不可缺少的，而凝血因子大部分在肝脏内合成。此外，肝对毛细血管壁的通透性也有影响，各种因素影响到肝脏的造血及凝血功能，都会引起出血。

但是，中医对肝藏血功能的认识更重要的还是建立在其阴阳气血理论基础之上。前面我们讲过，肝气是主升主动的，很容易亢逆，酷似"武夫"，所以《黄帝内经》称肝为"将军之官"。肝贮藏血液不仅对肝本身有濡养的作用，而且对肝气、肝阳还有制约的作用，可以防止肝气、肝阳的过亢，这不就是阴阳的平衡吗？

肝血不足时，人体会出现两目干涩、视物昏花或夜盲（指夜间或白天在黑暗处不能视物或视物不清。因麻雀等某些鸟类是先天夜盲，所以，又叫雀目、雀盲、雀蒙眼）、筋脉拘急、肢体麻木、屈伸不利、指甲色淡等；女性可出现月经量少，甚至闭经。

肝的疏泄和藏血功能异常时，会引起一系列出血的病证。不过，这类出血往往具有急性、全身性的特点，一般没有虚的表现，多与肝气、肝阳、肝火的上亢有关。这与前面我们讲的脾虚引起的出血不同。而且，与肝有关的出血常常伴有情绪的剧烈波动，如大怒、暴怒等。

（二）女子以肝为先天

一般人都知道中医将肾称为先天之本，但中医里面还有一句话说"女子以肝为先天"，这是清代温病大家叶天士提出的。女性有两个先天，这其中有什么道理呢？

首先，前面我们讲肝主疏泄时讲过，肝主疏泄能调畅情志，能促进女性的排卵和月经来潮以及正常的性欲。其次，肝贮藏血液，为女性经血之本。再者，肝调节血量，能调节体内的冲脉和任脉，既能保证女性月经的正常来潮，又能在女性怀孕时有充足的血液孕育胎儿。所以很多人都说，女性是靠血养出来的，没有血，女性的幸福就是无米之炊了。

大量的调查发现，在女大学生、女白领以及更年期女性中，处于亚健康状态的人数占有很高的比例。这些人大多表现出情绪的焦虑、忧郁、烦躁，睡眠障碍，月经失调等症状，其实这些都与中医肝主疏泄、肝藏血的功能失调有着密切的关系。女性的特殊生理，如月经、妊娠等与肝的功能直接关联，而女性天生的敏感和多愁善虑常常会伤及肝气、肝血，所以，临床上对女性的很多疾患，中医妇科都特别注重调肝。经典名方逍遥散（丸）和四物汤（熟地黄、当归、川芎、白芍）是中医调肝的基本方，它们不仅能疏肝健脾理气、补血养血活血，而且对女性的精神心理具有良好的调节作用。

（三）肝胆相照

肝胆相照，肝与胆亲密无间。肝主疏泄调控着胆汁的贮藏和分泌，胆汁的分泌与排泄异常，亦会影响肝的疏泄功能。《素问·灵兰秘典论》中说："肝者，将军之官，谋虑出焉；胆者，中正之官，决断出焉。"什么叫"中正之官"呢？"中正"就是公正、果敢，不偏不倚。那么胆就像是人体内部的司法机构，负责做出公正的判断。

我们经常会说一个人胆大或胆小，其实，胆大胆小是胆气强弱的体现。中医临床上对于一些惊悸不宁、失眠多梦、胆怯易惊等病证常从胆论治。

谋虑和决断、勇敢与胆怯都归于人的精神意识思维活动。明代医家张景岳在《类经·藏象类》说："胆附于肝，相为表里，肝气虽强，非胆不断，肝胆相济，勇敢乃成。"肝胆相互配合，胆的决断以肝的谋虑为前提，使决而无误；肝的谋虑又有赖于胆的决断，使谋而有决。

（四）肝与自然的相应

下面我们谈谈肝与自然的相应。肝气与春气相通应，春天是阳气生发的季节，万物生机勃勃，表现出向上舒展生长的态势。所以，肝气是主升主动的，而且喜欢处在一种展放、宣畅的状态，讨厌被抑制和束缚。肝气在春季表现得尤为旺盛，对自身系统的调控更为积极，以适应外界环境的变化，这是同气相求。肝气升发蕴含着生生之机。

春季气候转温，风气偏胜，如人体出现眩晕、抽搐、两胁肋部胀闷疼痛、肢体屈伸不利、腹痛、呕吐腹泻等，都与风气偏胜有关。风是春季的主气，肝气又与春气相通，所以，这些病证的发生也与肝有关。中医说春多肝病。

由于春季生机勃勃，人体脏腑的功能活动开始变得非常活跃，精神状态容易表现出兴奋。但春季的气温、气压常常波动多变，人体大脑分泌激素也常出现异常，因此，人的情绪波动特别显著。既可以表现出抑郁，也可以表现出躁狂。春季是精神疾病的高发季节，民间常说"菜花黄，疯子忙"，就是这个道理。由于肝主疏泄对人体的精神心理具有重要的调节作用，所以，在春天特别要注重对肝的调护，而首要的措施就是保持心情的舒畅，对周围事物都能持有一个包容宽宥的良好心态，这本身就是一种"生机"的展现。

肾、膀胱

（一）肾为先天之本

大家对肾虚、补肾壮阳等中医术语已经耳熟能详了，特别是肾虚，更是为大家所津津乐道。因为只有中医会说肾虚，所以肾虚有时竟成了中医所谓的"招牌"。

其实，肾虚既是一个病理现象，也是一个生理变化。我们每个人都不可避免地走向衰老，衰老自然就会肾虚，这也就是所谓生理性的肾虚。至于病理性的肾虚就另当别论了。其实，除去先天性的肾虚外，只要你不作践自己，还真就不容易得肾虚。

很多人都知道，中医将肾称为先天之本，这是为什么呢？

前面我们讲过精的概念，精有狭义和广义之分。广义的精是人体一切精微物质的总称，包括先天之精和后天之精。狭义的精是指生殖之精，也可以表述为先天之精。先天之精禀受于父母，与生俱来，包括生命的原始物质以及从母体所获得的各种营养物质。中医讲的先天之精与现代生物学中所讲的绝大多数生物的遗传物质——DNA（脱氧核糖核酸）很类似。

先天之精在整个生命活动中起到了"生命之根"的作用，是生命的原动力。它必须依靠肾的封藏，所以肾被称为先天之本。

广义的精除了包括先天之精外，还包括后天之精。后天之精主要是指水谷精微，来源于饮食物，主要靠脾胃的运化功能而产生。

（二）肾藏精

肾与冬季相应，所以中医认为肾有封藏的作用，如同自然界的"冬藏"一样。肾藏精是既藏先天之精又藏后天之精。

肾的功能称为肾气，是以肾精为物质基础的，所以也叫肾中精气。中医将肾称为"水火之脏"，也就是说，肾阴和肾阳是一身阴阳的根本。肾阴和肾阳可以理解为肾气的两种不同作用方式，肾阴具有滋润和濡养的功能，而肾阳则具有温煦和推动的功能。

1. 肾气在人体生长、发育过程中的重要作用

肾气具有促进人体生长、发育和生殖的重要功能。我们一起来品读一下《黄帝内经》中一段精彩的论述。

《素问·上古天真论》说："女子七岁，肾气盛，齿更，发长；二七而天癸至，任脉通，太冲脉盛，月事以时下，故有子；三七，肾气平均，故真牙生而长极；四七，筋骨坚，发长极，身体盛壮；五七，阳明脉衰，面始焦，发始堕；六七，三阳脉衰于上，面皆焦，发始白；七七，任脉虚，太冲脉衰少，天癸竭，地道不通，故形坏而无子也。丈夫八岁，肾气实，发长齿更；二八，肾气盛，天癸至，精气溢泻，阴阳和，故能有子；三八，肾气平均，筋骨劲强，故真牙生而长极；四八，筋骨隆盛，肌肉满壮；五八，肾气衰，发堕齿槁；六八，阳气衰竭于上，面焦，发鬓颁白；七八，肝气衰，筋不能动，天癸竭，精少，肾脏衰，形体皆极；八八，则齿发去。"

这一段论述揭示了人体生长、发育以及衰老的自然规律以及肾气在生命历程中的盛衰变化及其重要作用，见图6-8。我们需要对这一段文字做一些解读。

（1）生命历程中有三个重要阶段，都与肾气的强弱有着密切的关系。第一阶段为生长发育期，即男子出生到16岁，女子出生到14岁。第二阶段为成熟壮盛期，即男子16～40岁，女子14～35岁。第三阶段为衰退期，即男子40～64岁，女子35～49岁。当然，"二七""三八""七七""八八"等不是精准的数字，只能是一个大概的推算。

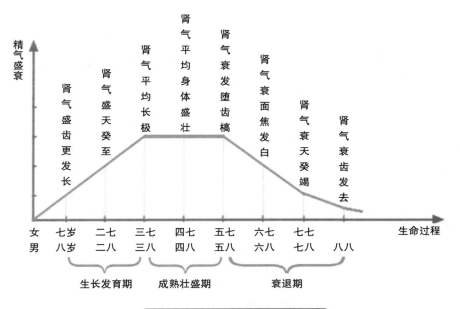

精气盛衰

肾气盛齿更发长

肾气盛天癸至

肾气平均长极

肾气平均身体盛壮

肾气衰发堕齿槁

肾气衰面焦发白

肾气衰天癸竭

肾气衰齿发去

生命过程

女 七岁 二七 三七 四七 五七 六七 七七
男 八岁 二八 三八 四八 五八 六八 七八 八八

生长发育期　　成熟壮盛期　　衰退期

图6-8　人体肾气的盛衰过程

接下来分别描述女性和男性生、长、壮、老、已与肾气强弱的关系。先说女性。

"七"：7岁时，肾气就开始旺盛，牙齿开始换了，头发开始生长。

"二七"：14岁时，因为有了天癸，任脉通畅，冲脉气血充盛，月经来潮，女性具备了生殖能力。

任脉是人体正中、正前方的一条经脉，能调节全身的阴经，并与女性的妊娠有关。冲脉被称为"血海"，能调节十二经的气血。冲脉起源于女子的子宫和男子的精室，然后上行，对女性而言，冲脉上到胸部就发散开来，女性乳房发育，出现第二性征；而在男性则千万不能停留散开，必须继续上行，环绕嘴唇，这样男性的第二性征胡须就长出来了。

"三七"：21岁时，肾气变得平稳，"真牙"也就是俗称的智齿，生长出来。

"四七"：28岁时，女性的筋骨坚强了，身体也最为强壮。

"五七"：35岁时，足阳明胃经和手阳明大肠经的气血开始减少，这两条经汇聚于头面部，女性开始出现面容憔悴，头发脱落，"黄脸婆"的噩梦开始了。女性面部出现的黄褐斑、妊娠斑等都与胃的功能失调有关。手阳明大肠经气血衰弱，还会导致便秘。很多女性在这个时期会出现便秘，便秘也是面部生斑的重要原因。

"六七"：42岁时，汇聚到头部的手足三阳经的气血进一步衰减，女性出现面色枯黄没有光泽，头发也变白了。

"七七"：49岁时，任脉和冲脉气血虚弱，天癸也没了，女性绝经，丧失了生殖能力。所以，49岁左右对女性而言，就是进入了更年期，身体开始衰老。

再说男性。

"八"：8岁时，肾气开始充实，头发茂盛，牙齿更换。

"二八"：16岁时，"天癸"出现了，男性也具备了生殖能力，男女和合，就能繁衍下一代了。

"三八"：24岁时，肾气平和，智齿开始长出来，身高也达到极限。

"四八"：32岁时，筋骨强盛，肌肉健壮。

"五八"：40岁时，肾气开始衰落了，具体的表现就是头发脱落。

"六八"：48岁时，头面部的手足三阳经气血开始衰少，脸色变得枯焦，头发也变得花白。

"七八"：56岁时，肝气衰微，筋脉气血运行迟缓，行动不便，天癸开始衰竭，肾的功能也衰退，形体各部分都出现衰竭现象。

"八八"：64岁时，牙齿、头发都脱落了，"天癸"彻底尽了，也就没有了生殖能力。

（2）齿、骨、发的生长状态以及生殖能力是观察肾气盛衰、判断人体生长发育状况以及衰老程度的客观标志。

（3）什么是"天癸"？"癸"在天干的第十位，和第九位的"壬"都属于水。"天"是先天的、与生俱来的意思，也代表是第一位的。中国古圣说"天一生水""一曰水"，水是第一位的，是生命之源。

肾属水，为先天之本，藏精，所以"天癸"就是从先天肾精中产生的，是肾气充足到一定程度的产物。一般认为，天癸是促进性发育和维持性功能（包括生殖功能）的一种精微物质。当然，男女的天癸在构成上是同中有异的，正是由于天癸构成的差异，才使青春期以后的男女形体向着不同的方向分化发育。

（4）为什么以"女七男八"为基数呢？早在2000多年前，我们的古圣先贤就发现了人体一生的生命周期，《黄帝内经》则发现了人一生五脏气血的盛衰和肾气盛衰、生命力、生殖力盛衰的周期。

其实，关于生命周期，《黄帝内经》提出了两种观点，一种是以十岁为周期，一种是以七岁（女）和八岁（男）为周期。以十岁为周期，是从五脏六腑气血的盛衰观察出来的生命周期；而以七岁（女）和八岁（男）为周期，则是从肾气和天癸的盛衰观察出来的生命周期。

以七岁（女）和八岁（男）为周期，是由肾气的盛衰以及天癸来决定的。这种划分周期的方法除了与人体本身正常的生理周期相吻合外，还与天道运行规律相符合。这个规律反映在洛书上，见图6-9。

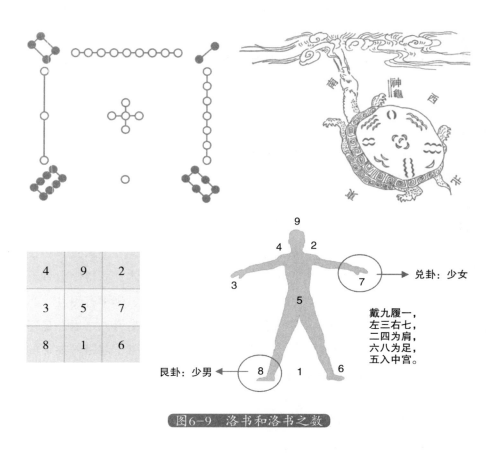

戴九履一，
左三右七，
二四为肩，
六八为足，
五入中宫。

兑卦：少女

艮卦：少男

图6-9 洛书和洛书之数

洛书，古称龟书，传说有神龟出于洛水，其甲壳上有此图像，结构是戴九履一，左三右七，二四为肩，六八为足，以五居中，五方白圈皆阳数，四隅黑点为阴数。洛书是中国古代具有阴阳五行结构及变化的时空象数图。

后人对九宫图编了一个口诀："戴九履一，左三右七，二四为肩，六八为足，五居中央。"也就是说，头上是九，下面是一，左边是三，右边是七，上面右角是两点，左角是四点，二和四如同在肩膀上，下面右角是六点，左角是八点，好像是两只足，五在中间的位置。

前人多认为，洛书与文王八卦相合，两者相配，七和八分别配的是兑卦和艮卦。在《周易》八卦中兑卦表示少女，艮卦表示少男。也就是说少女的数字是七，而少男的数字则是八，见图6-9。

《黄帝内经》男女周期数与文王八卦的数字是一致的。文王八卦的数字反映的是自然宇宙变动的规律，《黄帝内经》以七岁、八岁为一周期的人体生长规律符合了天道运行的周期，这就是天人相应。

对七岁和八岁还有另外一种解释，与《易经》有关。《易经》筮法中可得出"九""八""七""六"共4个数，奇数为阳，偶数为阴。其中，"九"为老阳、极阳之数，"六"为老阴、极阴之数。所谓老阴、老阳是指阴阳老成而接近于转折，"六""九"正是"九""八""七""六"这4个数的一头一尾。"七"为少阳之数，"八"为少阴之数，少阴、少阳则代表着生机初萌、发展之势正旺。男子属阳刚之体，阳得阴而长，故少阴之"八"数特别有助于男性；女子属阴柔之质，阴得阳而生，故少阳之"七"数特别有助于女子。明代著名医家张景岳在诠释《黄帝内经》时指出："七为少阳之数，女本阴体，而得阳数者，阴中有阳也""八为少阴之数，男本阳体，而得阴数者，阳中有阴也"。

"七""八"还被运用于古代的房中术。房中术是男人之术，是指一种性生活操作技术和原则。古人认为有七种不利于男子健康（损）的行房术和八种有益于健康的行房术，也就是所谓的"七损八益"。对男子而言，行少阴之数"八"法则益，行少阳之数"七"法则损。

（5）为什么《黄帝内经》对男女只讲到"七七""八八"而不再往下论述了呢？这是《黄帝内经》在告诉我们，先天精气具有时限性，并不能享用一生。男子到"八八"，女子到"七七"时，先天精气已经耗竭。

但这并不意味着生命的终结。人的寿数是由先天精气和后天精气共同决定的。在先天精气耗竭后，生命则受后天精气掌控。但后天精气孤掌难鸣，且其量也是有限的，而且在逐渐消耗直至用尽，所以也称作"残年"。

《素问·上古天真论》主要是在谈人的先天精气，所谓"天真"就有先天肾中精气的含义。肾精对人的生命活动和周期变化具有如此重要的影响，那么应当怎样保养体内的肾精呢？

最重要的就是要节欲。所谓"色字头上一把刀"。古书说："淫声美色，破骨之斧锯也。"色欲过度，就像是一把砍伐我们骨头的利斧。房事无度，必然耗散肾精。中国历代皇帝有400多位，很少有长寿的，平均寿命只有30多岁。"三宫六院七十二嫔妃"是古代皇帝的标配，美色当前，美女众多，有几个皇帝能坐怀不乱？"食色，性也"，不过享乐的代价只能是生命的夭折。

2. 肾精不足或肾精虚的常见表现

肾精不足或肾精虚会有什么样的表现呢？肾精虚可由禀赋不足，先天发育不良，或后天调养失宜，或房事过度，或久病伤肾所致。主要有两类表现：一类是小儿发育不良，出现"五迟"（立迟、行迟、齿迟、发迟、语迟）、"五软"（头颈软、口软、手软、足软、肌肉软）、身材矮小、智弱、囟门（音xìn mén，指婴儿出生时头顶有两块没有骨质的"天窗"，医学上称为"囟门"。后囟门一般在出生后3个月闭合，前囟门要到1岁半才闭合。人们常说的"天窗"或"囟门"主要是指前囟门）迟闭。一类是男子精少不育，女子经闭不孕，性功能减退或成人早衰，发脱齿摇，耳聋耳鸣，健忘恍惚，动作迟缓，足痿无力，精神呆钝等。

补肾填精是中医延缓衰老和治疗早衰早老以及促进小儿生长发育的重要手段。清代温病大家叶天士提出用"血肉有情之品"补肾填精，很有价值。人与动物都是血肉之躯，取象比类，以脏补脏，以形补形，这就是"有情"。相对于无情的草木而言，血肉有情之品能更好地滋补人体。

血肉有情之品成为中医对动物类补益药的固定描述用语之一，血肉有情之品特指具有补益强壮作用的动物类中药，此类药材主要来源于人或动物的某一组织器官或整体。补肾填精常用到的血肉有情之品包括牛骨髓、羊骨髓、猪骨髓、鹿茸、鹿角胶、阿胶、龟板胶、海参、海马、紫河车等。

（三）肾主水

　　肾除了有藏精功能外，还有主水的功能。肾主水是指肾具有主持和调节人体津液代谢的作用，这一功能的发现有着一定古代解剖学基础，而中医对肾的这一功能认识与西医也有相通之处。

　　我们前面讲过，人体的水液代谢与肺、脾等脏有关，但肾在其中的作用是决定性的，见图6-10。

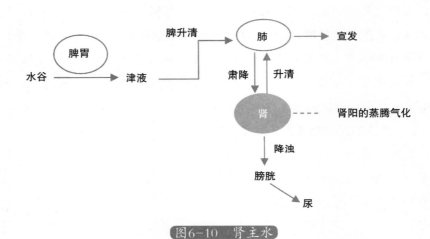

图6-10　肾主水

　　津液为阴，其运行代谢需要阳气的作用，所以，肾阳的蒸腾气化是关键。此外，肾阳是一身阳气的根本，因此，肾阳是水液代谢的重要动力。根据图6-10，肾的蒸腾气化其实就是肾的升清和降浊。

　　膀胱的主要功能是贮存和排泄尿液，但这种功能全赖肾的气化。贮尿要依靠肾气的固摄能力，排尿也要依靠肾气的推动和控制能力，所以中医说肾司膀胱开合。开，则使尿液顺利排出体外；合，则使水津保留于体内，维持体内水液量的相对恒定。

　　在水液代谢的众多环节中，尿量是机体自主调节水液总量的最重要的途径，肾的气化控制着尿液的生成和排泄。肾的蒸腾气化失常，可引起膀胱的开合失调，既可以导致尿少、水肿，也可以导致小便清长、尿量增多。老年人之所以出现夜尿多，主要是因为肾气的不足。

（四）肾主纳气

1. 肾主纳气的作用

说到呼吸，大家首先想到的脏是肺，但中医认为肾也参与了人体的呼吸运动，叫肾主纳气。肾主纳气是说肾具有帮助肺保持吸气的深度，防止呼吸表浅的作用。清代名医林佩琴在《类证治裁》中说："肺为气之主，肾为气之根。"这是中医对肾的"呼吸功能"的一种特有认识，这种认识显然不是从解剖得来的。那么它又是如何形成的呢？

首先，古人在长期的医疗实践过程中发现呼吸异常与肾有关，而且在临床上进行试探性地用药，医圣张仲景开创了补肾治喘的先河，代表方药就是金匮肾气丸，又叫桂附地黄丸。

肾与喘证的发生确实有着密切的关系。很多喘证患者，幼年发病，至发育期，随着肾气渐充，疾病可自愈。而很多有慢性咳嗽的人在进入老年期后，往往出现喘证，这是因为肾气的逐渐衰退。

古代导引术，也就是我们今天讲的气功，强调在修炼时要采用丹田呼吸，也就是腹式呼吸。古代气功家认为人在入静的状态下，呼吸的中心不在肺而在丹田，丹田的开合掌控着一呼一吸和气息的调节。采用腹式呼吸时，腹部膨胀然后向内回缩，四周的力向内集中，集中的这一点就是丹田。练功的人可以体会到气息经口鼻直出直入丹田，中间也没有阻碍，所以会产生一种感觉就是丹田呼吸不需要肺的参与，与肺的舒张收缩无关。

丹田位于脐下、小腹，即道家所谓"下丹田"。道家认为下丹田是人体聚气贮气的部位，也是元气之所在。导引可以使气归纳于丹田，有助于修炼精气神，特别是充养元气，对养生保健大有裨益，所以备受历代养生家所推崇。

古代医家通过在导引过程中对丹田呼吸的体验，认识到呼吸宜深入，清气宜下行，这样呼吸作用才能发挥到极致，才能达到充养元气的目的。肾被称为先天之本，内藏元气，中医对肾的认识与道家对丹田的认识颇为相似，由此，古代医家建立了肾主纳气的观点。

练武之人特别讲究气沉丹田，尤其是八卦掌，在绕圈行走时通过腹

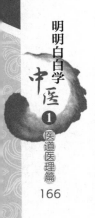

式呼吸把气沉入下丹田处。气沉丹田可以使内脏器官自然下垂，身体重心下降，有利于身体的稳固和发力，这就像是盖房子之前必须先打牢地基一样。武侠小说对大侠施展功夫翻墙越脊的描述通常都是大侠先提丹田之气，然后扭转身形，飞身上墙，跳跃腾挪，身轻如燕。可见，丹田气足才能发力。由丹田所发之力又称内力，是练武之人尤其练内家功法的人通过运用腹部肌肉（丹田穴附近）发力继而带动出全身力量的一种整体力量，这可是中华武术的精髓！一个练武之人平时若不能做到气沉丹田，到发力之时又想调动内力，结果只能是空空如也，提丹田气变成了提裤腰带。

肾具有封藏的作用，这种封藏作用体现在呼吸运动中就是能将气收住，使气不能无故上越，这也就是所谓的"纳气"。有了肾的纳气功能，我们的呼吸才能有深度，才能完成顺畅的深呼吸。肾的纳气作用很像是系住氢气球的绳子，有了绳子的牵制，气球才不会飘升。

2. 肾不纳气的表现

肾虚的情况下，纳气功能也会减弱，中医叫肾不纳气。一般会出现两类症状：一是活动能力、运动耐力下降，即动则气喘，活动后呼吸急促、浅短、频率加快，甚则张口抬肩，鼻翼扇动。二是呼吸模式的改变，即呼长吸短、吸气困难。

（五）肾者，作强之官，伎巧出焉

我们再谈谈对"肾者，作强之官，伎巧出焉"的理解。对于"作强""伎巧"的解释一般归纳为三种：①指男女的性功能和生殖机能。②"作强"指男性的动作强劲有力，"伎巧"指女性的聪明灵巧。③综合以上两种解释，即指体力、脑力以及男女两性的生殖能力。

肾中精气充盈，脑髓得养，则听觉灵敏，精力充沛，反应快捷；若肾中精气亏虚，脑髓得不到适当的充养，就会出现精神意识活动障碍。

肾藏精主骨生髓，所以肾气充盛的人，筋骨强劲，动作轻劲而精巧灵敏，同时生殖能力也正常。

我们推断"肾者，作强之官，伎巧出焉"是古人运用取类比象方法，对肾中精气对生殖、认知思维以及运动等功能所起的决定性作用的一种高度概括。

（六）肾与自然的通应

最后再谈一下肾与自然的通应。根据天人相应理论，"肾气通于冬"，肾气在冬季最为旺盛，但冬季也多肾病。肾藏精的功能在冬季旺盛，那么精气的消耗也会相应地减少，所以，在冬季人的生殖机能也是相对减弱的。

小肠

小肠是一个非常重要的器官，人体营养物质的吸收主要是在小肠完成。

小肠有受盛化物和泌别清浊两个功能。小肠首先接受经胃初步加工过的食糜，这是"受盛（chéng）"，然后进一步加以消化吸收，这是"化物"。在"化物"的基础上，小肠将已消化转变了的肠内容物，再分成清（水谷精微）和浊（食物残渣）两部分，将水谷精微吸收，把食物残渣向大肠输送，见图6-11，这就是"泌别清浊"。

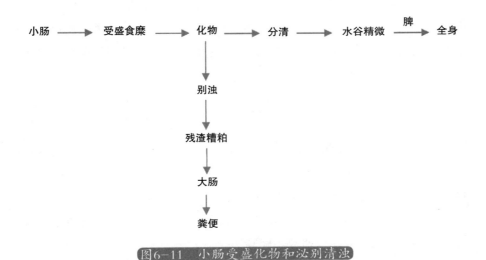

图6-11　小肠受盛化物和泌别清浊

不过，虽然小肠是人体重要的消化吸收器官，但中医实际上已将小肠的功能归属到脾胃，小肠的功能被看作是脾胃功能的具体体现。小肠的受盛和别浊是胃的受纳和通降功能的延续，而化物和分清则是脾运化升清功能的组成部分。

 大肠

（一）大肠的功能主要是传化糟粕

汉代王充在《论衡》一书中写道："欲得长生，肠中常清；欲得不死，肠中无滓。"也就是说每日要通行大便，或多通大便，才能健康长寿。晋代葛洪在《抱朴子》中指出："长生要清肠，不老须通便。"唐代名医孙思邈也说过："便难之人，其面多晦。"可见，人们很早就认识到"粪毒"对健康的危害。长期便秘的人，由于肠内毒素被吸收，便会出现面部发斑、食欲减退、腹胀、口苦口臭、烦躁易怒、失眠等症状。

（二）"魄门亦为五脏使"

大肠的末端是肛门，肛门在中医又被称为"魄门"，《黄帝内经》中有一句话叫"魄门亦为五脏使"，什么意思呢？就是说五脏的功能都会影响到大肠。肺气肃降、脾的运化和胃的降浊、肾的封藏以及肾阳对水液代谢的调控对大肠的传导功能影响最大。大肠的传导失常主要会导致泄泻、失禁以及便秘。

肛门，又可称为谷道，养生学提倡"谷道宜常提""气宜常提""撮提谷道"。因为"魄门亦为五脏使"，所以提肛可以调畅五脏的气血，对人体的养生保健具有重要的意义。提肛的具体方法为：在吸气的时候将意念集中于会阴，然后用力上提肛门，连同会阴一起向上提。此时，肛门会紧缩，然后逐渐随呼气放松肛门，如此反复5～7次。经常提肛可升提阳气，使气归丹田，温煦五脏而益寿延年，并能防治便秘、脱肛、痔疮、早泄、阳痿、遗尿、尿频等病证。

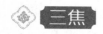 **三焦**

三焦是中医特有的一个脏腑名称，它是否存在，有形还是无形，都

产生过很多争议。

　　一般而言，我们可以将三焦理解成一个空间的概念。换句话说，三焦是人体内的三个大腔，包容着相应的脏腑，见图6-12。三焦的划分：横膈以上为上焦，主要脏腑是心、肺，横膈至肚脐为中焦，主要脏腑是脾、胃，肚脐以下为下焦，主要脏腑是肝、肾。这种部位的划分既有解剖的基础，又基于脏腑的功能。三焦是全身之气运行的通道，气化的场所，也是水液代谢的通道。三焦的整体功能就是五脏六腑功能的总括。

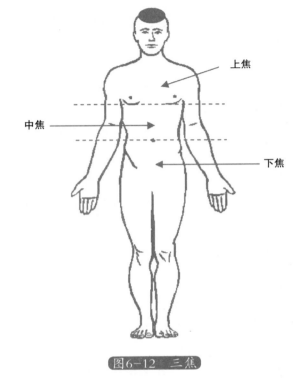

上焦

中焦

下焦

图6-12　三焦

脑

　　中医将脑归于奇恒之府，因脑内充满精髓，《灵枢·经脉》说："人始生，先成精，精成而脑髓生。"所以脑又被称为"髓海"。

　　尽管几乎没有对脑的解剖方面的认识，但中医明确了脑的存在并认识到脑的某些功能。

　　中医对脑的功能认识包括：①脑为元神之府，主宰生命活动。②掌控精神意识和思维。③主感觉、知觉和语言。④主运动。

　　中医的藏象理论是以五脏为中心的，因此，脑的功能也被分属到五脏，心主血脉、肾藏精、脾主运化升清、肝主疏泄都会影响脑的功能。中医对有关脑的病证也是根据具体的辨证结果，从不同的脏腑和气血状况入手治疗的。

五脏六腑功能归纳总结

中医主要脏腑的功能我们就讲这么多，下面我们通过示意图来对五脏六腑的功能进行归纳总结，见图6-13。

君主之官，主血，藏神
五行属火，在季应夏；在体合脉，
其华在面，在志为喜，开窍于舌，
在液为汗，与小肠相表里。

将军之官，主疏泄，主藏血，藏魂
五行属木，在季应春；在体合筋，其华在爪，在志为怒，开窍于目，在液为泪，与胆相表里。

相傅之官，主宣发肃降，主气司呼吸，通调水道，朝百脉，主治节，宣发卫气，藏魄
五行属金，在季应秋；在体合皮，其华在毛，在志为悲，开窍于鼻，在液为涕，喉为门户，与大肠相表里。

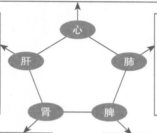

伎巧之官，先天之本，主藏精，主水，主纳气，藏志
五行属水，在季应冬；
在体合骨，主骨生髓，在志为恐，开窍于耳及前后二阴，其华在发，在液为唾，与膀胱相表里。

仓廪之官，后天之本，主运化，主升清，主统血，藏意
五行属土，在季应长夏；
在体合肌肉，主四肢，在志为思，开窍于口，其华在唇，在液为涎，与胃相表里。

图6-13　脏腑功能总结

☯ 形体、官窍、五液、五志、五华
——脏腑功能活动的外显

（一）形体、官窍、五液、五志和五华的内容

1. 形体

形体有广义和狭义之分，广义的形体是指所有具备一定形态结构的组织，包括头、躯干、肢体和脏腑。狭义的形体又称五体，是指皮、肉、筋、骨、脉五种组织结构。

明明白白学中医 ❶ 医道医理篇

170

2. 官窍

官，是指机体有特定功能的器官，如耳、目、口、鼻、咽喉等。窍，有孔窍、苗窍的意思，是人体与外界相通的窗口。我们通常将耳、目、口、鼻、咽喉称为五官；将耳、目、口、鼻称为七窍，加上前阴和后阴，称九窍。不过，中医讲的窍不止九窍，像汗孔（皮肤表面的汗腺开口）、毛孔（指毛囊口，是毛囊和皮脂腺的共同开口）也都属于窍。

官窍有什么样的功能呢？首先，官窍是体内外信息交换的窗口。外界的各种变化可通过官窍传入体内，而脏腑的生理病理变化也可直接反映到官窍上。其次，官窍是体内外物质交换的门户。比如，我们日常所进行的呼吸，还有吃、喝、拉、撒等。再次，官窍是邪气进出的通道。官窍又被称为"邪路"。外邪可通过官窍比如口、鼻等侵入人体，体内的邪气也可由官窍排出体外。

3. 五液

汗、涕、泪、涎、唾五种分泌物或排泄物被称为五液。

4. 五志

喜、怒、悲（忧）、思、恐（惊）五种情绪被称为五志。

5. 五华

面、毛、唇、爪、发被称为五华。五液、五志和五华都由五脏所化生。

形体和官窍虽然都是相对独立的组织和器官，都有各自不同的功能，但中医藏象强调以五脏为中心，因此，形体和官窍都从属于五脏，功能受制于五脏，由五脏所掌管。从观察形体、官窍、五志、五液、五华的外部征象，我们可以推知人体内在脏腑经络的气血阴阳的盛衰变化。

（二）形体、官窍、五液、五志与五脏的关系

形体、官窍、五液、五志与五脏的关系，见表6-2。

表6-2　形体、官窍、五液、五志与五脏的关系

脏腑	形体	官窍	五液	五志	五华
心	脉	舌	汗	喜	爪
肝	筋	目	泪	怒	面

（续表）

脏腑	形体	官窍	五液	五志	五华
脾	肌肉	口、唇	涎	思	四肢
肺	皮	鼻	涕	悲（忧）	毛
肾	骨、齿	耳、前后二阴	唾	恐	发

心在体合脉，其华在面，开窍于舌，在液为汗，在志为喜

（一）心在体合脉

脉就是血管，脉搏的状况可以反映心气的盛衰。当然，脉是全身的一个缩影，所以中医搭脉主要是诊查全身脏腑气血的情况，不仅仅是心。

（二）心其华在面

面部的色泽可以反映心血是否充足，也可以反映心的功能。比如，西医所说的二尖瓣面容，其特征是两颧及口唇紫红，像刚运动完一样，这类人往往是风湿性心瓣膜病二尖瓣狭窄患者。

（三）心开窍于舌

舌是语言器官，同时掌管着味觉。舌上有一层苔状物，叫舌苔。中医认为舌苔是由胃气熏蒸而成。察舌验苔是中医望诊的重要内容，察舌包括察舌的色泽、形状、质地、动态等，验苔包括视苔的颜色、厚薄、质地、分布等。正常舌象一般表现为"淡红舌，薄白苔"。

心火亢盛往往会导致口舌生疮，舌尖碎痛；心血瘀阻，舌上会出现瘀斑瘀点；心藏神的功能失常会导致舌卷、舌强（舌体僵硬转动不灵活）、语謇（说话不利索，甚至口不能言）或失语。舌同样是全身的缩影，所以中医望舌也是对全身状况的诊查。

（四）心在液为汗

汗液由津液代谢而成，血和津液来源相同，都源于水谷精微，所以中医说"汗血同源"。心主血脉，所以汗为心之液。

（五）在志为喜

喜是心情愉快的情绪表现，正常的喜笑有助于身心健康。"喜则气缓"，喜能缓和紧张情绪，使心情舒畅，气血和缓；但过度喜乐则会导致心气的涣散，出现精神情志的异常，范进中举就是活生生的例子。

人一碰到高兴事儿往往会摆酒设宴好好庆贺一番，但有心脏病的人却得小心了。因为过于高兴，心气已经开始涣散，如果再暴饮暴食，脾胃也承受不住了。火生土，火为土之母，也就是说心是脾胃的"妈"，儿子扛不住了自然要靠妈来扶持，结果心气更加亏虚，进而导致心脏病的急性发作，这就是乐极生悲了。

暴喜暴乐还会弄出人命。卡尔卡斯是特洛伊战争时期希腊最出色的预言家，一天，他在栽种葡萄藤时，另一个预言家正好经过并预言卡尔卡斯决不会喝到用他自己种的葡萄所酿成的酒。后来葡萄熟了，并酿成葡萄酒。卡尔卡斯特地请那位预言家一起来享用。正当卡尔卡斯举起杯子准备喝的时候，这个预言家又重复了他的预言，这让卡尔卡斯感到十分滑稽，因而大笑起来。由于笑得过于剧烈，卡尔卡斯突然感到窒息，喘不过气来，很快竟然停止了呼吸。他果然没能喝上用自己种的葡萄所酿的酒。其实，古今中外，有记载的现实生活中活活笑死的人可不在少数。

肝在体合筋，其华在爪，开窍于目，在液为泪，在志为怒

（一）肝在体合筋

筋，主要是指肌腱、韧带和筋膜。因为膝关节处聚集了较多的筋，所以中医说"膝为筋之府"。

筋的主要功能是连接和约束关节以及协助运动。肝藏血，可以养筋；肝血不足，筋失所养，可出现动作迟钝、肢体关节屈伸不利等症状。肝风内动，可出现动摇、震颤、抽搐等与筋有关的病变。

《黄帝内经》称肝为"罢极之本"，"罢"念作"pí"，是"疲"的意思，"极"是指极限、过度。肝为"罢极之本"是说肝主司运动，是

人体耐受和消除疲劳的根本。为什么中医会有这样的认识呢？前面我们讲过，肝主疏泄、藏血，肝不仅贮藏血液，而且可以根据生理需要对人体各部分血量的分配进行调节，以保证形体官窍发挥正常的生理功能。肝血充足则筋力强健，运动灵活，能耐受疲劳，并能较快地消除疲劳。

中医学里还有"宗筋"一词，宗筋除了是指多条肌腱筋膜集合汇聚之处外，还指男子的阴茎。"木曰曲直"，木性能屈能伸，阴茎就像木一样，需要用它的时候，它就很坚挺硬实；不需要它的时候，它又变得很放松绵软。西医讲这是神经的调节，而中医则认为这正是肝主疏泄功能的体现。中医临床治疗阳痿、阳强，起不来或软不下去，都得要疏肝调肝。

（二）肝其华在爪

爪，是指爪甲，包括指甲和趾甲。爪甲的营养来源与筋相同，所以中医说"爪为筋之余"。爪甲需要肝血的濡养，肝血充足与否，影响着爪甲的荣枯。肝血充足，爪甲会坚韧明亮，红润而有光泽；肝血不足，爪甲可变得软薄，色泽暗淡，甚至变形脆裂。

现在越来越多的人知道，指甲上有个"小太阳"，而且能预判健康疾病，是人体健康的晴雨表。所谓"小太阳"就是指在指甲下方五分之一处出现的一条白色弧形的痕迹，见图6-14。有些人每个指甲上都有，有些人则十个指甲上一个也没有。"小太阳"主要反映的是人体的气血状况，与体质有关，并受到营养、环境等因素的影响。万事无绝对，一般而言，"小太阳"少，说明体内阳气不足，身体容易疲劳，精神不振，消化吸收功能较差，容易内生瘀血、痰湿和肿瘤。"小太阳"偏大，超过五分之一，则说明体内有可能阳热过盛，容易上火，血压、血糖容易升高。

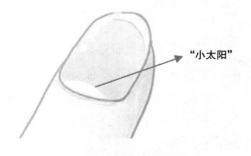

"小太阳"

图6-14　"小太阳"

（三）肝开窍于目

目，即眼睛。眼的白睛部分称为白眼（相当于球结膜和巩膜），黑睛部分称为黑眼（相当于角膜和虹膜），黑睛中央的圆孔称为瞳子、瞳神、瞳仁（即瞳孔），眼的内外角分别称为目内眦（zì）和目外眦，上下眼睑称为胞睑，俗称眼胞。

目是专司视觉的器官，视觉功能的发挥需要以肝血的濡养为基础。肝的阴阳气血失常常常反映于目。比如，肝阴肝血不足，则两目干涩，视物昏花不清或出现夜盲；肝经风热，则目赤痒痛；肝火上炎，则目赤肿痛等。临床上肝病患者出现巩膜黄染、视物模糊、眼睛干涩、眼疲劳、眼花、复视（一个物体可以看成两个或视物双影）等症状颇为常见。

前面我们讲过，眼睛也是全身的一个缩影，见图6-15，所以不是所有眼睛的问题都去找肝。比如，眼袋的问题，眼袋属于眼睑，眼袋的产生说明体内有水湿。水湿之所以会产生，主要与脾运化水液的功能有关。脾虚（气虚、阳虚）时，体内水湿不能正常排泄而滞留在体内从而形成了眼袋。

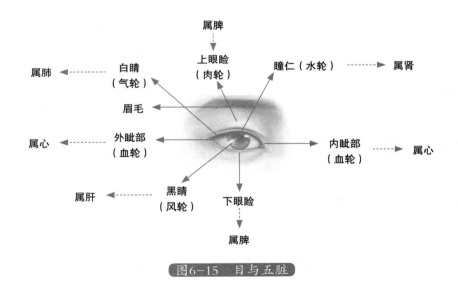

图6-15　目与五脏

中医还认为目为心神之窗。我们形容眼睛是心灵的窗户，目光炯炯而不呆滞，明眸善睐顾盼自如，眼神仿佛会说话，这些都是心神的外现。人一悲伤往往就会流眼泪，为什么？中医讲，哀则心动，目为心神之窗，眼泪的流出自然就是悲哀心情的外现啦。

（四）肝在志为怒

日常生活中，我们常常会说这样一句话："气得我肝疼！"大怒、暴怒以及郁怒都会使肝气上逆或肝气郁结，所以说怒伤肝，"气得肝疼！"。中医将肝称为将军之官，肝气是很容易疏泄升发过头的，"怒则气上"，暴怒、大怒的情况下，肝气上逆，这是"发怒源于肝"的道理之所在。气一旦上逆，血也会跟着上逆，所以，大怒时会表现出面红目赤，有些人气得吐血，甚至昏厥不省人事。愤怒会使人的呼吸急促，血液内红细胞数急剧增加，血凝加快，心动过速，这样不仅会损伤心血管系统，更会影响肝脏。易怒的人患冠状动脉粥样硬化性心脏病的可能性比一般人高6倍，患肝脏疾病的可能性比一般人高8倍。

所以，生气的时候我们该哭就哭，该吼就吼，这样肝气就有所发泄而不会郁结在里头。有时气得大哭，也不是一件坏事。一旦气得哭了出来，肺气就旺盛起来了，金克木，肝气也就被平了下去。所以有些人一生气或闷闷不乐时，总喜欢找个没人的地方大哭一场，哭完之后反倒觉得舒服多了，这就是《黄帝内经》里说的"怒伤肝，悲胜怒"。当然，更为重要的是我们遇事要学会控制好情绪，如果自己总像个炸药包，动辄发飙，日久必定伤肝，还可引发多种病变。

> 脾在体合肌肉，主四肢，其华在唇，开窍于口，在液为涎，在志为思

（一）脾在体合肌肉，主四肢

中医所讲的肉，包括肌肉、脂肪和皮下组织。肌肉，古代叫"分肉""赤肉"，而皮下脂肪则叫"白肉"。

肌肉的主要功能一是保护内脏，二是进行运动。脾胃为气血生化之源，全身的肌肉都需要依靠脾胃所运化的水谷精微来濡养，才能发达、

丰满和健壮，所以中医说"脾主身之肌肉"。

肌肉瘦削，无力劳作，甚至萎废不用，中医称之为痿证。重症肌无力患者出现眼睑下垂，无力升举，中医叫睑废，就属于痿证。中医临床对痿证的治疗主要是从脾胃入手，采用健脾益胃的方法，多使用大剂量的补气升提的中药如黄芪、五爪龙、升麻等。

四肢，又称"四末"。四肢主要由肌肉、筋脉、骨骼等组成，脾胃所运化的水谷精微是四肢运动的能量来源，所以中医说"脾主四肢"。脾主升清，精微物质布散于四肢，则四肢营养充足，活动轻劲有力；若脾虚，精微物质不能布散于四肢，四肢失养，则会出现倦怠乏力。

（二）脾其华在唇

口唇的色泽主要可以反映气血是否充足以及脾胃功能是否健全。口唇红润光泽则气血充足，脾胃功能健全；口唇淡白无光泽，或微黄无华，则说明脾失健运，气血亏少。

（三）脾开窍于口

脾开窍于口，包括食欲和口味两方面。脾气健旺，则食欲旺盛，口味正常，吃嘛嘛香；脾失健运则食欲不振，口淡乏味。脾虚有湿，则会出现口甜、口黏、口腻；有时火热潜伏于脾中，仿佛是土中有火，则会发生口疮和口糜（口腔肌膜糜烂成片，口气臭秽）。口苦与胆汁上逆和胃热有关，胃气上逆，腑气不通，则往往出现口臭。

（四）脾在液为涎

涎和涎均为口腔分泌物，又叫口液、口水、口津、唾沫、唾液。质地清稀、流动性大、流出口腔者为涎。涎具有保护黏膜、润泽口腔的作用。一般进食时涎分泌较多，有助于食物的消磨和吞咽。中医认为涎由脾气化生，脾胃不和或脾虚时，则涎的分泌会增加，可出现口淡乏味、涎流不止的症状。有些人常为睡觉流口水所困扰，其实睡觉流口水的原因有很多种，一般也不是什么大问题。从中医角度看，成年人睡觉流口水可能是脾胃功能失调的一种表现，体内有水湿停留或胃内有热。

（五）脾在志为思

在志为"思"的"思"不是指思维活动，不是认知，而是指在所思问题不解、事件未决时所处的一种思（忧）虑不安的情绪状态。"思则气结"，思虑过度最容易伤脾，使脾胃升降失常，气机阻滞，常出现纳呆、脘腹胀满、便溏、失眠、倦怠乏力等症状。

肺在体合皮，其华在毛，开窍于鼻，在液为涕，在志为悲

（一）肺在体合皮，其华在毛

皮包括皮肤、毫毛、腠理、汗孔等。皮肤上的汗毛称为毫毛；腠理一般是指皮肤和肌肉之间的空隙、纹理；皮肤上还有许多汗孔，中医又称之为"玄府""气门"等。

1. 肺和皮肤的关系非常密切

皮肤的功能包括防御外邪、调节津液的代谢、稳定体温以及辅助肺进行呼吸。

皮肤是人体抗御外邪的第一道防线，皮肤上的腠理具有开合作用，腠理一开，汗液随之排出，体温也会下降；腠理一闭，汗液无法排出，体温随之升高。但这里也有一个平衡的问题，比如，体温过高需要降温，腠理就要打开，通过汗液的排泄起到降温的效应。但腠理一开，外邪又容易侵袭我们人体，所以，腠理的正常开闭、汗液的正常排泄以及维持正常的体温这三者需要协调平衡。

中医讲"肺主（合）皮毛"，这说明肺和皮肤的关系非常密切，为什么呢？

如果从西医胚胎学角度而言，肺和皮肤均从外胚层发展而来，现代进化论的观点认为，对于比较低等的动物，皮肤的呼吸作用很重要，肺正是生物进化过程中适应内呼吸而产生的特化的皮毛。

从中医角度而言，肺主宣发，可以将水谷精微布散到皮毛，使皮肤滋润，毫毛光泽。而且，肺还能将卫气宣散到体表，成为皮肤防御功

能的重要组成部分。此外，我们前面讲过，卫气具有调节腠理的开合和控制汗液排泄的功能，因此，肺气不足，不能布散水谷精微和卫气到体表，那么皮毛不仅枯燥憔悴，而且防御外邪的能力也下降，人体表现出容易出汗和经常感冒。

皮肤上有诸多的孔窍，这些孔窍正常的开合可以辅助肺进行呼吸，所以，《黄帝内经》又称汗孔为"气门"。此外，体表的皮毛受寒邪侵袭，就会影响肺气的宣发肃降，导致咳嗽和咯痰。

2. 腠理的开合与汗液的排泄

汗液的排泄与腠理的开合有关，中医在养生方面非常注重调节腠理的开合与汗液的排泄。就一天而言，从早晨到中午到下午再到晚上，腠理的开闭是有规律的，由逐渐开放到完全开放再到逐渐闭合最后到完全闭合。就一年四季而言，春天生发，腠理逐渐开放，但不可大量出汗；夏天生长，气候炎热，腠理完全开放，人体需要出汗，这不仅是人体自我调节体温的一种方式，而且，通过出汗可以将我们体内有害的、无用的物质排泄出去，就好像麦子抽穗一样，这也是为秋收做准备；秋天内收，腠理逐渐闭合，人体出汗减少，营养物质开始收敛在体内；冬天贮藏，气候寒冷，腠理闭合，出汗大量减少以维持体温的恒定，同时将秋天收敛来的精华藏于体内，为来年的春生做准备。

就汗液的排泄而言，一年四季中夏季尤为关键。如果夏季不出汗，体内的垃圾排不出去，秋天的营养物质就收不进来，人体所需要的精华就会不足，到了冬天也就无物可藏，来年更无精华可以升发，抗病能力自然下降。所以，有些人一到春天就不停地感冒发烧，与流感特别有缘，实际上是上一年埋下的祸根。

如此看来，夏天整日待在空调房里绝非明智之举，应当多出点汗。此外，我们要弄懂"补"和"泻"的关系，俗话说"秋冬进补"，但"补"之前你是否"泻"了呢？如果夏天不去"泻"，也就是出汗，那你秋冬季整天吃燕窝鱼翅也是白搭，只能是加重脏腑的负担，在体内制造新一轮的垃圾。

对于出汗，中医特别强调，不管以何种方式出汗都不要出大汗，所以夏天出汗也绝不是大汗淋漓几近虚脱。夏天出汗相对较多，在运动出汗的同时应及时补充水分，这也有助于体内的新陈代谢。汗是津液所化，我们前面讲过津液是气的载体，所以，汗出得越多，气也就丢失得越多。有些人泡脚喜欢泡得周身大汗，如果是这样，那不仅是白泡，而且适得其反。泡脚泡到微微出汗即可。记住，大量的出汗对身体是非常不利的。

（1）说到出汗，日常生活中有很多人会出现自汗和盗汗的现象。什么是自汗呢？自汗就是不自主地出汗。自汗的原因一般有以下几种情况：一是气虚，气的固摄功能不足。这类人常常容易疲倦乏力，精神不振，气短，懒得说话，声音也比较低微，稍微一活动就出汗、气喘，而且也容易感冒。这类人适合用的中成药就是玉屏风散。二是胃火旺。这类人往往大汗淋漓，口渴饮水多，口气重，时不时还有便秘。这类人需要清胃火生津液，中医所用的代表方剂就是医圣张仲景所创的白虎加人参汤（生石膏、知母、粳米、甘草、党参）。三是虚阳上越。也就是说阳气不在身体下面藏着而是浮起来了。阳气为什么会浮起来呢？因为阳气虚了，这同越轻的东西越往上浮，越重的东西越往下沉是一个道理。这类人的出汗往往集中在头、颈部，而且一喝酒吃肉或吃辛辣之品时就特别严重。中医对这种出汗往往采用补阳、潜阳和收敛的方法，像附子、龙骨、牡蛎、龟板、山萸肉等都是常用之品。

（2）什么又是盗汗呢？盗汗就是睡觉时出汗，睡醒汗止。古代医家形容这种出汗就像在人们熟睡时盗贼偷偷出没一样。盗汗与卫气有着密切的关系，卫气是人体阳气的一部分，人睡觉时卫气行于体内，睡醒时，卫气行于体表。阴虚可以引起盗汗，因为睡觉时卫气行于内，对体表的固摄作用减弱，阴虚可以产生内热，内热又可以逼津外泄，体表固摄不住，所以出汗。醒来后，卫气又行于体表发挥固摄作用，所以出汗停止。

阳虚也可以导致盗汗，这主要是因为卫气不足。睡觉时，卫气行于体内，体表的卫气更加虚弱，腠理开放，汗液排泄而出现盗汗。

小儿盗汗是家长们特别上心的一件事。其实，小儿盗汗应区分是生理性的还是病理性的。小儿新陈代谢旺盛，但植物神经调节功能尚不健全，如果睡前小儿活动过多过于兴奋或进食过多，睡眠时，小儿的汗腺分泌就会增加，导致出汗，这些都是正常现象。但如果是因为缺钙或结核病阴气的盗汗就是病理性的盗汗了。作为家长，应仔细观察小儿整体情况并及时咨询医生做出正确判断。

对小儿盗汗，无论是生理性的还是病理性的，都要注意补充水分和盐分。但更为重要的是，家长应对小儿进行有计划的体质锻炼，如日光浴、冷水浴等。增强体质，提高适应能力是消除小儿盗汗的根本办法。

还有一类人经常手足心出细汗，或发冷，或发热，或发黏，严重者出汗时手足像被水洗过一样，汗滴不止。中医治疗这类出汗还是着眼于阴阳气血，除了内服中药外，还采用外洗的方法，坚持一段时间会取得良好的效果。但如果碰到手汗症，则治疗起来就会棘手很多。手汗症是因不明原因的交感神经过度紧张，例如紧张、兴奋、压力或夏天高温造成手掌排汗异常增加所致。调查显示，青年人中约有0.3%的发生率，不分男女都有可能，而且有较高的家族遗传性。这类人大部分自孩童时就出现手汗，到青春期时更为严重。对手汗症的治疗，西医的最佳方案是手术，即切断部分胸交感神经，但手术后的一些后遗症往往让人难以接受。中医内服外用的综合治疗对减轻症状还是有一定效果的。

3. 要想皮肤好，肺气要养好

中医讲"肺主皮毛"，所以对一些皮肤病如皮肤瘙痒、皮肤过敏、痤疮（青春痘）、脂溢性皮炎、银屑病等，中医常常从肺来论治。而对皮肤的美容，中医则强调"要想皮肤好，肺气要养好"。

（二）肺开窍于鼻

1. 鼻

古人认为人在胚胎期最先生出的器官是鼻，所以，中国人将先祖、某一学派或某一行业的创始人、最早出现的某一事物都称为"鼻祖"。

"鼻"字的本字为"自"字。东汉许慎在《说文解字》一书中说："自，鼻也，象鼻形。"也就是说，"自"是一个象形字，其本义就是指鼻子。由于人们在说到自己的时候经常会指着自己的鼻子，所以"自"的字义后来逐渐演变为第一人称代词"我"和"自己"。

鼻，又被称为"明堂"，鼻的上端连于额部，两目之间的部分称为

"山根"，鼻头叫"鼻准"，鼻梁叫"天柱"。

鼻是呼吸之门户，是清浊之气出入的通道，又能司嗅觉和协助发音。鼻与肺直接相通，所以说"肺开窍于鼻"。

鼻的问题如鼻塞、鼻衄（音nù，鼻出血）、鼻涕异常、嗅觉异常等往往与肺有关，而外邪从口鼻而入，肺又是首当其冲受到影响。

鼻与脾胃的关系也非常密切，脾胃在五行中属土，位居中央，而鼻也在面部的中央，所以在中医诊断学面部色诊中，鼻可以反映脾胃的功能。鼻头也就是鼻准，属脾，当脾经有热时，鼻准会变得红赤。此外，中医临床对于鼻腔干燥，鼻黏膜萎缩，容易感冒鼻塞，嗅觉失灵，经常鼻流清涕，或发生鼻衄等病证采用健脾益气的方法治疗，往往取得良好的效果。

2. 人中穴

人中是指鼻尖下唇上的那条凹形小沟，即位于上唇中线的垂直沟。人中穴位于人体鼻唇沟的中点，是一个重要的急救穴位，见图6-16。人中又叫"寿宫"，在面相学中是非常重要的一个部位。中国古代看面相要看"一凸起，一凹进"，这个"一凹进"就是指人中，而"一凸起"则是指鼻子。

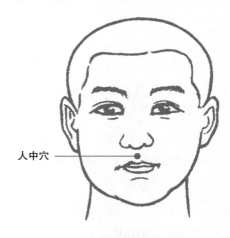

人中穴

图6-16 人中穴

人中是人体督脉、任脉和冲脉三条经脉汇聚的地方，是气血交通的沟渠。如果一个人气血充足的话，人中是又长又宽的，而且比较深，这是长寿之相。

人中是人体阴阳交汇之处，所以掐人中（穴）可以对昏厥之症进行急救。当中风、中暑、中毒、过敏或手术麻醉过程中出现昏迷、呼吸停止、血压下降、休克时，可以用食、中两指端置于拇指面，以增强拇指的指力，用拇指端按于人中穴向上顶推，行强刺激，以每分钟20～40次为宜，可使患者很快苏醒。为什么掐人中（穴）可以使昏厥的人很快苏醒呢？西医认为掐人中能升高血压和影响呼吸，中医则认为掐人中可以使阴阳交通。

3. 咽喉

咽喉是连接口腔与肺胃之间的通路。咽喉是由咽和喉两部分组成，咽的功能是进食，而喉的功能是行呼吸和发声。

喉是肺的门户，是清浊之气出入的要道。外邪侵袭到肺，可以导致咽喉肿痛和声音嘶哑或失音，中医管这种情况叫"金实不鸣"。

这个"金"不是指肺，而是指钲（古代一种形似钟的乐器）或锣。古时两军作战，击鼓则进，鸣金则退。鸣金实际上就是敲钲或敲锣。为什么敲钲和敲锣会产生声响？因为钲体和锣体都是用响铜（一种合金，由铜、铅、锡按一定比例混合炼成，含锡量10%～20%，可制乐器）制成，所以有"响器"之称。钲体和锣体不可能是实心的，如果像秤砣一样是个大铁块，那是敲不响的。

"金实不鸣"实际上是说钲体和锣体都变成了实心的大铁块，自然就发不出声了。中医用"金实不鸣"来形容声音嘶哑或失音，是想说明这种声音嘶哑或失音是由风寒风热外邪侵袭所致，是一种实证。

如果肺肾气阴耗伤，虚火内生，也会导致咽喉肿痛和声音嘶哑或失音，这种情况中医又叫"金破不鸣"。这个好理解，钲体和锣体破了，发出的声响自然很难听甚至敲也敲不响了。我们平时不是管那些声音不好听，唱歌时声音嘶哑，高音唱不上去的人叫"破锣嗓子"吗？中医讲的"金破不鸣"属于虚证。

咽主进饮食，所以可以反映脾胃的功能。脾胃升降功能失常，可以导致吞咽不利、嗳气呕逆等。

咽喉与肝的关系也很密切。一些人心情郁闷不爽时，常常会觉得有东西堵在咽喉里，吞也吞不下，吐也吐不出，去医院检查没发现有什么异常。这种情况是由于肝气郁结所致，中医形象地称之为"梅核气"，就是说有一个像梅核大小的东西堵在咽喉。梅核气在西医可能被诊断为咽异感症、咽神经官能症、咽癔症、癔球。梅核气的症状也多见于一些慢性咽炎患者。对梅核气的治疗，中医注重疏肝解郁、理气化痰，根据具体情况还会采用心理疗法。

咽痛一般多与热毒有关，这属于"实火"，对这种咽痛采用清热解毒的中药或喝凉茶都会有好的效果；但有些人的咽痛反复发作，而且常常有腰酸、心烦、性欲亢进的情况出现，这就不是热毒的问题了，而是由于肾阴不足，虚火内生所致，这就属于"虚火"。由于肾经到达咽喉，所以肾阴不足虚火上炎可引起咽痛。对这类的咽痛用清热解毒药或用清凉冰爽的含片或喝凉茶，不仅没用而且适得其反。应当一方面养阴生津，另一方面则要将虚火引下来，中医叫"引火归元"。还有一些人咽痛反复发作，平时怕冷，爱喝热水，喝完之后咽痛减轻，这种情况多是阳虚，也不能用清热解毒的药，应注重补阳和"引火归元"。

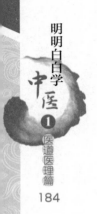
（三）肺在志为悲

肺在志为悲，"悲则气消"，过度悲忧可以使人意志消沉，机体抗邪能力下降，肺容易被邪所侵袭，所以说"悲忧伤肺"。肺虚的人也大多伴有情绪低沉，长期处于极度悲伤和忧戚状态的人，肺虚和严重的肺部疾病的发生率会有所提高。《红楼梦》里的林黛玉就是"悲忧伤肺"最好的例证了。

肾在体合骨，主骨生髓，其华在发，开窍于耳及前后二阴，在液为唾，在志为恐

（一）肾与骨、髓、牙齿、头发的关系

1. 肾在体合骨，主骨生髓

骨，泛指骨骼。骨中有腔隙，内藏骨髓。《素问·脉要精微论》说："骨者，髓之府。"由两块和两块以上的骨借助筋膜等的连接，组成有活动机能的机关叫"关节"。

骨骼的功能一是维持体形，负荷体重，二是保护脏器，三是支撑运动。

肾主骨，是说肾所藏之精可以化为髓，髓又充养骨，骨骼的生长、发育、修复等，都有赖于肾精的滋养。小儿囟门迟闭，骨软无力，迟立迟行等，多是因为肾中精气不足；老年人骨质疏松，脆弱易折或骨折后

不易愈合等与肾精渐亏有关。所以，临床上中医治疗骨发育不良、骨质疏松或骨折难以愈合，多采用补肾填精之法。

2. 齿为骨之余

中医认为齿与骨同出一源，所以说"齿为骨之余"。牙齿的生长、坚固、替换、枯槁、松脱等，都与肾精的盛衰有关。

"牙好胃口就好，吃嘛嘛香"，牙好能促进脾胃的运化功能，使我们摄入足够的营养，产生充足的水谷精微，这同样有利于肾藏精的功能。养生学家认为叩齿可以起到固肾的作用，提倡三餐饭后，上下叩齿36次，天天坚持可以收到固肾坚齿的功效。还有一些人认为小便时咬前牙，大便时咬后牙，且闭口不说话，能起到固肾的效果，这也是不无道理的。

牙齿与胃、大肠的关系也很密切。足阳明胃经和手阳明大肠经分别入上、下牙龈，所以上牙痛时，可以针刺或使劲掐住胃经上的穴位如足三里、内庭等，下牙痛时可以针刺或使劲掐住大肠经上的穴位如合谷穴。

一般而言，牙龈的急性红肿热痛、出血等多属胃热；而牙齿过早地松动或脱落、牙龈慢性松浮肿胀、渗血，多属肾虚。

3. 肾其华在发

头发的生长全赖精血，肾藏精，肝藏血，所以头发的生长与脱落、润泽和枯槁都与肾精、肝血有着密切的关系，中医讲"肾其华在发""发为血之余"。

对于脱发、头发变白、头发枯萎无光泽等，中医会着重考虑肝肾两脏精血的不足。但精神因素如高度紧张或思虑过度也会导致脱发或头发逐渐变白。春秋时期楚国伍子胥为躲避楚平王的追杀逃至昭关，为过昭关一夜之间愁白了满头青丝。"一夜之间白头"也许是一种凸显悲情的文学创作，但忧愁悲伤和精神刺激确实可以使黑色素形成减少，使头发逐渐变白。

4. 肾与骨、髓、发密切相关

肾与骨、髓、发的关系我们可以简单归纳一下，见图6-17。

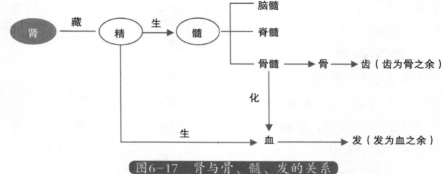

图6-17 肾与骨、髓、发的关系

（二）肾开窍于耳及前后二阴

耳为清阳之气上通之处，属清窍之一。耳的主要功能是司听觉。人体各部位及脏腑在耳郭上都有相应的反映区，在反映区上出现的敏感点，称为耳穴。这部分内容我们在前面已经讲过，这里就不再重复了。

肾精充足，耳窍得到濡养，表现为聪慧；肾精亏虚，耳失所养，则可出现耳鸣耳聋。老年人听力下降多与肾精衰减有关。

中医讲"耳为宗脉之所聚"，也就是说很多条经络都到达耳，最为重要的两条经是手少阳三焦经和足少阳胆经。耳与心、肝胆、脾胃都有着密切的关系。心血暗耗，心神不宁会出现幻听、耳鸣或耳聋；肝胆气逆，升发太过，可导致耳鸣或暴聋；脾胃气虚，气血生化不足，耳窍失养，亦可出现耳鸣耳聋。此外，突然强烈的精神刺激也会导致耳的暴聋。中医诊断学中对耳鸣的特点有两种描述，一种是耳鸣如蝉，也就是说耳鸣像知了叫一样，这多属肾虚；另一种是耳鸣如潮，也就是说耳鸣像潮水声，如闷雷滚动一样，这多是肝胆火旺。

前阴是男女的外生殖器和尿道的总称，后阴即肛门。肛门我们在前面讲大肠时已讲过。我们回顾一下前面讲肾时，已经强调人体生殖机能的发育成熟需要依赖肾中精气，尿液的正常排泄也需要依靠肾阳的气化功能。此外，肝主疏泄功能对生殖功能的发挥也具有重要的影响。

（三）肾在液为唾

唾与涎一样，为口腔中分泌的一种液体。质地黏稠、流动性小、需吐而出者为唾。唾为肾精所化，咽而不吐，有滋养肾中精气的作用。若多唾或久唾，则易耗伤肾中精气。所以，古代养生家以舌抵上腭，待唾液满口后，慢慢咽下以养肾精，此法被称为"饮玉浆"。

（四）肾在志为恐

"恐则气下"，当人遇到恐惧惊吓时，往往会出现下肢发软，几乎站不起来，甚至大小便失禁，这是因为恐惧惊吓会使人体肾气的固摄和封藏功能减弱，导致大小便失禁、滑精、阳痿、堕胎早产等。肾虚的人往往由于体内阳气的不足而对周围的事物容易表现出恐怯畏惧，这就是中医所说的"恐伤肾"。

"惊则气乱"，惊吓不仅伤肾，还可以使心气紊乱，出现心悸、失眠、心烦、气短，甚则精神错乱等症状。

恐惧是一种本能反应，产生恐惧反应的目的是告诉机体尽快对所遭遇的威胁采取有效的措施，迅速摆脱、逃避这种伤害。但是，倘若惊恐过于激烈，或者恐惧持续时间过长，超过了人体所能调节的程度，恐惧就成为一种致病因素，对机体构成危害，严重者可因惊恐过度而丧命。

如果要很好地保养肾气，就最好不要看恐怖片或玩恐怖游戏。孔子说"子不语怪力乱神"，怪、力、乱、神是很伤肾气的。

要尽量避免和排解恐惧所造成的伤害，我们一方面要努力保持淡定，另一方面可以使自己反复面对所害怕的东西，逐步降低恐惧感，这是一种行为疗法。"杯弓蛇影"是《晋书·乐广传》所记载的一段真实故事，后成为成语，比喻有人疑神疑鬼，把不真实的事情当真，产生恐惧。这个成语故事中的主人采用心理暗示的方法帮助客人消除了恐惧。

知道了"恐伤肾"，我们就不能去故意恐吓整蛊别人，人吓人可是会吓死人的哟。

头、胸胁

中医称头为"诸阳之会"，也就是说头为全身阳气汇聚的地方。手足的三阳经循行交汇于头部。

解剖学的心肺居于胸腔，膈为一向上隆凸的薄肌，位于胸、腹腔之间，将胸腔与腹腔隔开。古时将心下部位称为膏，心下膈上部位称为肓（音huāng）。战国时，晋景公病得厉害，他派人去请秦国的名医秦缓。秦缓还没到之前，晋景公做了一个梦。他梦见病魔变成了两个小孩，其中一个小孩说："那个医生就要来了，听说他的医术很高明，我们躲到哪里去呀？"另一个小孩说："不用怕，只要你我分别躲到患者的肓的上面和膏的下面，医生的医术再高明也没办法。"很快，秦缓到了晋国，为晋景公诊查一番后很失望地说："您病得很厉害，并且邪已进入膏肓，膏肓是药力达不到的地方，我实在无能为力。"秦缓说的话跟景公的梦完全吻合，晋景公既惊讶又佩服。不久，晋景公真的死了。这就是成语"病入膏肓"的出处。病入膏肓是指病情极重，无法医治，也比喻情况严重，无法挽救。

胸部两乳正中间的部位叫膻（音dàn）中，是宗气积聚的地方，又称为上气海穴。

对女性而言，乳房是胸部非常重要的器官。中医认为女性乳房是冲脉散于胸中所形成的，冲脉又被称为"血海"，所以乳房是血的储备仓库，乳汁也就是由血所化。

有许多条经络到达乳房，一般而言，男子乳头属肝，乳房属肾；女子乳头属肝，乳房属胃，故乳房的疾病与肝、胃二经以及肾经、冲任二脉关系最为密切。

女性乳房离不开气血二字，肝主疏泄，脾胃为气血生化之源，所以肝、胃功能正常，气血充足畅通是女性乳房保健的根本。女性最常出现乳房胀痛，特别是在月经之前，往往与肝气郁结、气滞血瘀有关。中药逍遥散或加味逍遥散是女性调经、消除乳房胀痛的首选之品。

在中医诊断学中，询问患者胸部有无异常感觉，主要是了解心肺的状况。若有胸闷、心悸、气短脉弱者，多为心气不足；若有心胸憋闷刺痛或绞痛，并能放射到左肩背，时发时止者，多为心血瘀阻；若见胸闷咳喘，气少呼吸不利，声音低微者，多为肺气虚损；若见胸痛、发热、咳痰黄稠或咳吐脓血者，多为痰热蕴结于肺。

胁是对人体侧胸部，由腋部以下至第12肋骨部分的统称。肝居胁下，胆依附于肝，肝胆之经络循行分布于胁，肝经由下循胁而上，胆经由上循胁而下。所以，胁部的疾患多属肝胆及其经络的病变。

　　一般而言，临床上见到胁肋胀满，常想叹息，郁郁寡欢者，多属肝气郁结；胁肋灼痛，面红目赤，情绪急躁易怒者，多为肝火亢盛；胁痛如刺，痛处固定者，多为肝血瘀阻。其他诸如胆结石、肝胆肿瘤等均可出现不同程度的胁胀或胁痛。

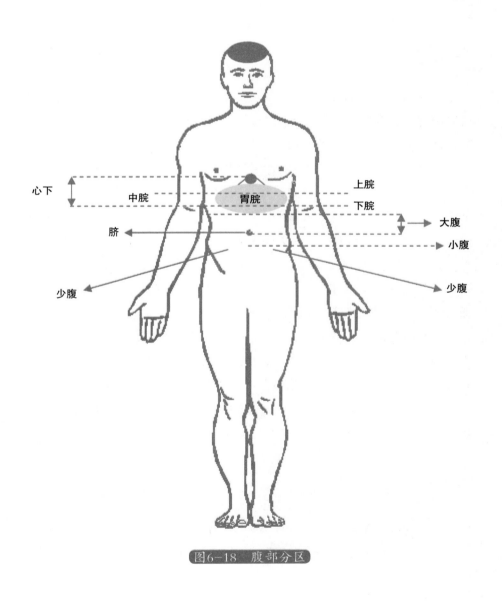

图6-18　腹部分区

第六章　藏象——脏腑：道器合一

背

　　大致而言，胸廓的后面第12肋骨以上的部位都属于背部。肩部的后下方叫肩胛部，脊柱两旁的肌肉叫膂（音lǚ），背部正中线两侧，脊椎棘突旁开0.5寸（约1.7厘米）自上而下的条状部分，称为"华佗夹脊"，其处的穴位共24个，称为"华佗夹脊穴"，针刺或按摩夹脊穴可以调整脏腑机能和治疗背部疾病。

 腹

　　背部属阳，腹部属阴，所有属阴的经脉都走腹部。因为腹部属阴，所以腹部最忌受凉。腹部受凉，脾胃最先遭殃。我们睡觉时不管多热多凉，总是要在肚子上盖点东西，就是怕腹部受凉。现在有很多女孩子喜欢穿露脐装，风寒之邪就很容易侵袭到腹内，久之对月经和生育都是不利的。中医对腹部的分区见图6-18。胸腹连接处的鸠尾（即剑突）下方至中脘，称为心下，所以胃脘痛古时又叫"心下痛"。有些人跟医生说自己心痛，结果一指部位，其实是胃脘痛。

　　上腹部胃体所在部位，称为胃脘。胃脘下方至脐上部位，称为大腹。脐周围部位称为脐周。脐下中央部位称为小腹。小腹两侧称为少腹。脐下3寸（自己的四个横指）为丹田。

　　腹部内有众多的脏腑，若见大腹隐痛，喜按喜暖，大便稀溏者，多为脾胃虚寒；脐周痛，时起包块，按之可移者，多为有虫积聚；少腹胀痛多与肝气郁结有关；少腹冷痛，牵引阴部者，多因寒凝肝经所致；小腹胀痛，小便不利，多与膀胱气化不利有关。女性小腹痉挛疼痛还与月经来潮有关，即痛经，多属气滞寒凝血瘀。

 腰

　　腰与背以后胸部第12肋骨处为分界。肾位于腰部脊椎两旁。肾藏精主骨生髓，肾精充足，则骨坚髓足，腰部耐劳有力，转摇自如。若肾中精气亏损，骨弱髓虚，则会出现腰部绵绵作痛。所以，《素问·脉要精微论》说："腰者，肾之府也。"正因为腰为肾之府，所以大凡虚损性腰酸背痛与肾的关系最为密切。

现在有很多人认为腰酸背痛腿抽筋是缺钙造成的，但补了钙后又不见好转。其实，这种情况并不是因为缺钙，而是肾虚。

针对各种腰痛，中医有一个通治法，叫"腰背委中求"。委中是一个穴位名，它位于大腿的腘窝横纹的中点处，见图6-19，委中穴是膀胱经上的一个穴位，针刺委中穴可以治疗腰痛。除委中穴外，肾俞穴也是一个重要的穴位，见图6-20，肾俞穴与肚脐处于同一水平线，当第2腰椎棘突下，旁开1.5寸（5厘米）。揉按肾俞穴可以缓解腰痛。

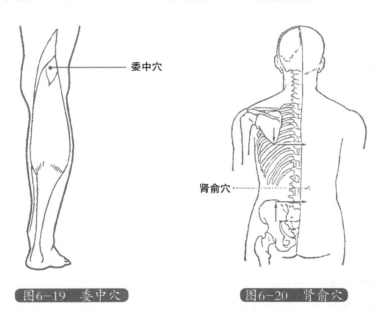

图6-19　委中穴　　　　　　　图6-20　肾俞穴

腰痛的原因有很多种，凡腰部冷痛沉重，遇阴天寒冷天气而加剧者，多为寒湿；腰痛而伴见尿频尿急，女性带下黄稠者，多为湿热；腰痛如刺，痛有定处，疼痛拒按者，多为瘀血。大凡泌尿、生殖系统的炎症、结石、肿瘤等多种疾病均可引起腰部的疼痛。

我们前面讲了形体、五官七窍（九窍）、五志、五液、五华等，虽然形体官窍都从属于五脏，而且与不同的脏腑还有着一一对应的关系，但是我们不能教条机械地去理解和看待。中医讲求的是整体观念，因此，人体任何局部的生理和病理都是整体状况的反映，不仅仅限于某一特定的脏腑。

☯ 气机升降与整体调控

前面我们用了"各司其职"做标题来讲述五脏六腑功能，但中医倡导的是整体观念，因此，人体作为一个有机整体，其生命活动也必然是五脏六腑共同作用的结果，不仅生理如此，病理也一样。

五脏六腑看似独立，实则一体。脏腑是一个网络系统，在这个系统中，五脏、六腑、经络、形体、官窍等都是一个个子系统，各个子系统间有着千丝万缕的联系，相互之间有促进也有制约，可以说牵一发而动全身。这种描述会让我们联想到之前所讲过的五行生克。

脏腑网络系统不是封闭的，而是开放的，与时空联系在一起的。五脏对应五行、五时、五方、五化，与自然环境的变化及社会人文等因素紧密联系在一起。

由各个子系统发出的信息可以在全身上下传递布散，子系统相互之间有接受，也有反馈，而反馈既可以是正反馈，也可以是负反馈。各个子系统在发挥自身功能的同时，还力图保持相互间的一种协调关系，同时与外环境也保持协调统一，从而在整体上维持生命现象和生命活动的稳态。

以肝主疏泄为例，肝主疏泄，能够调畅全身的气机，使气的升降出入达到平衡，因此肝之疏泄对于协调五脏功能具有至关重要的作用。肝与心，肝主疏泄能调畅气机助心行血，肝主疏泄调畅情志能与心共同调节人体的精神情志；肝与肺，肝主升而肺主降，二者相互协调，共同维持人体气机升降的正常；肝与脾，肝主疏泄调畅气机是脾胃正常升降的前提，肝主疏泄促进胆汁的分泌排泄，有助于人体的消化吸收；肝与肾，中医说"肝肾同源"，肝血和肾精可以互化，肝主疏泄，肾主封藏，二者之间相互制约、相反相成，共同调节女子的排卵和月经来潮以及男子的排精。

气的升降出入及其伴随而来的气化运动，是生命活动得以正常进行的重要保证。而调节气的升降出入，使气机调畅的首要因素是肝的疏泄功能。所以，当肝失疏泄气机不畅之时，除引起肝本身的病变外，又常常波及他脏，中医有"肝为五脏六腑之贼"之说。

任何一种生命现象和活动不是单一脏腑所能完成的，同样，任何一种病理现象的出现也不能简单地归咎于某一脏腑的功能异常。

譬如，就血液的生成和运行而言，涉及心、肺、脾、肝、肾等脏腑功能的发挥，心主血脉、脾主运化是血的生成基础，肾所藏的精和肝所藏的血可以互化，这也是血的来源之一。肝肾之间的这种关系，中医称为"肝肾同源"，又叫"精血同源"。心气是血液运行的主要动力，肺宣发肃降能助心行血，肝主疏泄和藏血能促进血行，脾统血和肝藏血能固摄血液防止出血。

再如，虽然中医说肝开窍于目，但视物模糊、视力下降这一病理现象，并不能完全归咎于肝的功能异常。肝阴肝血不足、脾虚气血生化不足以及肾阴不足都会使目失所养。

天气下降，地气上升，天地之气交互感应化生了万物，所以，升降是天地变化的基本规律。气是构成和维持人体生命活动的基本物质，天人相应，那么人的生命活动就是气的升降出入运动。气的升降出入是生命活动的特征和基本规律，气升降出入是否协调平衡则是人体生理与病理的基础。就呼吸运动而言，有肺气的宣发（出、升）和肃降（入、降）以及肾气的纳降；就消化吸收功能而言，有肝气升发、脾气升清和胃气降浊等；就水液代谢而言，有肺气的宣发肃降、脾气升清、肾的蒸腾和降浊，如此等等。

各脏腑组织不仅各自进行升降运动以完成各自的功能，而且各脏腑组织之间的升降运动又相互为用、相互制约。脏腑系统所展现出的如网络般的调控，实质上就体现在脏腑气机升降的内在调节以及与自然界的协调平衡，见图6-21。脏腑功能活动的本质就是气的升降出入运动。

气机升降是脏腑间联系的一种基本形式。比如，肝气的升发，有助于脾气的升清；肺气的肃降，有助于大肠传导；心肾之间上下交通，才能保证两脏的动态平衡；肺气充沛，肃降正常，有利于肝气升发；肺通

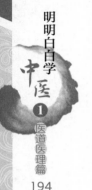

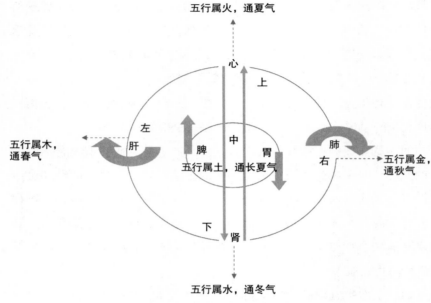

五行属火，通夏气

心

上

左

肝

五行属木，
通春气

脾

中

胃

肺

右

五行属金，
通秋气

五行属土，通长夏气

下

肾

五行属水，通冬气

图6-21　脏腑气机升降图

调水道，有赖于肾阳的蒸腾气化，而肾主水亦有赖于肺气的宣发肃降。所以脏腑气机的升降是相互依赖、相反相成的。脏腑气机的不断升降运动，使人的生理机能构成一个功能匹配、相互作用、相互配合、协调运作的完整系统，从而调适着人体内部以及人与外在环境的动态适应，维持着人体健康的生命活动。

我们还需要对图6-21做进一步的解读。

1. 气机升降是一种圆运动

古人通过对天地运动的观察，发现气机升降是一种圆运动。人居大地，面南而立，观宇宙星辰自东向南、向西、向北运转不息，分左东、上（前）南、右西、下（后）北，成为一个环周，并有中央居中，这就标示了空间的位置。在一年中，随着天地的运转，又有春、夏、秋、冬四季的更替，这就显示了时间的变化。天地之气在时间和空间中的运动，形成了各种气候的变化，即所谓"东方（春）生风""南方（夏）生热""西方（秋）生燥""北方（冬）生寒""中央（长夏）生湿"。在上的夏气由南向西、向北地下降，在下的冬气由北向东、向南地上升，就是阳气从右降，阴气从左升。可见阴阳左升右降实际是一种周而复始的圆运动。

地气从左升浮者，为春夏，属阳，天气主之；天气从右而降潜，为秋冬，属阴，地气主之，因而有了四时寒暑的变迁。人与天地相应，人体犹如一个小天地，心火下降，肺气肃降，犹如天气下降；肾水上济，肝气升发如同地气上升。脾主升胃主降，居处中央，斡旋诸气于人体之中。在下之气升，在上之气降，即所谓阴升阳降，从而达到一种协调有序的状态。

人体的气机运动同样是一个圆运动，像个轮子在不停地转动。既然是轮子，就有轮周和轮轴。脾胃居于中央，就是轮轴；而肝、心、肺、肾则是轮周，轮周转动起来的效应就是既有升也有降，升降交替。心肺居上焦，其气以降为顺，肝肾居下焦，其气以升为和。心火下降、肾水上升，心肾相交；肺气清肃下行，以防肝气升发太过；肝气疏泄升发，以助肺气宣发肃降。

2. 脾胃的轮轴地位

脾胃的轮轴地位，也通常被形容为枢纽。什么是枢纽啊？枢纽就是事物相互联系的中心环节。

脾与胃同居中焦，脾气升则水谷精微得以上输心肺，在心肺的作用下布散周身。胃气降则食物得以受纳腐熟，传导排泄。肝气升发依靠脾升，肺气肃降有赖胃降；心火下降到肾以及肾水上济于心都必须借助于脾胃这一枢纽。

3. 脾胃是枢纽，肝肺则是两翼

肺位最高，中医称之为华盖，肺气肃降，才可使清气布于全身各脏腑组织器官。肝气主升，有助于五脏六腑气血的升发。肝气从左边升，肺气自右边降，一升一降，犹如太阳东升西落，对全身气机的调畅具有重要的调节作用。左青龙右白虎，所以古人又称肝升肺降为"龙虎回环"。古人标识的空间位置是"左东右西上南下北"，和我们现在所通用的"左西右东上北下南"正好相反。因为肝气从左边升，所以《黄帝内经》中说"肝生于左"。有些西医嘲笑中医根本不懂解剖，连肝脏在人体内的位置都弄反了，这真是"鸡同鸭讲眼碌碌"。

4. 各脏腑气机升降的特点

心居上焦，气机以降为主。肺宣发肃降，气机以清肃下降为主。肝主疏泄升发，气机以升为主。肾居下焦，气机以升为主。脾胃居中焦，脾升胃降，为脏腑气机升降的枢纽。

5. 心肾相交

"交"是"交感""交通""和谐"的意思，心肾相交是指心火下交于肾，以助肾阳温煦肾阴，使肾水不寒；肾水上济心火，使心火不亢，心火与肾水上下交通，维持二者生理功能的平衡。

心肾相交又称"水火既济"。"既济"一词出于《易经》，即坎上离下相济之意。火、水是心、肾的代名词，在一些中医古代文献中，根据上下文及语境，心火和肾水就是心、肾的同义复指。在一些具体情况下，心火可以指代心阳，肾水可以指代肾阴。

心肾相交理论主要是从阴阳、五行、水火、升降等理论发展而来。《黄帝内经》中虽无"心肾相交"一词，但已用阴阳水火升降、五行生克制化来阐述心肾二脏的依存对立关系。《黄帝内经》首先确定了阴阳、水火、心肾的关系：心在五行属火，位居于上而属阳；肾在五行属水，位居于下而属阴。从阴阳、水火的升降理论推理演变，位于下者以升为顺，位于上者以降为和。

心肾相交需要依靠其他脏腑的协调配合，如脾升胃降、肺主宣发肃降、肝主疏泄等，但与脾胃的枢纽作用关系最为密切。

心肾相交反映的是心与肾两脏互相制约平衡的一种生理状态，是对心肾两脏生理功能互相影响的概括。

心肾不交是指心肾之间的交通不协调而产生的各种病理表现，一般有四种类型。

（1）肾阴虚心火旺型：主要临床表现有心悸失眠，健忘，耳鸣（聋），遗精梦泄，大便干燥，口舌生疮，心烦，腰膝酸痛，舌红少津，少苔或无苔，脉细数等。治疗用药：黄连阿胶汤、知柏地黄丸、六味地黄丸、天王补心丹等。这一型最具有代表性的症状是心烦失眠。

（2）肾阳虚心火旺型：主要临床表现有口干咽痛，心悸，惊悸，失眠，四肢浮肿发凉，小便清长或短少，大便稀溏，多为五更泻（患者腹泻具有明确的时间性，也就是在五更，即3:00—5:00的时候），舌淡苔润，脉沉而无力。治疗用药：交泰丸等。这一型的显著特点是上热下寒。

（3）心肾阳虚型：主要临床表现有形寒肢冷，神疲乏力，心悸怔忡，头眩，胸闷气喘，下利清谷，肢体浮肿，尿少，舌质淡暗青紫，唇甲青紫，或舌体胖而有齿痕，苔白滑，脉沉细微等。治疗用药：真武汤、苓桂术甘汤、右归丸等。这一型的显著特点是阳虚。

（4）心肾气虚型：主要临床表现有健忘，多梦，耳鸣，心悸，胸闷气短，活动时加重，面白，神疲自汗，少气懒言，腰膝酸软，小便频数清长，或遗尿，大便失禁，男子滑精早泄，女子滑胎，白带清稀量多，舌淡苔白，脉细弱。治疗用药：朱雀丸等。

脾胃为气机升降的枢纽，居中焦，是水火升降的必经之地。因此，在治疗心肾不交时，必须重视对脾胃的调理以保证水火升降道路的通畅。

中医理论讲"肾开窍于耳""心寄窍于耳"，所以，对耳的按摩会促进心肾相交。这里介绍三种简易的方法。

方法一：鸣天鼓法。我们的后脑勺就叫天鼓。先用我们的手掌心即劳宫穴（在手掌心，握拳屈指时中指尖处）贴住耳孔，整个手指置于脑后，将食指压住中指，再滑下轻弹后脑部，耳内声如击鼓。轻弹几次后再压紧，然后突然放松，耳朵就会有一种特别清爽的感觉。

方法二：中指按摩耳孔法。首先掌心向后，然后用中指插进耳朵孔里去，手指在里面转180°，让掌心向前，然后让中指轻轻地在里边蠕动，动作不要剧烈，也不要掏耳朵。按摩二三十秒后，突然将手指向前外方猛地拔出，最好能听见响。

方法三：手心搓脚心法。实际上是两个穴位相互作用。手心的穴位叫劳宫，脚底板上的穴位叫涌泉，见图6-22。左、右手交叉，用掌心搓脚心，或者用手心拍打脚心。这种方法有助于降虚火、降血压、减少夜尿以及促进睡眠。

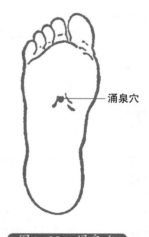

涌泉穴

图6-22　涌泉穴

结　语

中医对脏腑功能的认识有着古代解剖学的基础，主要来源于长期以来对人体生理病理现象的观察和反复的医疗实践，这其中还有古代哲学思想和传统文化的渗透以及历史的沉淀。

中医脏腑的概念尽管有古代解剖学的基础，也指具有不同功能的实质性器官，但其内涵却是一个形态结构与生理功能、病理变化以及自然社会外象等相统一的综合概念。中医脏腑的名称虽与西医基本相同，但其概念并不完全一致。中医某一脏腑的功能可以包含西医数个器官的功能，而西医某一器官的功能又可以分散在中医的数个脏腑之中。

中医藏象理论最显著的特点是以五脏为中心的整体观。以五脏为中心，配以六腑、形体、官窍、体液、情志等，并与自然界相通，从而构建了一个开放、有序的系统。

脏腑功能活动的本质是气的升降出入运动，脏腑气机的升降是相互依赖、相反相成的，体现出一种有条不紊的网络般的调控。脏腑气机的不断升降运动，使人的生理机能构成一个功能匹配、相互作用、相互配合、协调运作的完整系统，从而调适人体内部以及人与自然的动态适应，维持人体健康的生命活动。

以天人相应理论为基础，中医藏象学理论从宏观角度，探讨了人与自然、社会的整体性，又从微观角度阐释了人体形态与功能、生理与病理、物质与精神等之间的复杂联系，从而最终揭示了人体生命现象和活动的本质。

精神世界的探知

第七章

中医所谓的情志是指机体以脏腑、经络、精、气、血、津液为物质基础，以相互协调的脏腑、经络功能活动为内在条件，在外界环境的刺激和影响下，通过内外综合作用，对客观事物能否符合自身需求做出判断时所产生的体验的一种个体的特殊反映形式。

精神心理世界尽管神秘，但相信人类对它的探知将永不停歇，因为没有良好的精神心理就没有健康。

从古至今，人类对精神世界的探知从未停歇过。从对外在生命现象的一般性观察到对生命本质的深入思考，在对精神与物质谁是第一性谁是第二性以及是唯物还是唯心的旷日持久的争论中，我们获得了人作为万物之灵，"之所以为人"的一些理性认识，但不时地又陷入迷茫和困惑之中。精神世界是神秘的，我们看到或揭示的可能只是冰山一角，冰山之下的海水依然是黑暗而深不可测的。

对精神世界的探知属于心理学的研究范畴，在1917年以前，中国还没有建立心理学，中医学中从古至今也没有"心理学"一词。

通过考察几千年来所积淀的中国传统文化以及古代哲学对心理现象的认识、思辨及其对中医的渗透，不难发现，心理学的思想早已存在于古代哲学和中医学之中。

中医运用哲学思想，立足于传统文化，以一种独特的视角审视精神心理问题，构建了自成体系的、极具特色的理论和观点，这些理论和观点迄今仍然熠熠生辉、灿烂如新，并有效地指导着中医临床对精神心理疾病的诊断和治疗。

中医对精神心理活动与疾病关系的认识可以追溯到春秋战国时期。但从心和身，也就是从精神心理和形体或躯体之间关系的角度，探索和思考生命的本质，则早在远古时期就已经开始了。

在中国，老祖先们对灵魂的认识不仅源于睡眠和梦象，还与巫师和祭祀有关，这是由中国传统的农耕文化所决定的。对于靠天吃饭的老祖先们来说，要想求个风调雨顺，只能无比虔诚恭敬地祈求上苍，一方面通过巫师的祷告，另一方面是进行繁琐的祭祀活动。巫师在祷告的过程中极其庄重而虔诚，自然而然处在一种入静的状态。当祷告进入到某一阶段时，巫师可产生一种有一物自身体内飘然而出的主观幻觉，这就是所谓的"灵魂出窍"。这个"窍"一般是指头顶的百会穴。

中国古代对灵魂形成了这样一种认识：灵魂是漫游于天地，可出入躯体的、无形的却有又操纵着万物及生命的一种极其重要的"存在"。[3]

有了灵魂的概念，老祖先们又会去思考这样一些问题：生命是由什么组成的？来源于哪里？又回归到哪里？这些问题其实在世界各国的宗教里都有类似的答案。

中国古代哲学认为人禀天地之气而生，天气下降，地气上升，天地之气交合产生了人。人的生命是由精神和形体两部分组成，也就是灵与肉的结合，《素问·上古天真论》说："形与神俱。"其中的"俱"就是在一起的意思。精神和形体是可以分离的，分离就意味着死亡。《淮南子》说："夫精神者，所受于天也；而形体者，所禀于地也。"这就是说，人死之后，精神可复归于天，而形体则返归于地。当然，这里的精神主要是指灵魂。

中国古人对生命的这种认识实际上是揭示了精神与形体之间的关系，即形体和精神是相对独立的。中医所说的"形"包括了脏腑、形体、官窍以及血、津液等。形体是精神的府邸或场所，精神依附或寄居于形体。这种思想也渗透进了中医学，比如中医理论所说的"心藏神""肝藏魂""肺藏魄""魂不守舍""神不守舍"等。《灵枢·天年》说："血气已和，营卫已通，五藏已成，神气舍心，魂魄毕具，乃成为人。"这肯定了先有血气五脏等形体，而后神气寄居于心，魂魄开始出现，形神相俱，进而成为一个完整的人。形体和精神的二元论思想是中国传统文化以及中医学关于心身问题所形成的主要观念。

中医学特别强调"形与神俱"或"形神相即"。"形神相即"就是说形体和精神相互联系、相互作用。"形"是精神心理寄居的场所，《灵枢·决气》说："五藏安定，血脉和利，精神乃居。"这也说明精神不是随便就能寄居在形内的，只有脏腑、形体、官窍功能健全，血脉通畅，精神才能安居其中。

脏腑与精神心理的关系最为密切，五脏藏神、魂魄、意志，《素问·阴阳应象大论》说："人有五藏化五气，以生喜怒悲忧恐。"

《素问·八正神明论》指出："血气者，人之神。"《灵枢·营卫生会》又云："血者，神气也。"所以血是精神心理活动的物质基础。

精神心理对形亦会产生影响。比如，前面我们讲过的五官九窍，它们是感知器官，感觉和知觉与精神心理因素有着密切的联系，精神心理状态可以影响官窍的功能，诱发口不知味、嗅觉异常、耳聋、失明、麻木不仁等病症。精神心理的异常同样会导致气血运行逆乱、津液代谢失调等。

中医在论述精神心理问题时，还有一个非常重要的思想。《素问·灵兰秘典论》说："心者，君主之官，神明出焉。"《灵枢·邪客》又云："心者，五脏六腑之大主也，精神之所舍也。"由此可知，中医认为心不仅是"形"之主，而且还主宰着精神心理活动。这种认识大致基于两个方面：一、中医认为是心首先接受了外界的刺激，并做出了反应。比如，我们见到某些景象或遇见一些事情，做出的情绪反应，或喜或悲或怒或无动于衷等，都是源于心，也就是说心是情志活动的发生之处。二、心既然为君主之官，作为皇帝就能掌控主宰一切。虽然魂魄意志、怒悲思恐分属于肝肺脾肾，但都由心所藏之神统领和驾驭。

我们对中医有关精神心理问题的认识做个总结：一、形体和精神是相对独立的。二、中医学特别强调"形与神俱"或"形神相即"。三、心主神明。四、气血是精神心理活动的物质基础。

中医心理学思想的萌芽可以追溯到上古时期。早在上古时期老祖先们就已经开展了心理治疗，尽管这种治疗看起来有点像搞迷信活动，因为那时替人治病的基本上是巫师。汉代刘向在《说苑·辨物》中记载，祝由是上古苗黎巫医苗父创建的。祝由是指在一定形式下以语言作为手段对疾病进行治疗，我们戏称它为"话疗"。据刘向记载，苗父的祝由术十分高明，不管是抬来的还是扶来的患者，经苗父一祝由都能治好，这也说明祝由是有着合理科学内涵的。祝是"告"的意思，由是指病之缘由，所以祝由的本义是告说病之缘由，即分析病因，再加以言语开导或行为诱导，逐渐解除或减轻患者的心理压力，调整情绪和精神活动，从而达到治愈疾病的目的。祝由究其本质可以看作是一种古代的精神心理疗法，而不是迷信。

在周代之前，医和巫常混而不分，所以医的古字也写做"毉"。到周代，中医发表了独立宣言，正式和巫分道扬镳。而真正古代科学医学的确立是到《黄帝内经》的出现。

《黄帝内经》的出现标志着中医理论体系的建立，也奠定了中医心理学的基础。《黄帝内经》中有关心理学的思想是非常丰富而深邃的，像心主神明、五志等理论已经建立，而且，《黄帝内经》对睡眠、梦等心理现象，对个体的心身发展，对心理过程以及对人格体质等诸多精神心理问题都进行了探讨，并形成了基本认识。

随后历代医家不断丰富和创新，被后世尊为"医圣"的汉代名医张仲景在《伤寒杂病论》一书中对百合病、脏躁、惊悸、失眠等常见的与心理因素密切相关的疾病都确立了完整的理、法、方、药辨证论治的原则。

到隋唐时期，太医署中都设有咒禁科，与医科、针科、按摩科并列为医学四科，并设立咒禁博士（主要负责讲授祷告、符咒等方法和手段，其中不排除心理暗示疗法在内）、咒禁师等医疗官职。其实，咒禁博士、咒禁师算是历史上最早的由官方认可的心理治疗师。

被后世称为"药王"的唐代著名医学家孙思邈，综合佛教、儒家和道家的思想，重视养生养性，他在《千金方》中具体介绍了运用内视法、调气法、呼音法来调节气机、调畅情志，还记载了类似现代心理暗示疗法的咒禁疗法。

宋代医家陈无择将七情（喜、怒、忧、思、悲、恐、惊）作为内伤病的病因，特别突出了情志因素的致病作用，而且创立了很多治疗方剂。金元四大家之一张从正是中医历史上杰出的心理治疗大师，他的很多心理治疗医案流传至今，给后人诸多启迪。

元明时期，太医院十三科中仍然保留有祝由科，心理疗法的种类开始丰富起来，像情志相胜法、两极情绪法、激情刺激法、暗示法、说理开导法、移情易性法等，都被广泛地运用于临床，而且取得了很好的疗效。到清代，政府严令废除，但效果不大，官方虽然禁绝，但民间仍广泛使用。

深厚的传统文化底蕴和几千年的医学实践积累使中医对精神心理异常及其与健康、疾病的关系形成了自身独具特色的理论，并构建了理、法、方、药完整而系统的中医心理学体系。

如今，时代发展了，社会进步了，科学技术日新月异，物质生活极大丰富，大千世界缤纷多彩，也许我们应该庆幸。可是"不是我不明白，这世界变化太快"，就连我们生的病每日都有可能花样层出。相信现在大多数人的生活已离不开互联网。互联网的好处说也说不完，可是，正是因为我们太过依赖于互联网了，它反倒给我们制造了许多新的麻烦，比如，错失恐惧症（过分痴迷于社交网络，通过社交网络的互动体验失败时出现挫败感、抑郁表现、恐惧，甚至是焦虑感）、视觉紧张、电子产品依赖症（认知能力下降）、短信梦游症（睡眠障碍）、谷歌效应（一种可能的记忆障碍）等。

与许多年前相比，人类疾病谱最显著的变化是精神心理疾患以及与之相关的疾病（心身疾病）的发生率迅速增加，这也是社会发展和时代进步的必然产物。我们在享受生活的同时可能要更多地承受精神高度紧张、心理异常脆弱、生存竞争压力倍增等所造成的精神和躯体的伤害。世界卫生组织（WHO）对健康给出的定义是：所谓健康就是在身体上、精神上、社会适应上完全处于良好的状态，而不是单纯地指疾病或病弱。所以，没有良好的精神心理就没有健康。

中医对精神心理世界的探索逾越千年，中医心理学中理、法、方、药的内容庞博而精深，这是古人给我们今人留下的宝贵的健康财富。

对精神心理的呵护，最好的办法就是尽量地回归到质朴自然的生活状态。中医会教给我们许多良好的生活习惯和行为方式，会提供很多富有特色的方法和手段，包括针灸、按摩、药物、气功、形体锻炼等，来帮助我们保养和调适已经受伤的心灵。学中医，懂中医，我们才能始终与健康相伴，活出精彩而美丽的人生。

☯ 情　　志

《礼记·礼运》说："何谓人情？喜怒哀惧爱恶欲七者，弗学而能。"《素问·阴阳应象大论》说："人有五藏化五气，以生喜怒悲忧恐。"宋代医家陈无择在《三因极一病证方论》中具体论述到："喜、怒、忧、思、悲、恐、惊，七者不同，各随其本藏所生所伤而为病。""七情，人之常性，动之则先自脏腑郁发，外形于肢体，为内所因也。"明确地将"喜、怒、忧、思、悲、恐、惊"定名为七情。从上面的有关论述我们可以发现，中医所讲的七情，是指人类的基本情绪，是对人外在情绪变化的总结。这种情绪是先天性的、本能的，也就是《礼记·礼运》中说的"弗学而能"。

一般而言，情绪是机体对生理性需求是否获得满足的简单体验。比如，机体对食物、水、空气、温度等的需求，当需求得到满足时，会表现为喜悦和快乐；当得不到满足时，则会引起不满、厌恶、恐惧等。情绪带有明显的外部表现，比如，我们高兴时会手舞足蹈，愤怒时会暴跳如雷。所以，情绪是一种心理现象，也是一种生理过程；情绪是体验，又是反应；是冲动，又是行为。

情绪和情感常并称，情感是与人的社会性、精神性需要以及意识活动相关联的体验。情感相对于情绪而言，是一种比较高级的复杂的体验。情绪和情感是密不可分的，离开了情绪表现，人的情感就无从表达；情绪的变化往往又受情感的控制。当然，同一情感在不同条件下可以有不同的情绪表现，这主要与个体差异有关。比如，当受到误解和侮辱时，大多数人会激动、愤怒，但也有人表现出淡定和从容。

中医学中没有情绪和情感的概念，但有"情志"一词。前面我们讲过，五志是指喜、怒、思、忧、恐，七情则是指喜、怒、忧、思、悲、恐、惊，情志是七情和五志的统称。在中医学中，"情志"泛指人的情感和情绪。

现代心理学认为情绪最基本的分类有4种：快乐、愤怒、悲哀、恐惧。其他各种情绪都可由此派生出来，比如，悲哀又可表现为哭泣、遗憾、失望、难过、忧愁等。而中医则执简驭繁，结合情绪对健康的影响，提出了情绪两极性（积极和消极）的观点。也就是说，"好"和"欲"（满足）可以引起喜、乐等积极的情绪反应，而"恶"（不满足）可引起悲、怒、恐等消极的情绪反应。

需要指出的是七情中的"思"，一般而言，"思"是指思考、思维，属于认知过程。但它在七情中的含义不是指思维、认知活动，而是指在所思问题不解、事件未决时所处的一种思（忧）虑不安的情绪状态。

情感情绪的产生不是空穴来风，是"感物而动"。也就是说，人只有在接受了外界的刺激后才会激起情绪和情感。明代著名医家李中梓将引起情绪的因素归为"境缘"和"营求"两大类。"境缘"与外界刺激有关，而"营求"则是与自身的欲望需求有关。李中梓的这种认识是非常深刻的，《素问·上古天真论》说："恬淡虚无，真气从之，精神内守，病安从来。"试想，如果我们没有那么多的欲望和非分之想，又何来那么多的烦恼、忧虑甚至惊怕呢？如果面对不利的境况，我们能处之泰然，从容淡定，那外物刺激又岂能伤身呢？

北宋文学家范仲淹的《岳阳楼记》中有一句名言："不以物喜，不以己悲。"不因外物的好坏和自己的得失而或喜或悲，这是一种豁达的情怀；"宠辱不惊，闲看庭前花开花落；去留无意，漫随天外云卷云舒"又是一种超脱的境界。心如止水，心无挂虑，是我们对不良刺激的最佳应对。看来没心没肺有时也是一种境界啊。

"心主神明"，所以情志是以心神为主导，各种情志活动都是由心发出的。明代著名医家张景岳在《类经》中说："心为五脏六腑之大主，而总统魂魄，兼该意志，故忧动于心则肺应，思动于心则脾应，怒动于心则肝应，恐动于心则肾应，此所以五志唯心所使也。"

前面在第六章中我们讲过，五志分属五脏，那么不同的情志异常就会伤及不同的脏腑，即喜伤心、悲伤肺、恐伤肾、怒伤肝、思伤脾。这种对应关系的建立虽然有着临床实践的基础，但更主要的是为了满足中医理论构建的需要。所以，这种对应关系不是必然的。任何一种情绪反应都与五脏气血有关，是脏腑功能活动相互协调的结果。同样，任何一种不良的情绪刺激都会对全身造成伤害，不仅仅限于某个脏腑。比如，虽说悲伤肺，但有多少人会在悲伤哀愁的情况下胃口大开，吃嘛嘛香呢？如果真有，那绝对是另一种境界的没心没肺了。大多数人在悲伤忧愁的情况下是寝不安席食不甘味，甚至水米不进，这不说明"悲"也伤了"脾"吗？

不良的情志刺激会在什么情况下对人体造成伤害导致病症的发生呢？我们通过图7-1来分析一下。

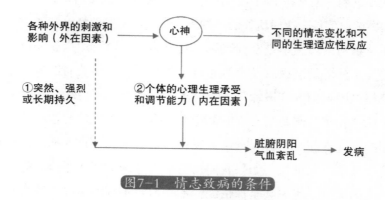

图7-1　情志致病的条件

由图7-1我们可以发现，情志致病有两个关键性因素，一是致病的情志一般应具有突然、强烈或长期持久的特点，二是个体的心理生理承受和调节能力。

情志一般不会使人发病，只有突然、强烈或长期持久的情志刺激，超过了个体自身心理生理的调节范围和耐受能力，才会引发疾病。冠状动脉粥样硬化性心脏病、高血压病、精神分裂症、癫痫、胃溃疡、阳痿等很多疾病的发生或发作都与突然、强烈的精神刺激有关。临床各科还有许多病症，比如抑郁症、偏头痛、失眠、高血压病、乳腺增生、胃炎、肿瘤等是由于忧郁不快的情志日积月累所引发的。

个体的心理生理承受和调节能力涉及个体的认知水平、个性、体质等，也与家庭、社会的支持度有关。

著名心理学家艾利斯认为，人的情绪并不是由某一诱发事件本身所直接引起的，而是由经历了该事件的个体对这一事件的认知、解释和评价所引起。

个体对于事物的认知受到学识、经历、社会习俗、人伦道德等多方面因素的影响，其中学识水平最为关键。心理学家认为，一个人的学识水平构成了他的认知框架。所以学识和文化修养高、经历丰富的人面对任何刺激都会沉着冷静，泰然处之，显示出举重若轻的大家风范。

个性是稳定于个体身上的，具有一定倾向性的各种心理品质的总和，它包括气质、性格、能力、意志等。正是由于个性特征的不同，所以对同样的外界刺激会引起不同的情志反应，并在主观上对同一紧张事件加以放大或缩小。比如，面对失业，有些人认为是生存上的威胁，从而引起强烈或持久的情志反应，甚至生病；而另外一些人却将失业当成是一种挑战，应付自如。

个性特征往往决定一个人的社会适应性。一个活泼开朗、达观自信的人，就会表现出良好的社会适应能力。一些不良事件一般不会对其构成威胁，这些人即使遭受挫折也能很快地调整好自己。而个性孤僻、性格偏执、敏感、狭隘、自我封闭、胆怯、自卑的人，他们对社会的适应能力就比较差，也更容易遭受挫折。而且，不良的个性特征会使他们难以有效地抵御外界刺激，容易产生持久而强烈的情志反应，进而引发疾病。

　　现代社会最容易发生的精神疾病是什么？很多人都会脱口而出："抑郁症。"的确，现代社会中抑郁症的发病率极高，就像是流行性感冒。抑郁随时可能袭击任何人，"郁闷"已成了中国人的口头禅，25～50岁的中青年人群是抑郁症的主要发病人群。世界卫生组织（WHO）调查发现，全球抑郁症的发病率约为11%，预计到2020年，抑郁症可能会成为仅次于心脏病的第二大疾患。为什么现代人的抑郁症有如此高的发病率？很大一部分原因是社会节奏太快，压力太大。就中国而言，可能是国家发展太快，现代社会发展中出现的各种各样问题，如道德观的沦丧、人生价值的变异、贫富两极分化、法制不健全、社会缺乏公平正义、公共安全难保障、社会地位差异悬殊等，都会对个体造成巨大的心理压力。专家分析指出，中国社会处于转型期，存在社会断裂与失衡，这也许正是抑郁症这种社会病在中国蔓延的深层原因。以上说的是导致抑郁症发病的外部因素，但调查发现，现在高校大学生抑郁症的发病率开始攀升，而且时有自杀发生。导致大学生们成为抑郁症高发群体的一个直接原因就是大学生们往往生活在比较与落差之中，比如对贫富悬殊的认知，对就业成功与失败的比较等，这种比较逐渐使大学生们形成抑郁、焦虑、自卑、敏感、敌视、偏执、狭隘等不良的心理状态。特别是"80后"的大学生大多是独生子女，他们依赖、自尊、敏感和特立独行等性格特征让他们对比较结果的反应更为强烈。在蜜罐里长大的一代人一旦离开父母，便发现自己变得异常无助和孤单。

　　我们可能无法改变社会，但我们可以改变自我。所以，如何应对社会发展变迁所带来的冲击，如何形成良好的适应社会能力，从而保持一种身心健康的状态，修正自身不良的个性以及不断提高自身的认知水平是关键！

　　关于体质我们会在后面有专题论述，体质与个性特征具有很强的相关性。体质在心理学上主要表现为气质，气质的形成必须依赖于特定的体质。

　　《黄帝内经》根据人体内阴阳之气的多少，提出了"阴阳五态之人"的分类，描述了太阴、少阴、太阳、少阳以及阴阳和平之人五种不同体质的心理、性格特征和相应的行为表现。同时，又运用阴阳五行学说，结合人的心理特征和体质形态，把人分为木形、火形、土形、金形、水形五种人格类型。运用《黄帝内经》的理论来分析，那么"太阳—火形"之人因阳气偏多，所以性格外向，平时情绪波动较大，容易激动；"少阴—木形"之人因阴气偏多，所以性格内向，沉默寡言，好劳心忧虑；而"太阴—水形"之人因则阴气最多，性格更为内向，心思缜密，情志反应往往持久难解。

男女在情志发病方面也有不同。男属阳，主动主外向，女属阴，主静主内向。相对而言，一般女性对外界刺激的敏感度要高于男性，而情志宣泄释放的途径和方式又不如男性多样，往往以内敛和自我消化为主，所以，女性情志发病的概率要大于男性。这样说来，做个女汉子远比做林黛玉好，巾帼不让须眉，大气豪爽，性情直率，有事不往心里去，情志舒畅，自然远离疾病。

婴儿是没有情志病的，因为婴儿最无心机、最纯净、最自然、最纯真。婴儿饿了就吃，困了就睡，不舒服就哭，一高兴就笑，从不知道什么是烦恼忧愁，极易满足。婴儿的世界是极其简单的，天真无邪，尽容天下之事。所以老子常念叨要"复归于婴儿"。其实，老子是将人的道德精神的最佳状态形容为初生的婴儿。道家的修炼追求回归自然本性，对道家而言，"复归于婴儿"是一种至高的境界。在今天，"复归于婴儿"的思想同样对现代人的养生具有重要的启迪。

情志致病具有多样化的特点，中医所讲的情志病主要包括三类：

一类是以精神心理症状为主的疾病。如抑郁症、焦虑症、昏迷、神经官能症、失眠、精神分裂症等。

另一类是精神心理社会因素在疾病的发生和发展过程中起重要作用，以躯体症状表现为主的疾病。如哮喘、泄泻、高血压病、冠状动脉粥样硬化性心脏病、消化性溃疡、糖尿病、阳痿、痛经等。这类疾病基本上等同于现代医学中的心身疾病，涉及范围较广，包括内、外、妇、儿各科的多种疾患。

还有一类是由于躯体病变所致的以精神心理症状为主的疾病，如更年期综合征、卒中后抑郁症、产后抑郁症等。

情志因素在疾病发生、发展以及预后转归中的作用是不言而喻的。

209

不良情志的刺激可使机体阴阳失调、气血紊乱。因为心主神明、脾主运化、肝主疏泄和藏血，而气血是情志活动的物质基础，所以，不良的情志刺激往往导致心、脾、肝三脏功能失调。

情志变化对疾病的预后转归具有两方面的影响：一是有利于疾病的康复。情志反应适当，情绪积极乐观，有利于病情的好转乃至痊愈。二是加重病情。若患者情绪消沉，悲观失望，或情志异常波动，则可使病情加重或引起体内原有疾病的复发，甚则导致病情恶化。

☯ 神、魂、魄、意、志

神

神、魂、魄、意、志是《黄帝内经》对精神心理的一种分类。神的基本概念我们在前面讲过，主要分狭义和广义。广义的神是指人体一切生命活动的外在表现；狭义的神则是指人的精神意识、思维情感等高级神经精神活动，包括魂、魄、意、志等。

我们这里要谈的神是狭义的神。其实，神是中国传统文化中一个比较复杂的概念，有多重含义。狭义的神虽然是指精神心理，但在道家、佛家和养生家的参与下，通过长期对精神心理现象的观察以及养生防病实践的理性总结，宋、明时期的医家又从狭义的神中分出元神、识神和欲神三个概念。

（一）元神

元神的概念源于道家，道家将灵魂称为元神，认为它存在于脑中，来自先天；是生命的主宰，元神存则活，元神败则死；元神还能自主地无时无刻地发挥作用。道家特别看重元神，主张修炼养生以守住元神。明代著名医学家李时珍提出"脑为元神之府"的观点，在医学中论元神，元神是以脑髓为物质基础的，它可以派生和统领识神、欲神、魂、魄、意、志、七情、认知和思维过程以及感觉和知觉。

有个小故事说，久居深山的小和尚进城第一次见到女人，问老和尚那是什么。老和尚吓唬他说："那是吃人的老虎。"晚上回到了深山寺院，小和尚翻来覆去睡不着，老和尚问他怎么了，小和尚说他想老虎。女人触动的就是小和尚的先天元神。

既然脑藏元神，为什么中医不说"脑主神明"而说"心主神明"？这一点我们在第六章中已经进行了剖析。

（二）识神

识神原是佛教中的概念，指轮回学说中承受因果报应的精神实体。道家借用了这一概念，用以表示思虑、意识等心理活动，所以识神又叫"思虑神"。如果说元神是先天之神，那识神就是后天之神。识神是元神基础上的一种活动，而且能干扰元神。元神藏于脑，识神则发于心。《灵枢·本神》中说："所以任物者谓之心。"也就是说心首先接受了外界的刺激并有所感知。民国著名中医学家张锡纯在《医学衷中参西录》中指出："人之元神藏于脑，人之识神发于心。识神者，思虑之神也。"

所以，我们总有一颗"驿动的心"，怎样抚慰平息这颗"驿动的心"呢？《黄帝内经》提出要"独立守神"。"独立守神"其实是一种用功、修炼的方法，无论是在日常生活中还是在练功时，心里的念头永远专一，类似佛家所说的"不动定"，心如明镜不动，清净明朗。

元神是"无思无虑，自然虚灵"的，但随着人的不断成长成熟，识神不断发展壮大，人的自然之性也就逐渐消退。一些养生家为了重获自然之性，就通过气功锻炼，排除杂念，将识神的活动逐步减弱，直到元神显露，回复自然。练过气功的人在排除杂念，绝对入静时，或者在意念集中时，会觉察到一些本不为人所知的事物或信息，这就是元神的显露。[4] 气功锻炼中的调身、调息、调心以及入静等方法都是为了排除识神中的杂念，促使个体进入一种"无思无虑，自然虚灵"的境界，而此时正是元神得以发挥其最佳调控作用的状态，可以改善人体机能，增进身心健康。

元神和识神与西方心理学家弗洛伊德所讲的潜意识和意识有一些相似之处。弗洛伊德将人的心理活动分为意识和潜意识两部分。人在觉醒状态下的活动为意识，意识活动可将很多资料储藏到潜意识层，而潜意识层的各种资料也可向意识层传出。所以，西方的很多心理治疗师采用催眠术来控制病人的潜意识，以达到治病的目的。而中国人则通过练气功，从自我调气入手治疗疾病。

（三）欲神

欲神是泛指由人的生物本能所驱动，以满足生理心理需求为目的的一类行为冲动。比如摄食、性、情感等心身需求以及趋利避害等本能反应。在中医理论中，欲神又被称为"相火"，由肝肾所主。欲神的萌动也常常会干扰元神。

欲神、识神和元神之间的关系错综复杂，也反映了生命活动的一些本质。欲神维系着个体与种族的生存和繁衍，它可以自主萌动，也可以被识神诱发而动。欲神是必需的，是生命活力的体现，但过于频繁、无节制的、强烈的萌动必然会干扰元神，甚至会危及元神对生命的调控作用。

因此，古人认为，欲神和识神只能适可而止，平时应元神。历代医家和养生家都强调"清心寡欲""志闲少欲""恬淡虚无""收心养性"，都是为了尽可能地减少识神和欲神的骚动，以守住元神。

《红楼梦》中的不肖子弟众多，贾瑞也是这么个主儿，除了贪淫好色之外，无一善可言。贾瑞垂涎王熙凤的美色，意欲勾引，这是识神引动欲神。结果贾瑞着了王熙凤的道，受惊于王熙凤所设的相思局，被淋了一身屎尿。尽管如此，贾瑞仍痴淫之心不改，这时欲神已严重干扰元神，元神开始不能内守了。贾瑞被人整蛊，虽病入膏肓，但只要见到凤姐，哪怕是幻象，心里面想的还是下半身那点事儿。后来有一跛足道人借给贾瑞一面宝镜，告诉贾瑞只能看反面，不能看正面，这样才能保住命。贾瑞一看，宝镜的反面是骷髅，而正面却是他朝思暮想的王熙凤。其实，这面宝镜是有深刻寓意的。骷髅是一种警醒，佛家说"色即是空，空即是色"，贾瑞若因骷髅而止步，元神就能内守，保住性命。但此时欲神已经彻底占据主导地位，贾瑞一次又一次地走进风月宝镜，与王熙凤意淫式地做爱，直至元神出窍，精尽人亡。

魄

魄由神所派生，由神统领。《灵枢·本神》说："并精而出入者，谓之魄。"也就是说，男女结合，形成新生命之时，魄就开始萌生了。魄是与生俱来的、本能性的、较低级的精神心理活动，包括某些非条件反射和感觉等。比如，婴儿出生后不学就会的先天的本能感觉、反应和动作，如吮乳吸食、啼哭嬉笑、耳听目视、手足运动、消化排泄、心跳呼吸、皮肤对冷热痛痒的感知等。魄还具有记忆的功能。

我们晚上熟睡之时，觉得热了或冷了，下意识地蹬个被子或拽个毯子，这是魄的作用；饿了想吃，渴了想喝，也是魄的作用；碰到烫的东西，皮肤会觉得热，碰到冰的东西，皮肤会感到凉，遇到针刺，皮肤会痛，这些还是魄的作用，因为它们都是本能的体现。如果一个人不知寒热，对痛痒基本上没反应，或不知饥渴，那就是魄出了问题。

惨遭变故或穷困潦倒之人常表现出情绪极度低落，两眼无神，对周围事物视而不见，充耳不闻，不知饥渴，动作迟钝，如行尸走肉一般，我们常把这些人称为"落魄"之人。落魄之人的表现正是魄的功能丧失所致。

《素问·六节脏象论》说："肺者，气之本，魄之处也。"为什么魄藏于肺呢？前面我们讲过，肺主皮毛，皮肤接受冷热痛痒的感觉；肺开窍于鼻，喉为肺之门户，主发声；肺主宗气的生成，宗气与肢体的寒温和活动、视听感觉、语言声音以及呼吸等有关。所以，魄掌管感觉、发声、本能反应和动作与肺主一身之气的功能关系密切，魄的活动场所在肺。

魄并精出入，魄的运动既有内向的，也有外向的。比如，动作是外向的，叫出；感觉是内向的，叫入。魄的或出或入，都要通过形体，这就是所谓的"体魄"。《左传注疏》说："附形之灵曰魄。"所以，形存魄存、体健魄壮，体弱魄衰、形消魄灭。

气魄是指某人身上或行动上被激发出来的做事的魄力。魄力是临事的胆识和果断作风。肺主气，为"相傅之官"，就像一个国家的宰相或总理。肺气健旺，指挥调配的能力就强，这就好像一个将领指挥调度的能力一样，底气越足，越能游刃有余。肺气不足就不能藏魄，人对外界的刺激会格外敏感，有时连说话声音都低微，自然也就不能成事了。这种人常被称作"窝囊肺（废）"。

有一些人做事犹豫不决，常常拖延，遇到事情不立即着手去做，而是今天拖到明天，明天拖到后天，这看似是一个工作习惯的问题，但实际上是魄力不足。

西方有一句谚语"A large nose showed a great man"，什么意思呢？就是说"大人物必有一个大鼻子"。这像是面相学。我们留心一下熟知的伟人，会发现这种判断的准确率还挺高。西方人如何做出这种判断，不得而知，不过放在中国的面相学和中医学里却是有一定道理的。中国面相学说女看眉毛，男看鼻。鼻子位居中央，鼻子周正、挺拔、个头大，往往能成大事。中医认为肺开窍于鼻，鼻能反映肺气的功能。所以，鼻子能代表魄力。但这句话不能反过来说，有大鼻子不代表一定是大人物。

在中国武术硬气功中，有一种功夫叫"金钟罩""铁布衫"。练成金钟罩、铁布衫的人就像是有了金刚护体不坏之身，不要说拳打脚踢，就连刀剑枪棒也伤不了他们。在练金钟、罩铁布衫时，为了对抗外来的击打，往往要发出吼声，以提肺气增魄力。所以，金钟罩、铁布衫练的就是人体的魄力。魄力足，练成后能在身体周围形成一层保护体，像被金钟所罩，像披钢铁之衣。

对魄力我们还可以这样理解，魄力是对魄的功能的一种评估，就像我们说财力一样。那么，魄力的强弱还跟肾有着密切的关系。前面我们讲过，中医将肾称为"作强之官"，作强指男性的动作强劲有力。人的力气主要来自腰，以腰为中心才能集聚全身的力量，以腰为支点才能在瞬间爆发出最大的劲道。腰为肾之府，所以肾是人体力量的源泉。魄力不足不仅是肺气虚，肾气也不足；有魄力则是肺肾之气都很充足。

我们可以举几个例子，魄的作用还可以体现在很多方面，道家将魄分为七魄，如果从中医学角度而言，这七魄就分别大致掌管着人体睡眠时的免疫、警觉、呼吸、生殖、水液代谢、排毒等。比如对生殖机能的调节。一些人头晚"嘿咻"累了，睡了一夜，第二天又精神抖擞，这不仅说明魄对生殖机能的修复功能很好，而且也说明肾气充足。如果第二天腰酸腿疼，精神疲惫，那说明魄的功能和肾气都不足。再如，有些人晚上喝了水，第二天早起尿上一大泡，畅快淋漓。这说明控制水液代谢的魄的作用很强，肾气的封藏功能也很强，不仅能将水气化掉，而且还能憋得住。如果魄的作用不强，肾气不固，那就得频繁起夜了。

肺藏魄，肺虚多致体虚魄弱。中医在临床上对一些皮肤异常瘙痒或感觉不灵敏甚至丧失、动作迟缓、失衡或反应迟钝以及记忆减退等病症，常常从肺来论治。

悲伤肺，在突然强烈的悲愁哀伤情志刺激下，肺气会变得亏虚、消沉，魄力也会随之大减。不知大家在平时有没有注意到这样一种现象，一些人在受到悲伤刺激后会突然病倒，发烧最为常见。这种发烧往往不需要吃退烧药，只需睡觉休息或采用一些物理降温的方法就可退烧。奇特的是，经过了发烧，人会变得精神起来，仿佛脱胎换骨一样，从打击中站立起来，重树信心，满怀希望。

为什么在受到悲伤刺激后会发烧，你可以解释为肺气耗损，机体免疫力下降。但除此之外，发烧也许是机体的一种保护性的反应。悲伤使得肺气耗损，如何将肺气补起来？肺属金，脾胃属土，所以理论上应健脾补气，即所谓"土生金"。

但悲伤之人哪会有好的胃口，常常是饭不思、茶不饮，因此通过饮食来补肺难以做到。此时机体却自己发起烧来，这就是一种自我的调节。发烧是火，火可以生土，土又可以生金，所以，发烧的目的是为了补充肺气提高魄力。至于在发烧过程中，元神和识神是如何调控的，如何重塑魄力的，我们无从知道，这也许就是精神世界的奥秘。

人为什么有时会出现一些奇怪的表现，从生物因素的角度往往给不出答案。人体自身调节的功能非常强大，即便是普通的感冒，机体发烧也是一种抗邪的表现，而且能驱邪外出，自我康复。此外，躯体和生理与精神心理是相互影响的，躯体或生理的改变可以对精神产生重要的调节作用，既可以是正面的，也可以是负面的。

什么最容易伤魄呢？纵欲过度！《灵枢·本神》说："喜乐无极则伤魄。"大多数古代君王都懒于朝政，爱躲在后宫，也毫无治国安邦的魄力，其主要原因就是沉溺美色，纵欲过度。魄的过度使用加上肾精的严重亏损，怎么可能会有魄力呢？我们在前面讲大肠的时候，提过一个名词叫"魄门"，中医把大肠又称为"魄门"，这是因为肺与大肠相配，肺又藏魄。魄门就是肛门，古人认为作为一个体窍，肛门也是魄离开人体的门，所以古代一些医生抢救濒死之人时会首先就将肛门塞住。

定魄养魄之道全在调气、调息和调神，《素问·上古天真论》说："呼吸精气，独立守神，肌肉若一。"这就是定魄养魄之道。"呼吸精气"可增强肺气以藏魄，"独立守神"能安神定魄，"肌肉若一"则说明皮肤感知正常，肢体运动协调，是魄功能正常的反映。肛门又称谷道，道家养生对魄的保养还提倡"谷道宜常提""撮提谷道"，也就是多做提肛动作。

魂

《灵枢·本神》说："随神往来者，谓之魂。"魂是指由神所派生，以魄的活动为基础的一些非本能性的、比魄更高级的精神心理活动，类似于我们所说的思维意识、情绪情感等。

魂不是与生俱来的，而是随着人的发育，心智日增，逐步成熟的，魂的形成与后天所受的教育、个人的努力以及经历、生活经验的积累等有关。魂是以血为物质基础的，所以在魂的形成以及活动过程中，血的充足极为重要。中医认为"肝藏魂"，这是因为：①肝藏血，可以养魂。②肝主谋虑，胆主决断，谋虑和决断都属魂的范畴。③魂主动，具有兴奋性，而肝的本性也是主升主动，所以肝与魂的活动密切相关。

《左传注疏》说："附气之神曰魄。"明代著名医家张景岳指出："阳神曰魂，阴神曰魄。"所以魂是人体阳气功能的外在表现。魂藏于肝，但魂白天却游走在两目之间，晚上则回归到肝，人开始进入睡眠状态。我们平时常会发现有人呆呆地望着远处或盯着一样东西，像是在思考问题，对周围事物漠不关心；有时你会发现和朋友聊天，朋友虽然眼睛直勾勾地盯着你，但你讲了什么他根本就没入耳。这种现象就是通常所说的发呆或走神。发呆和走神都是神不守舍、魂不内守的表现。眼神或目光是判断魂的状态的重要依据，精神病患者的眼神几乎没有正常的，常表现为呆滞或游离闪烁。

魂随神而往来，说明魂属于精神活动，与识神的关系极为密切。思维活动一般有两种形式：想到远处、顾及未来、创造发挥、演绎推理，由此及彼叫作"往"；考虑现在、着眼眼前、归纳问题、总结经验，由远及近叫作"来"。或往或来，魂必须在识神的控制支配下进行活动，其作用才能正常发挥。如果肝血不足或肝火过旺，魂不守舍，或魂离开了神的控制，独立活动，独往独来，便会出现精神意识方面的异常。

有些人出现幻听、幻视，或常做噩梦，或梦中惊骇、梦游、梦呓（说梦话）甚至梦魇等，都是魂神不能相随所造成的。梦游和梦呓都属于魂动而神不知。

有些人有过这样的感觉，刚刚睡着或是一觉醒来时，会感觉自己的意识非常清醒，但身体却不听自己使唤，想起起不来，浑身像被什么东西压住或裹住似的，想说话也说不出来，眼睛怎么睁都睁不开，有时候还会觉得胸闷。不论自己怎么挣扎，怎么用力想让自己身体动起来都无济于事。有的人甚至还会产生幻觉，包括看到黑色的幻影。有过这种经历的人都会说，这种感觉非常可怕，就像挣扎在生死边缘一样，当时很希望周围的人能够叫醒自己或是把自己推醒。

这种情况就是梦魇，民间叫"鬼压床"。西医把梦魇称为睡眠瘫痪症。为什么会出现梦魇呢？一般而言，生活压力过大，作息时间不规律，经常熬夜、失眠以及焦虑都可能是造成睡眠瘫痪症的原因。西医认为，睡眠瘫痪症是发生在睡眠周期中的快速动眼期，不知是什么原因，意识已清醒过来，但肢体的肌肉仍停留在低张力状态，而造成不听意识指挥的情形。常会因身体出现不正常状况而大脑无法解释，加上恐惧的幻想，造成幻觉。

从中医角度而言，梦魇是神魂不能相随，神动而魂不应，所以欲动而不能动。

神魂不能相随还会出现强迫思维和强迫行为。强迫症状的出现是由于患者魂不内守，锋芒外露，挑战心神，心神则强力收摄控制，从而形成"神魂相搏"之势，也就是强迫与反强迫并存。奈何魂强神弱，心神收摄无力，难以控制，结果患者就出现了反复洗手洗衣、关窗锁门、铺床叠被、清洁整理等强迫行为。

　　道家又将魂分为三魂，即胎光、爽灵和幽精。其中，胎光是最为重要的，是生命之光，是本神。胎光没了，人也就没了。现在医学界对死亡的判断已从临床死亡即没有呼吸心跳转变为脑死亡，道家对死亡的判断则是还有没有胎光。胎光没了，尽管这个人还能吃喝，但实际上已经死亡。这正如著名诗人臧克家所说的："有的人活着，他已经死了"，我们也可以用"行尸走肉"一词来形容。爽灵代表的是智力和反应的快慢，天生呆、傻、痴的人不是丢了爽灵，就是爽灵发育不良。幽精决定人的性取向和性能力。谈到男女之事时，我们常会戏说"XX被谁勾去了魂"，这个魂就是指幽精。幽精决定你会爱上什么样的人，所以同性恋、恋物癖、裸露癖、娈童等都是幽精出现了问题。

　　失魂症，又称离魂症，明代著名医药学家李时珍在《本草纲目》中记载有离魂症：有个人一睡觉就觉得自己身边还躺着一个与自己一模一样的人，也不说话。李时珍诊断为离魂症，用人参、龙齿、赤茯苓煎药，朱砂末冲兑，要求患者睡觉时服。经过三晚的治疗，患者神志安宁，神清气爽，再也没有之前的幻觉了。

　　清代沈源在《奇证汇》一书中记载有金少游治离魂症的案例。说是有个叫徐太乙的人，他有一女，16岁时嫁入豪门。但太乙的生活还是日益窘迫，女儿甚是挂虑，常常不食不寝，严重失眠。家人请金少游来诊治。金少游来时，太乙去郡城卖丝未归，其女卧在床上，自言自语说："过不了多久，丝的价钱会停在四钱八分上，不到五钱。"金少游问她是怎么知道的？此女说："我刚刚随父亲一起去的市场。"金少游等太乙回来后一问，丝的售价果真如他女儿所说。金少游诊断太乙的女儿得了离魂症，并用人参、黄连、龙齿等药治愈。

　　从上面的两个案例可以看出，离魂症是一种神志不宁，出现以幻觉为主要症状的病属于精神疾病。中医治疗此类疾病常会用到人参、茯神、琥珀、龙骨、龙齿、龙眼肉、朱砂、女贞子、磁石、生铁落等药，这些药大都具有安精神、定魂魄或养魂魄的作用。

　　情志的刺激最容易伤魂，所以养魂之法重在养心调神。《素问·上古天真论》说："恬淡虚无，真气从之，精神内守，病安从来？"

　　魂魄常常并称，两者一阴一阳，相互依存，相互协调。明末清初的经学家、史学家、思想家黄宗羲用蜡烛来比喻魂魄之间的关系，蜡烛的火焰是魄，而蜡烛的光明则是魂。在中国传统文化中，魂与魄指的就是精神和形体，古人把形体（魄）看成是精神（魂）的居所，讲究形神相守、魂魄相依。

通过前面的讲解，我们知道魂魄各有各的病，但魂魄也时常同病。魂魄同病，则躯体症状和精神症状并见。比如，高热情况下，热邪扰乱心神，可出现神昏谵语，意识丧失，感觉异常，视物模糊，循衣摸床，惊惕不安，甚至癫狂发作等症状，这些症状的出现预示着魂魄即将分离。

神是魂魄的统领，是一切精神活动的主宰。魂魄相互为用，而且与神意相连。

张仲景在《金匮要略》中论述的"百合病"就是神、魂、魄失常的一种情志病。我们可以根据张仲景的描述来分析一下。

《金匮要略·百合狐惑阴阳毒病脉证并治》说："百合病者，百脉一宗，悉致其病也。意欲食复不能食，常默默，欲卧不能卧，欲行不能行，欲饮食，或有美时，或有不用闻食臭时，如寒无寒，如热无热，口苦，小便赤，诸药不能治，得药则剧吐利，如有神灵者，身形如和，其脉微数。"

大致翻译一下：得了百合病的人会有什么样的表现呢？想要吃东西但又不能吃；常沉默不言，像个傻子；想躺下或想睡觉又不能安卧或入睡，想走走又走不动；对饮食，有时觉得挺香，有时连闻都不想闻；有时觉着身体像有寒，但又不寒，有时觉着热，但又不热；口苦，小便红；什么药也治不了，一旦喝药就会剧烈呕吐；整个人精神恍惚，像有神灵附体一样。但从外表看，又不像有病，只是脉搏稍微快点。

我们将上述症状再归归类就会发现，得了百合病的人神、魂、魄都出现了问题，是形神俱病，见图7-2。

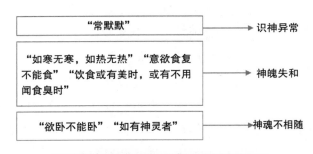

"常默默"	→ 识神异常
"如寒无寒，如热无热""意欲食复不能食""饮食或有美时，或有不用闻食臭时"	→ 神魄失和
"欲卧不能卧""如有神灵者"	→ 神魂不相随

图7-2 百合病的神、魂、魄失常

中医所说的"百合病"包括了西医多

种精神心理疾病，如神经官能征、抑郁症、焦虑症、癔病、精神分裂症等。为什么叫"百合病"呢？一是因为症状复杂，百合病是百症之合。二是因为百合是治疗该病的主药。

意、志

（一）意

意在古汉语中有多种含义，主要与注意、记忆、思考、分析等认知思维活动有关。脾在志为思，所以，意藏于脾。

谈到对中医的理解和参悟，"医者，意也"（《后汉书·郭玉传》）是历代医家的名言策语。唐代大医孙思邈在《千金翼方》中说："医者意也，善于用意，即为良医。"医学的道理至精至微，"医者，意也"的本义并不是说医生在诊病时可以随便臆想臆断，而是要求医生在获取大量临床资料的基础上，认真分析现象与本质、一般与特殊，通过细致缜密的思考，对疾病做出准确诊断。

脾藏意，思伤脾，所以思虑过度，劳神太过，都会使意出现问题，表现出精神情志异常，如发狂、心中烦乱、善忘、记忆力减退、腹胀、便溏、四肢运动不灵活等症状。

关于意，我曾经读过一个小故事，说的是一名年轻中医门诊时碰到一位20岁的女性患者，此女一进诊室，就往诊桌上一坐说："我给你唱一段《红灯记》。"说完就不管不顾地放声大唱起来，结果引来了里三层外三层人群围观。这位主儿眉飞色舞，得意扬扬。医生从桌上拉不下来她，只好由着她。年轻中医一看她的旧病例发现，几乎所有的治疗精神疾患的药她都用过了，但全都没效！正在这时，这位女患者一捂肚子说："哎呀，肚子疼，我要拉肚子，等着我啊，拉完我接着给你唱，你可别跑了！"年轻医生有点抓狂，这怎么治啊？此时一位中医老大夫经过诊室，进来对年轻中医说："你看她面色萎黄不华，这是脾虚，唱中泄泻，是为中气不济，眉飞色舞，意气上面，神色不敛，此为脾不藏意啊。这个病西医认为是精神分裂症，可中医认为是脾虚，意不内守，意浮散于外所致。你可用健脾益气、固神敛意之法试试。"在老中医的指导下，年轻中医给这位"红灯记"治了数月，结果是基本治愈。老中医还有一句话可谓画龙点睛："五脏皆有神，非独脑也。"

（二）志

志的含义也比较多，就广义而言，"志"与"神"同义，泛指各种精神心理活动。比如前面所讲的神志、五志、情志等。狭义的志主要有两个含义：一是指有着明确目标的意向性心理过程，也就是现代心理学所说的动机和意志。二是指记载，如《三国志》、地方志等，又指记忆。

中医认为"肾藏志"，肾中精气不仅激发生命活力，也决定着坚韧顽强的"志"。俗话说，三军可夺帅，匹夫不可夺志也。一个人最重要的是要有志向，有了志向，才有生命的动力。年轻人和老年人相比有一个显著的差别：年轻人会不断立志，不断奋斗，对前景和未来充满希望；老年人则是喜欢回忆和品味曾经属于他们的骄傲与荣耀。"想当年"是他们的口头禅。中国官场上有一个现象叫60岁现象，当领导的一旦因年龄问题退了下来，就莫名其妙地生出许多病来。有些人说这是因为突然闲下来了，其实就是"志"没了。老当益壮、"老骥伏枥，志在千里""壮士暮年，雄心不已""廉颇老矣，尚能饭否？"都是对老年人的一种激励。老年人本身肾精不足，阳气不够，人很容易疲软、消极、缺乏活力，所以对老年人的养生来说，"志"不可缺。"志"能反映生活态度和生活方式，有了志，人才会积极而动，中医说"动而生阳"，生命也因此充满活力。当然，老年人毕竟不同于年轻人，老年人应有自己的志向。年轻人能做的，老年人也可以做，比如，爬山、旅行、跳舞、唱歌、游泳、跑步等。不过，你要蹦极、跑酷，那我就不奉陪了。

有没有"志"，"志"能否持之以恒，有无成就，不仅取决于心理素质，而且在很大程度上受制于肾精是否充足。所以"志"的坚韧与否，也是对肾精的一种判断。肾中精气充盛才能头脑清晰敏锐，精力旺盛，记忆力强，才会有远大志向，并能坚韧不拔；肾中精气不足，就会精神萎靡，记忆力差，浑浑噩噩，很难胸怀大志。还有，一旦肾精亏虚，纵然意志坚定，最终也会力不从心，空发嗟叹。

第七章　精神世界的探知

221

（三）志意

"志意"常作为一个词出现，基本等同于"意志"。但"志"和"意"还是有区别的。明代医家王肯堂在《证治准绳》一书中说："志意并称者，志是静而不移，意是动而不定。"这就说明意向是不定的，而志向则是稳固的。

从现代心理学角度来说，志意是一种认知活动。志意是自觉地确定目标，然后根据目标的需要来决定、调整自己的行为，克服困难和障碍，努力实现目标的心理过程。志意是人类所特有的，与生存、成长的环境有着密切的关系。在志意的调节下，人体还能主动地适应自然界的种种变化，并自觉地调整精神情绪、动作行为，使之平衡协调。

志意和我们前面所讲的神、魂、魄之间是怎样的关系呢？志意是高级的精神活动，通过魂魄接受内外的刺激，形成有效的信息再经过志意的指导，将整合的信息上传至神形成综合的精神活动。[5]《灵枢·本藏》说："志意者，所以御精神、收魂魄、适寒温、和喜怒者也。"又说："志意和则精神专直，魂魄不散，悔怒不起，五脏不受邪矣。"也就是说，志意调和，就会精神集中，思维敏捷，魂魄的活动正常而不散乱，不会受到外界因素的干扰，五脏的功能正常也不会受到邪气的侵袭。这就肯定了"志意"驾驭、控制其他心理活动或过程的作用。

东方的思维

现代心理学认为，思维是人们在通过感觉、知觉获得材料的基础上，进行复杂的分析和综合、抽象和概括、比较和分类，形成抽象的概念后，应用概念进行判断和推理，从而认识事物本质特性和规律性联系的心理过程。思维过程在人类现实生活中起着极为重要的定向作用，《灵枢·本神》认为人的思维过程包括心、意、志、思、虑、智，即"任物者谓之心，心有所忆谓之意，意之所存谓之志，因志而存变谓之思，因思而远慕谓之虑，因虑而处物谓之智"。

　　根据《灵枢·本神》的论述可知，"心"感知、接受外界的信息，是接受外界信息的总汇，形成各种形象的、感性的认识。因此，"心"是思维活动起点和基础，心神兼有意识类活动的主宰和思维活动起点的双重作用。

　　令人吃惊的是，《灵枢·本神》的观点与现代心理学有关思维过程的认识是完全一致的，见图7-3。

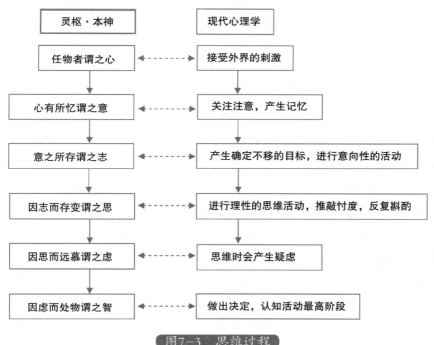

图7-3　思维过程

　　有关意、志、思的概念我们前面讲过，"因志而存变谓之思"，所谓"存变"是指对原有思维、认识的反复推敲和权衡。"因思而远慕谓之虑"，所谓"远慕"是指展开的由此及彼的联想和推测。所以，思虑是在早期形象思维的基础上所产生的抽象思维活动，是思维活动的进一步深化，也是认知活动的更高级阶段。

　　"因虑而处物谓之智"，所谓"智"是在具备完整、缜密的一系列思维活动之后所达到的一种处理事物的最佳状态，是人在进行一系列完整的思维活动之后将个人的认知反馈于外界的过程，也属于认知活动过程。

也许你会觉得前面的讲解还是很抽象，不太能理解，那么我们就举例来说吧。快放假了，朋友聚会说起假期去西藏旅游的事，"任物者谓之心"，如果你不喜欢旅游或对旅游的事完全没上心，聚会结束就忘了，那么你就不属于我们要讨论的对象了。如果你对旅游感兴趣，你会觉得这是个不错的提议，也有了和朋友一起旅游的意向，这就是"上心了"，属于"心有所忆谓之意"。"意"只代表一种意向性，到底去还是不去？这是个问题！你得拿主意。如果突然想到某种原因，你决定还是算了，不去了，得，此事就此打住，你也别再往下想了。如果觉得无事牵绊，或经朋友极力鼓动，你决定去，那就完成了"意之所存谓之志"的思维过程。接下来，你就会和朋友开始具体讨论假期旅游的事了。去西藏还是去其他地方？何时出发？是跟团还是自由行？旅行的具体路线如何设计才最合理？如此等等，你和朋友的讨论就是"因志而存变谓之思"的思维过程。少数服从多数，最后决定一放假就自由行去西藏，可我这身子骨万一对抗不了高原反应怎么办？别刚到又坐飞机回来了，那可糗大了。从一个景点到另一个景点是徒步啊还是雇车啊？吃住怎么解决啊？这就进入了"因思而远慕谓之虑"的思维过程当中。想多了也没用，那么多人都去了，我们凭什么不能去？现在就可以有意识有针对性地进行身体训练，再备足红景天，想那高原反应也不可怕；要相信前辈给咱攒了不少经验呢，再上网虚心讨教讨教，有什么困难不能克服啊？办法总比问题多！再说了，相信集体的智慧是无穷的！最后和大家击掌：就这么定了！这就是"因虑而处物谓之智"。

意、志、思、虑、智是中医论述思维活动的五部曲，它们都是脏腑功能活动的体现，都必须以气血精髓为物质基础。脏腑功能失调和气血精髓的亏虚都会导致忆、意、志、思、虑、智出现病理性的改变。常见的主要有以下几种情况。

记忆失常

记忆存在着个体差异，主要与遗传、年龄等有关，但属于正常现象，比如人年纪大了，记忆力会有所下降。

我们这里要讲的是病理性的记忆失常，主要包括记忆的丧失和健忘两大类。

记忆丧失一般多发生在严重的精神刺激后或脑外伤后或癫狂病发作时。

健忘是指患者记忆力减退，遇事善忘。老年人健忘的情况比较多。中医认为，健忘主要与心的功能有关，心血不足可导致心悸、失眠、多梦、健忘。情绪低落、抑郁或其他心理障碍也可导致健忘，还有精神疾病患者也会出现健忘。

记忆还会出现错乱，就是我们常说的张冠李戴，这其实是健忘的一种特殊表现形式。还有一种情况叫"虚构"，患者没有欺骗的动机，而且自己还笃信不疑，常常煞有介事、栩栩如生地说起自己与鬼神如何沟通交流，与祖先神灵如何相会，这其实是一种精神错乱的表现。

思维障碍

思维障碍在日常生活中很常见，当然在精神病患者中更为普遍。由于心主神明，脾在志为思，肾藏精充养脑髓，所以，中医认为思维障碍主要与心、脾、肾三脏有关。

中医对思维障碍没有进行过分类，思维障碍在中医临床中主要涉及痴呆、疑昧、妄想、思虑过度等。

（一）痴呆

白痴与先天有关，很难治愈。情绪低落抑郁也会引起思维障碍，反应迟钝。精神疾病如精神分裂症、躁郁症等多伴有思维迟钝。老年性痴呆已成为世界当前的"流行病"之一，最常见的为阿尔茨海默病（Alzheimer's disease，AD），临床上以记忆障碍、失语、失用、失认、视空间技能损害、执行功能障碍以及人格和行为改变等全面性痴呆表现为特征，病因迄今未明。65岁以前发病者，称早老性痴呆；65岁以后发病者称老年性痴呆。

（二）疑昧

疑昧是指多疑而不明事理，虽然属于思维障碍，但也是一类个性特征。成语"杞人忧天"所讲的故事就是一个典型的例子。疑昧之人一般具有性格多疑，善猜虑以及文化水平偏低，明理性差的特点。疑昧常常会滋生忧愁恐惧等情感，甚至因此而致病。

（三）妄想

妄想属于变态心理，在精神疾病中十分常见。妄想的内容是缺乏事实依据的，虚幻的，甚至极其荒诞。有些人表现出被害妄想，始终觉得自己被人监视、控制，有人要加害自己；有些人表现出夸大妄想，觉得自己是神的化身，或被别人所崇拜、眷恋；有些人表现出鬼神妄想，觉得自己被鬼神所加害，或觉得自己可以和鬼神沟通或是鬼神的代言人；有些人表现出自我否定的妄想或自责自罪，认为自己犯有不可饶恕的罪责。妄想的存在往往会引起行为和情绪等方面的障碍。

（四）思虑过度

思虑过度是中医常用的一个精神病理术语，它既是一种思维异常的表现，又可成为导致疾病发生的原因，这一点我们前面多次提及。思虑过度笼统而言是指长期用脑过度或伴有不良情感的某些思维活动持续过久，像苦恋、相思、悲思、苦思等都属思虑过度。

梦 的 解 析

梦是什么？现代心理学认为，梦是睡眠过程中发生的生理心理现象，具有明确的视、听、运动感觉性想象，但又失去自我与现实世界及时间、空间的连续性。

没有无梦的睡眠。有些人说"我从来不做梦"，其实是做了梦但没记住罢了。

20世纪精神分析学的创始人西格蒙德·弗洛伊德著有《梦的解析》一书。这是一本梦学巨著，对后世心理学的发展产生了非常深刻的影响。弗洛伊德是这样描绘他的作品的："在下面的文字中，我将会证明有一项心理学技术，使解释梦成为可能，由于这项技术的应用，每个梦都显示一种心理结构，充满了意义，并且与清醒状态时精神活动的特定部位有所联系。然后，我将尽力阐明梦所隐藏的奇异与暧昧，并由此推断这些冲突或吻合的精神力量，正是形成我们的梦的原因。"

中国也有一本在民间流传的专门解梦的书，叫《周公解梦》，不过《周公解梦》可不是什么心理学著作，而是一本通过人的梦来占卜吉凶的书。周公是谁？他跟梦有什么关系？周公姓姬名旦，所以又叫周公旦，他是周文王第四子，武王的弟弟，是古代著名的政治家，曾两次辅佐周武王伐纣，并制作礼乐。周公是孔子崇拜的对象，常常出现在孔子的梦里，在儒教长期主导文化的中国，周公很自然地直接与梦联系起来。梦，经常被称为"周公之梦"，而"梦见周公"则成为瞌睡的代称了。

由于哲学、文化、历史背景的差异，东西方对梦的认知和解析有着较大的差别。中医对梦的生理和病理也有一套完整的理论。

在中国，战国时期著名的思想家、哲学家和文学家、道家学派的主要代表人物庄子首先对梦进行了理性探究。庄子把梦与睡眠时的魂联系起来，提示梦是睡眠中的一种心理活动，而且只是个体睡眠中自以为是的体验，但事实未必如此，梦具有虚幻和不真实性。

南宋大儒朱熹探讨了梦和心的关系，他认为梦是睡眠时的心神浮动。心神浮动则魂魄不安，故多梦；心神安宁则魂魄不散，故少梦。

清醒状态时，个体意识清醒，这种意识具有自觉性、自主性和目的性。朱熹说梦时"心无主"，宋代另一大儒张载说梦时"心无志"，其实都是在说明做梦时个体缺乏醒觉状态时的清醒意识。既然"心无主"或"心无志"，那么各种欲念和想法，无论美丑善恶，都可显露出真相，所以说"梦吐真情"。解梦是迷信吗？不全是。正因为"梦吐真情"，解梦占梦才有了特殊的意义，也有着一定的生理学基础。心理医生会经常用解梦的方法辅助患者治疗，从生理学角度看来，梦就是潜意识中一些情绪的宣泄。例如，可以从梦中分析出是否承受了巨大的心理压力。一般心理医生在询问了患者所做的梦境后，还会将梦还原到患者所生活的现实中，然后将患者做梦的感受联系起来分析，从而得出做梦者的实际体验。

中医是如何认识梦的呢？中医论梦最早见于《黄帝内经》，《黄帝内经》认为梦是魂魄飞扬，是心神不安的一种表现。梦与魂的关系尤其密切，在古代文学作品中，梦又被称为"梦魂"。

梦是如何产生的？换句话说，什么原因会导致"魂魄飞扬"？有内外两大因素。古代中医释梦大家当首推明代医家张景岳，这位大家应该不陌生了，前面我们曾多次提及。张景岳认为，自然界中的各种邪气（如风寒暑湿燥火等）、社会因素、情志刺激（七情）、脏腑功能失调（如肝血不足、肺气亏虚等）、欲望需求、意念等都会影响到心，使心神浮动产生梦。

因为心主神明，肝藏血藏魂，所以梦与心、肝两脏的关系最为密切。魂依赖肝血的涵养，与神相伴而行，如果肝血不足，或其他原因影响到肝，使魂不能涵养于肝血之中而飞扬于外，就会出现睡眠不宁、惊骇多梦、梦语梦游、幻听幻视等。正如张景岳所说："魂之为言。如梦寐恍惚、变幻游行之境皆是也。"肾阴既能制约心火，又能滋养肝阴；脾胃为气血生化之源，能保证心、肝的气血充足。此外，尽管我们的梦象千奇百怪，但如果我们仔细分析，则会发现梦中的东西与自己的过度注意和记忆有关，正所谓"日有所思夜有所梦"。据说德国的化学家凯库勒因为对某种物质的结构式未搞清楚而非常烦恼，百思不得其解，有一天晚上，他梦见一条咬住自己尾巴直打转的小蛇，从而发现了苯环的分子结构。"日有所思夜有所梦"涉及我们前面所讲的"意"和"志"，脾藏意，肾藏志，所以，梦与脾、肾也有着密切的关系。

梦境中特定内容的产生以及对梦意的理解，往往与个体的身份、地位以及个性特征有关。最出名的就是庄周梦蝶，庄子之所以梦化为蝶，是与他追求逍遥自由的个性特点有关，潜意识中希望自己能像蝴蝶一样自由自在地飞来飞去。汉光武帝梦见自己乘赤龙登天，这与他期望一统天下的政治抱负有关。北宋学者张耒指出："好射者梦良弓，好乐者梦奇声。"职业差异和志向不同也会产生不同的梦境。《无何集·梦辨》所说："男人不梦生产，女人不梦弓马……农不梦治经读史，贾不梦樵采捕鱼。"很显然，由于职业或性别等的不同，没有这方面的经历、追求或思考，一般也就不会产生相关的梦象。

梦是特殊的心理生理活动，与阴阳脏腑气血密切相关。梦境的内容不仅仅是心理活动的反映，也是生理活动的反映。根据梦境的不同来推测疾病，已经被古今中外大量的医疗实践所证实。排除由于情绪的剧烈波动等心理因素、睡眠体位、过度疲劳等的影响，噩梦就可能是疾病的先兆。如《灵枢·淫邪发梦》说："肝气盛，则梦怒；肺气盛，则梦恐惧、哭泣、飞扬；心气盛，则梦善笑、恐畏；脾气盛，则梦歌乐，身体重不举；肾气盛，则梦腰脊两解不属。"又如梦见登高、飞腾常为肝血不足、风痰上扰的征兆；梦见饮食、筑墙盖屋为脾的病证；患者病情危重时，常梦见死去的亲人在召唤；当病情转愈时，常梦见力大无穷、谈笑风生的景象。当代中医大家蒲辅周对梦境有过一段精彩而又启人颇深的论述："自1970年以后，我常梦见回梓潼与故人团聚，而这些人皆已去世，又常梦见无边大漠或游于大海彼岸。《金匮·五脏风寒积聚》云：'邪哭使魂魄不安者，血气少也。血气少者属于心。心气虚者，其人则畏，和目欲眠，梦远行而精神离散，魂魄妄行。'所以我这些梦境大概是我行将就木的预告。细心揣摩病人的梦境，有助于查知病变的部位，病变的性质和预后，不宜轻视。"

梦对保持人类的精神健康也起着非常积极的作用，做梦是锻炼人脑功能的一种自身需要。研究发现，许多患有慢性抑郁症的患者就长期被混乱的梦或缺乏梦的异常睡眠所困扰。当他们通过电脑调节脑波的睡眠治疗后，病情有不同程度的好转。

经常听到有人抱怨"做了一夜的梦，一宿没睡好"，那么做梦真的会耽误休息吗？

在睡眠过程中有一段时间，脑电波频率变快，振幅变低，同时还表现出心率加快、血压升高、肌肉松弛等，最奇怪的是眼球不停地左右摆动，为此科学家们把这一阶段的睡眠称为快速眼动睡眠，又叫异相睡眠。快速眼动以外的其他睡眠，称为慢波睡眠，又叫安静睡眠。

快速眼动睡眠期几乎完全被生动的梦所占据，此时的梦会被记住；相反在非快眼动睡眠情况下的梦，不会被记住，也不会被意识到。

实际上，做梦是一种生理现象，不管你有没有梦的回忆，你每日晚上必定要做四五回梦，因此说整夜做梦或者说一夜无梦都不对。

一个人做了梦能不能记得，还取决于他醒来的时间。一个人的睡眠周期是固定的，如果他总是在不做梦的睡眠阶段醒过来，他不会记得自己的梦，他总觉得没做梦，其实那个做梦的阶段已经过去了；如果他经常在另外一些睡眠段醒过来，比如梦境最生动的眼动睡眠期，他就总觉得自己在做梦，好像一整晚都在做梦。

所以，梦是睡眠不好的结果，而不是睡眠不好的原因。睡眠质量的好坏是以第二天醒来时的精神状态和感觉好坏为标准，与做梦多少没有直接关系。

调神与治神

调神

中医将精神养生称为调神、养神和摄神，精神养生的目的就是形神统一，祛病延年。

精神养生的方法主要包括：

（1）清静养生：恬淡虚无、少私寡欲。

（2）情志中和：喜怒哀乐皆应保持安和适中，情感发泄要有节、有度，避免情志过激。

（3）养性移情：养性就是加强自身的修养，培养高大上的情操。儒家说"仁者寿"。予人玫瑰，手有余香。移情就是善于调节情志，勇于自我排解，适当地发泄或积极地转移情绪，或积极地转移注意力，摆脱不良情绪的影响。常用的方法有：①自慰法。一句话就是"退一步海阔天空"或是"吃亏是福"。②意控法。先行控制意识，将不良的情绪反应减轻到最低程度。有些人会借助于语言或文字，比如，有些人在手心上写上"忍"字，有些人在客厅或书房挂上写有"戒怒""淡定"的条幅。③宣泄法。将不良情绪释放出来，比如找朋友聊天、唱K、痛哭一场等。④转移法。从不良情绪中摆脱出来，将注意力或精力转移到其他事物上去，可以强迫自己去做一些平时自己感兴趣的事，以求从中得到乐趣，逐渐使情绪恢复平静。⑤升华法。也就是化悲痛为力量，在逆境中奋发。比如历史上周文王被囚演《周易》、屈原遭放逐著《离骚》等。

（4）愉悦自得：保持乐观，性情开朗，知足常乐，俗话说得好："笑一笑，少一少，恼一恼，老一老。"

（5）适时调神：顺应自然四季阴阳的变化，有意识地调养自己的精神。春天生机盎然，人应积极开朗向上；夏天阳气旺盛，人的精神应充沛饱满；秋天收敛萧条，人的精神活动应内敛，保持安定平静；冬天阴气旺盛，寒冷闭藏，人的精神活动应内藏而不外露。一天之内，由于阴阳的转换，人的精神活动也应做相应的调整。早上及上午阳气旺盛，人的精神应振奋饱满，充满朝气；晚上阴气旺盛，阳气收敛，人不宜太过兴奋，应休养静息。

治神

治神是指针对情志疾病所采取的心理治疗。

中医治疗情志疾病的基本原则是设法减少或减轻境遇中的不良情绪刺激，进而消除致病的心理因素，排遣情思。以心理治疗为主，药物治疗为辅。中医特别强调"因人制宜"，所以，中医在治疗中非常重视患者的遗传禀赋、性别、年龄、自然条件、社会环境、精神因素等。

中医对情志疾病的治疗方法包括：

（一）心理疗法

中医心理疗法多种多样，我们重点谈谈以下几种：

1. 移情疗法

移情疗法是指医生根据患者不良情绪的种种表现，通过释疑、顺意、暗示等方法，设法消除心因性刺激，宣泄或转移忧心忡忡、焦虑不安等不良情绪。

金元时期的医家张子和是中医心理治疗大师，善治情志疾病。一天，一个名叫项关令的人来求诊，说他夫人得了一种怪病，只知道腹中饥饿，却不想饮食，整天大喊大叫，怒骂无常，吃了许多药都无济于事。张子和听后，认为此病服药难以奏效，让患者家属找来两名妇女，装扮成演戏的丑角，故作姿态，扭扭捏捏地做出许多滑稽动作，果然令患者心情愉悦。患者一高兴，病就减轻了。接着，张子和又叫患者家属请来两位食欲旺盛的妇女，在患者面前狼吞虎咽地吃东西，患者看着看着，也跟着不知不觉地吃起来。就这样，张子和利用怡悦引导之法，使患者心情逐渐平和稳定，不药而愈。

《名医类案》中记载着这样一个案例：一人在亲家家里喝醉了酒，夜里口渴又找不到水，就喝了石槽里的水。第二天天明，此人一看石槽里全是小红虫，这下可慌了，又郁闷又恐慌，总觉得心里有蛆，胃也像被堵住了一样。几天下来，此人饮食俱废，遍请医生诊治，全都无效。后来吴球医生前来诊治，经仔细询问，认定是患者的疑心在作怪。于是，吴医生将红线剪成像蛆一样，再用巴豆两粒，同饭一起捣烂让患者吃。很快患者开始排泄粪便，吴医生暗地里将红线丸混入粪便中让患者看，结果患者一下子宽心了，认为虫已排出，病就快好了。随后，吴医生又给患者调理了半个月，彻底治愈。这一案例说的就是心理治疗中的暗示疗法。

2. 易性疗法

易性疗法是指医生根据患者病前不良性格的种种表现，通过说理开导、改变心志等方法，逐步指导患者改变其错误的为人处事的态度，尤其适合内向兼自寻烦恼性格的患者。

3. 以情胜情法

以情胜情法主要包括采用悲哀、喜乐、惊恐、激怒等情绪刺激，以纠正相应所胜的情志。比如，"思胜恐"，也就是说思考能战胜恐惧。思属脾土，恐属肾水，根据五行相克规律，脾土能克制肾水，所以思能胜恐。当恐惧来临时你进入思考状态，恐惧感会马上消失或减弱。

通过思考，仔细分析推敲导致你恐惧的各种原因，主动承担与面对，深入思考解决的办法，做到心中有底后，恐惧感会自动减轻或消除。因为"思"能使人处于思考推敲状态，思考推敲是理性主导的，而理性是不存在恐惧的。

我们在前面第三章讲过文挚治齐王病的故事，大家可以翻阅，那就是以情胜情疗法的典型案例。我们这里再举两个例子。清代《冷庐医话》中记载：江南一书生因金榜题名考中状元，在京城过喜而发狂，大笑不止。名医徐灵胎就诊，假装告诉书生病已没法治了，十日后就死，并吩咐他赶快回家，路过镇江时再找一位姓何的医生，或许能起死回生。书生听后非常惊恐，到了镇江找到何医生，何医生就把徐灵胎早已送来的书信给书生看，并解释其中的缘由，于是书生的病好了。这个案例采用的治法原理是"恐胜喜"。从五行而言，恐为水，喜为火，水克火；从脏腑而言，调理肾水和心火的关系，使水火相济，达到阴阳的平衡。所以利用恐惧情绪来克制过度喜悦的情绪，用惊吓方法使其产生恐惧心理，可以抑制过喜而使其病愈。

以情胜情法的具体运用也不必完全按五行制胜的机械对应，还是应针对性地调节控制不良情绪。

（二）情境疗法

根据天人相应的整体观，中医学认为异常情绪致病在病因学上还与外界环境有着密切的关系，改变外界环境可以改善和消除异常情绪变化所致的疾病。中医情境疗法包括：①改变所处的生活环境。②及时婚配。③改变家庭境况。④改变衣食等生活条件。⑤培养文娱爱好等。

（三）药物、针灸疗法

1. 药物治疗

药物疗法的代表治法及方药有：①舒肝理气法，代表方剂有柴胡疏肝散、逍遥散、舒肝丸等。②平肝法，代表方剂有羚角钩藤汤、镇肝息风汤、天麻钩藤饮、建瓴汤等。③重镇安神法，代表方剂有磁朱丸、安神定志丸、生铁落饮等。④养心安神法，代表方剂有酸枣仁汤、补心丹、归脾汤、炙甘草汤、甘麦大枣汤等。⑤豁痰开窍法，代表方剂有半夏厚朴汤、四七汤、顺气导痰汤、半夏白术天麻汤等。⑥祛痰通络法，代表方剂有桃仁承气汤、抵当汤、血府逐瘀汤等。⑦清热泻火法，代表方剂有龙胆泻肝汤、三黄泻心汤等。⑧补益肝肾法，代表方剂有六味地黄丸、二至丸、二仙汤、右归丸、杞菊地黄丸等。

2. 针灸疗法

针灸具有通经脉、调气血、协调阴阳平衡的作用，对神经官能症、失眠、嗜睡、神经衰弱、癔症、癫痫等情志疾病都有确切的疗效。

（四）特殊疗法

包括气功疗法、音乐疗法、生物反馈疗法等。

结　语

情志本属于中国古代文化中的问题，是指情感与志趣。中医学对情志的系统论述，首见于《黄帝内经》，并建立了完整系统的情志学说。中医所谓的情志是指机体以脏腑、经络、精、气、血、津液为物质基础，以相互协调的脏腑、经络功能活动为内在条件，在外界环境的刺激和影响下，通过内外综合作用，对客观事物能否符合自身需求做出判断时所产生的体验的一种个体的特殊反映形式。它包括了现代医学心理学中所论述的情感、情绪过程，也包含认知和行为过程，涉及心理和生理的复杂反应，并与个性心理特征有关。

《黄帝内经》认为人的五脏六腑皆有神灵，心藏神、肝藏魂、肺藏魄、脾藏意、肾藏志，所以五脏又被为"五神脏"。神、魂、魄、意、志可以看成是中医对精神心理活动的一种分类，但都以脏腑的阴阳气血为物质基础。

美国心理学家莫尔菲说过："世界心理学的第一个故乡是中国。"国际心身医学会权威人士宣告："世界心身医学应向中国中医学寻找智慧。"这充分肯定了中医学在世界心身医学中的崇高价值。

我们对精神心理的呵护需要我们建立起良好的生活习惯和行为方式。《素问·四气调神大论》说："提挈天地，把握阴阳，呼吸精气，独立守神……和于阴阳，调于四时，去世离俗，积精全神，游行天地之间，视听八达之外，此盖益其寿命而强者也。"三国时期曹魏时文学家、思想家嵇康在《养身论》中说："故修性以保神，安心以全身，爱憎不栖于情，忧喜不留于意，泊然无感，而体气和平。"

精神心理世界尽管神秘，但相信人类对它的探知将永不停歇，因为没有良好的精神心理就没有健康。

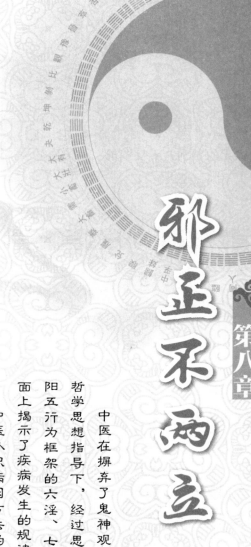

邪正不两立

中医在摒弃了鬼神观念后，在气、阴阳、五行等哲学思想指导下，经过思辨与整合，逐步建立了以阴阳五行为框架的六淫、七情等病因学模式，在宏观层面上揭示了疾病发生的规律。

中医认识病因方法的最大特点在于它的整体观，不像西医那样单纯地把致病的物质实体作为研究对象，而是自始至终地从人和自然的统一关系中把握病因。

疾病的发生、发展过程就是正邪斗争的过程，『正气存内，邪不可干』是中医发病学的基本原理。

正气一词我们在前面已多次提到，有正就有邪，邪与正从来都是势不两立的。什么是邪？中医所说的邪或邪气，是指能破坏人体阴阳平衡导致病症发生的原因，西医就叫病因。中医对病因的认识和西医存在着较大的差别，不仅探求、分类的方法不同，而且对所谓邪气本质的认识也不同，见表8-1。

表8-1　中、西医对病因的认识

中医：邪气	西医：病因
六淫、疠气、七情、饮食、劳逸、痰饮、瘀血、结石、外伤、寄生虫、药邪、先天因素、医过等	病原微生物（如细菌、病毒、支原体、衣原体、寄生虫等）、物理因素（如高温高热等）、化学因素（如有毒气体、试剂、溶剂等）、营养因素、精神因素、遗传因素等

从表8-1我们可以发现，中、西医对病因认识也有类似和重合之处。比如，中医所讲的六淫和疠气与西医所讲的病原微生物有部分的一致性，但表述完全不同。中医的七情病因类似于西医的精神因素，中医的饮食因素类似于西医的营养因素，中医的先天因素类似于西医的遗传因素等。

中医病因说到了痰饮和瘀血，这两点西医没有，是中医所特有的，我们在后面会着重谈。中医还说到了"药邪"和"医过"，所谓"药邪"，也就是药源性的损害，主要是指药物的毒副作用对人体造成的伤害，当然也包括吃错了药，药不对证所引起的不良反应。"医过"是指医生对患者所造成的伤害，这主要归咎于医生的医术不精而导致的失治、误治等。

古代中医对邪气进行了分类，分为三类：一类是自外而来，也叫外因，主要是指六淫，包括疠气；一类是由内而生，也叫内因，主要是指七情；还有一类叫不内外因，主要包括饮食、外伤、房室等。这种分类虽然在现代已经没有太大意义，但却反映了古人对邪气来源的一种认识以及处置方法上的差异。

诸如细菌、病毒等老百姓都耳熟能详的词却没有出现在中医理论中，是不是说明中医根本就没有认识到有细菌、病毒的存在？对这个问题的回答是：是也不是。古汉语中确实没有"细菌"和"病毒"等词，古人更没有见到过细菌和病毒，但古人知道有那么一种邪气的存在。用现代医学的眼光来看，那种邪气的致病效应就类同于细菌、病毒。中医管那种邪气叫什么呢？六淫或疠气。当然六淫还远不止包括细菌和病毒。

细菌、病毒的概念都来源于西医的病原微生物学，显微镜的发明使得西医对诸如细菌、病毒等致病微生物开始有了清晰的认识，随着生物技术手段的日新月异，细菌、病毒检测的方法也越来越先进。但细菌、病毒总是千变万化的，虽然西医有了很多抗生素，但一碰到细菌、病毒的变异，往往会束手无策。

传统中医没有细菌、病毒的概念，更没有细菌、病毒的检测手段，但有着诸如六淫和疠气的理论，所以，细菌、病毒的本质在中医而言就是六淫或疠气。中医针对细菌、病毒性疾病有着两大锐器：伤寒学和温病学。运用伤寒学说和温病学说治疗细菌、病毒性疾病，临床疗效显著。

西医有细菌病毒理论，自然就有抗生素，中医可没有什么抗生素。但没有抗生素一样可以解决问题，病毒性感冒吃小柴胡汤好了，你能说小柴胡汤是抗生素吗？很多细菌、病毒引起的感染、高热，西医搞不定，最后都靠中医出手摆平。这其中有什么奥秘呢？治疗的原理又是什么呢？

1954年夏天，河北石家庄地区久晴无雨，当地出现了流行性乙型脑炎，患者众多，用西药治疗均不奏效。后经中医辨证属暑温，用《伤寒论》中的白虎汤治疗取得了很好的疗效。1956年，北京地区开始流行乙型脑炎，死亡率很高。许多医生仿效石家庄的经验，沿用白虎汤，结果无效。中医大家蒲辅周经过客观、仔细、全面地分析，认为北京地区发病不同于石家庄，是因为久雨少晴，天暑地湿，湿热交蒸。人得病虽是暑温，但应偏湿。所以蒲辅周改用宣解湿热和芳香透窍的药物，取得显著疗效。

由于流行性乙型脑炎由流行性乙型脑炎病毒引起，所以一些学者希望用现代药理学的方法在白虎汤中寻找到抗病毒的药理成分，结果无功而返。随着系统科学理论的引入，人们逐渐领悟到：原来白虎汤虽然没有直接抑杀流行性乙型脑炎病毒的成分，但它能在人体内造成不利于病毒生存的环境，使病毒难以复制；加之它能提高机体的免疫力、抗损伤能力以及修复能力，这种整体作用和综合功效使它兵不血刃地"杀"了病毒，从而达到治愈疾病的目的。蒲辅周用宣解湿热和芳香透窍的药物取得疗效其原理也是一样的。

还记得SARS（重症急性呼吸综合征）吗？2003年刚发生SARS时，西医一下子就懵了，因为原有的抗生素用了个遍也控制不住，只能转向重新寻找病原，治疗上主要用激素维持。这是西医的常规思维方式，不找到病原就意味着无从治疗，当然有时找到了病原，但目前无药可用。好在西医最终找到了病原，是SARS冠状病毒，但却没给治疗带来什么实质性的进展。

中医是不可能去寻找病原的，更不知道冠状病毒为何物。但中医对SARS的治疗却运用了温病学的理论，将SARS归于疠气，所用的中药是针对疠气侵害人体后机体表现出的证候，立法处方。中药中有没有杀冠状病毒的成分就不得而知了，但这既不是中医所关注的，更不是中医治疗用药的依据。

治愈SARS的事实证明：对SARS的最佳疗效来自于中、西医的联手。中药取效的根本原因在于改善机体的抗病环境、调节机体的免疫机能、排除病原体的病理产物等，这与西药杀灭病毒以及补充营养成分等是不同的。

顺便说一句，当年西医不仅找到了SARS冠状病毒，而且还"抓住"了制造病毒的罪魁祸首，那就是果子狸。果子狸因被认定是制造病毒者而惨遭屠杀。可是，2013年的研究发现，一种叫中华菊花蝠的蝙蝠才是真正的SARS元凶，可叹果子狸已蒙冤10年。

科学事实明确告诉我们，由于中、西医学产生的背景不同，理论构建的基础不同，因而它们对病因的认识也不同。西医对病因的认识一定是建立在实验基础上的，那么，中医究竟是怎样探知病因的呢？

中医认识病因的方法主要有三种：

一是通过发病的客观条件认识病因。如：外界风、寒、暑、湿、燥、火六种邪气的侵袭，情志刺激、饮食失节、外伤等。

二是采用取象比类的方法。六淫概念的形成，基本上是古代医家将长期临床观察和反复实践所获得的认识与五行特性相类比的结果。比如，古代医家将头痛、咽喉痒痛、关节疼痛部位不固定，疹块此起彼伏，肢体抽搐震颤，头晕、目眩，肌肤麻木、瘙痒等症状与自然界空气流动产生风时的飘忽不定，风引起的云物飘摇等生活体验进行类比，并在此基础上将引起上述症状的病因抽象概括为风邪。

三是辨证求因。也就是根据病证所表现出来的临床症状和体征，进行综合分析，来推求病因。这是一种由果析因的"反证倒推式"的确定病因的方法。比如，患者有跌倒或摔倒的情况，症状表现是体内某一部位刺痛，固定不移，昼轻夜重，拒按，或可触摸到肿块，舌质紫暗，舌上面有瘀斑瘀点。根据患者的症状，中医诊断出的病因是瘀血，针对病因的治疗就是活血化瘀。

在辨证求因的过程中，取象比类是中医常用的方法。比如，患者出现恶寒、肢倦、鼻流清涕，或脘腹冷痛、喜暖、喜热饮、舌苔白腻、脉沉紧等症状，类似于自然界寒邪致病的特点，医生就可以推理出病因是寒邪。再如，中医临床上把肢体疼痛、游走不定叫作风痹；把外伤患者出现抽搐痉挛、颈项强直等叫作破伤风，这些疾病的致病因素之所以都称为风邪，并不是因为它们发病前曾经受到过气候变化中直观感觉上的"风"的侵袭，而是因为它们发病过程中，有和"风"的性质特点相类似的临床表现。

明代，"传染"一词已经出现在中医学的著作中，传染病的概念是中医最先提出来的。"戾气"一词最早由隋代医家巢元方提出，到明代，著名医家吴又可创建了"戾气"学说。所谓"戾气"或"疠气"是中医对一类具有强烈传染性外邪的统称，又称为"疫气""疫毒""乖戾之气"等。疠气引起的疾病称为"疫病""瘟病""瘟疫""疫疠"等。疠气致病的种类很多，如"大头瘟""疫痢""白喉""天花""霍乱""鼠疫"等，实际上包括了现代许多传染病和烈性传染病。前面我们讲到的流行性乙型脑炎、SARS，还有甲型肝炎、禽流感、甲型H1N1流感等都属于中医瘟疫的范畴。古人对瘟疫病因的认识也是采用辨证求因的方法，但发现此类邪气"非风、非寒、非暑、非湿""乃天地间别有一种杂气所感"，所以命名为"戾气"或"疠气"。古人认为对瘟疫应重在预防，可采用芳香辟秽、解毒之法，选用藿香、苍术、白芷、草果、菖蒲、艾叶、冰片、蚤休等制成香囊，佩挂在胸前。对易感人群，或与瘟疫患者接触者，治疗上应芳香辟秽解毒、轻清宣透疫邪，可选用苏叶、荆芥、藿香、野菊花、贯众、大青叶等，水煎服用。上述药物也可制成气雾剂，用于公众场所集体预防或居室内空气消毒。

有人曾感叹，吴又可创立戾气学说比西方巴斯德创建微生物学早200多年，只可惜吴又可的年代显微镜还未发明，如果吴又可拥有了显微镜，那中国将会成为微生物学的发源国。会是这样的吗？我们不禁要问：即便显微镜已经发明，吴又可会拿它作为研究工具吗？如果吴又可使用了显微镜，并也开始研究微生物的类型、习性、营养、繁殖、作用等，那还有中医的戾气学说吗？

清代名医王清任是一位富有革新精神的医学家，他有感于中医古代解剖学中的错漏，决定重写人体解剖学。他多次到疫病暴死者乱葬岗和死刑场中观察人体内脏结构，最终写成《医林改错》一书。王清任有重写人体解剖学的念头，后人说是有革新精神，但实际上是其思想观念发生了改变，对脏腑的认识倾向于形态化，这就有了西医解剖学思想的萌芽。但中医的传统思想和观念已经根深蒂固地深入到王清任的骨髓和血液中，在这样两种不同思想观念相互交结的背景下，王清任能成功吗？后世对王清任所做的解剖工作评价是：医林改错，越改越错。

那王清任为什么又会是一代名医呢？其实真正让他在中医界扬名立万的是他在《医林改错》中创立的瘀血理论。那可真是原汁原味的中医思想和理论，他所创立的许多活血化瘀的方子，如血府逐瘀汤、通窍活血汤、补阳还五汤、膈下逐瘀汤等都是中医名方，目前在临床上仍被广泛地用于治疗心脑血管疾病和妇科疾病等。

讲回吴又可，可以肯定地说，文化背景和思维模式的不同，注定那个时期的中国只会诞生戾气学说。所以，不是显微镜的问题，也不是吴又可个人的问题。

中医按照其理论构建的模式，在天人相应思想指导下，对病因有着自己的认识方法，这种认识方法与古代的天人相应的哲学思想以及中国的传统文化紧密相连。

不可否认，传统中医对病因的认识方法也存在着局限性和模糊性。所以，中医和西医从来都不是对立的，而是互补的。

理论上而言，对疾病的治疗如果能祛除病因，疾病就会痊愈。但在临床实际中，这往往是一厢情愿的。一种疾病可以是单个病因引起，但绝大多数疾病的病因是复合的、复杂的。有些疾病的病因根本祛除不掉。所以，西医治病一方面强调针对病因进行治疗，另一方面也只能控制症状。中医始终强调对证治疗，治疗药物主要是用来消除证候的，通过对人体的整体调控，扶正祛邪而恢复人体正常的功能。中医虽然不像西医那样强调对因治疗，但消除了疾病的证候，在客观上也就有对因治疗的作用。

中医认识到的病因是多种多样的，接下来我们只重点谈谈六淫、痰饮、瘀血和结石。七情致病可参阅第七章，饮食致病在前面各章中都有散在论述。还有劳逸、先天因素等，都可参阅前面章节中相关内容。

《素问·刺法论》说："正气存内，邪不可干。"从来邪正不两立，人为什么会生病呢？邪气是外部因素，而正气则是内因。一般而言，人之所以会生病是因为体内正气的不足。什么是正气？发病的原理是怎样的？又会呈现出哪些类型？我们都将会在下面进行讲述。

六气与六淫

六气

所谓六气是指自然界六种正常的气候，即风、寒、暑、湿、燥、火。六气是万物生长的自然条件，也是人类赖以生存的自然条件。

自然界一年四季的变化就是六气的运动，六气的运动体现了阴阳的转化，形成了宇宙间生、长、化、收、藏的自然造化和万物孕育。

中医五运六气学说是研究气候变化与人体健康和疾病关系的学说，具体而言是在中医整体观念指导下，以阴阳五行学说为基础，运用天干地支等符号作为演绎工具，来推论气候变化规律及其对人体健康和疾病的影响。

中医运气学说中六气是指：①初之气：厥阴风木；②二之气：少阴

君火；③三之气：少阳相火；④四之气：太阴湿土；⑤五之气：阳明燥金；⑥六之气：太阳寒水。

六气与五行、五季相配，即风—春—木、寒—冬—水、暑—夏—火、湿—长夏—土、燥—秋—金。这里要说明的是，火又分为君火和相火。君火替代了热气，相火替代了暑气。

一年之内六气是如何运动变化的？见图8-1、图8-2。

二十四节气是根据太阳在黄道（即地球绕太阳公转的轨道）上的位置来划分的。视太阳从春分点（黄经零度，此刻太阳垂直照射赤道）出发，每前进15°为一个节气；运行一周又回到春分点，为一回归年，合360°，因此分为24个节气。

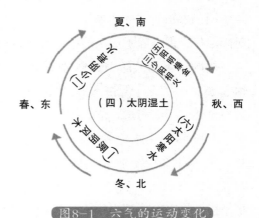

图8-1 六气的运动变化

图8-2 六气与二十四节气

（1）初之气：厥阴风木。地面以上属阳，地面以下属阴。初气之时，大气由寒变温。地下水中所封藏的经秋季收来的阳热，开始运动上升。此阳热与水化合，就是木气。木气是一年的阳根。厥者，极也，是阴盛极而衰的状态。大寒节气，是阴极之时，所以称为厥阴。木气主动，动而不通，则成风，所以称为风木。

（2）二之气：少阴君火。二之气，也就是从地下升出地面，木气上升之气。此时大气较热，已经不是阴极了，所以称为少阴。木气上升之气，也就是上年秋时下降的阳气。这一阳气由地下升至地上，照临宇宙，光明四达；上升之象，犹如君位，所以称为君火。

（3）三之气：少阳相火。三气之时，地面上阳热盛满，经暮夜大气之凉降，降入地面下之水中。当暑热上腾之时，边降边升。此阳热为生命之本，地面上阳热盛满，地面下所得阳热不多，所以称为少阳。此阳热降入地下水中，以生中气。中气旋转，犹如枢纽，发挥着相臣辅助之职，所以称为相火。此火不降，暑热熏蒸，又称暑火。

（4）四之气：太阴湿土。四气之时，地面上阳热盛满，地面下就有的阳气，亦升上来。地面上非常之热，地面下非常之寒。热属阳，寒属阴，大气阴多，故称太阴。此时地面上阳热盛满，尚未降入土下。寒热相逼，化生湿气。土气为升降之枢，故称湿土。

（5）五之气：阳明燥金。五气之时，地面上盛满的阳热，经秋气收敛开始下降。中土之下，阳气充足。湿气已收，宇宙光明，阳盛而明，所以称为阳明。金气当旺，湿气收则燥热气结。此时地面上空的金气，压力极大，故称燥金。

（6）六之气：太阳寒水。六气之时，地面上的阳热经秋气之收敛，全部降入土下的水中。中下阳多，故称太阳。此阳热降入水中，水即将之封藏不泄。水内藏阳，水外为寒，故称寒水。

大家可能对上面的讲述还不甚明白，我们可以简单地将要点总结如下：六气的运动无非就是气的升降浮沉，其本质是自然界的阴阳转化。所谓升，是指沉入水中的热升到土上。所谓降，是指夏时太阳射到地面的热降入土中。所谓浮，是指升出土上的热又与夏时太阳射到地面的热同浮于地面之上。所谓沉，是指降入土中的热沉入土下之水中。还有一个中，所谓中，就是指升降浮沉的枢纽。

立秋为降之起点，立冬为沉之起点，立春为升之起点，立夏为浮之起点。

秋分前，土上热多，土下热少。秋分则土上与土下的热平分。春分前，土下热多，土上热少。春分则土上土下的热平分。所以春分和秋分是自然界六气运动变化过程中阴阳相对比较平衡的一段时间。《春秋》是中国现存最早的一部编年体史书，也是儒家的经典著作。为什么叫《春秋》不叫《冬夏》呢？用《春秋》做书名，说明了作者是站在一个公正客观的立场来记述历史，不偏不倚，也是儒家中庸思想的一种体现。

冬至者，由立秋降入土下的热，多至极也。夏至者，由立春升出地上的热，多至极也。降极则升，升极则降，升降不已，化生万物。这就是六气运动的精髓之所在。

就植物而言，秋天落叶是自体的阳热下降，冬天添根是阳热下沉，春天发芽是阳热上升，夏天枝繁叶茂是阳热上浮。升降浮沉的圆运动是宇宙万物永恒不变的生命法则。

万物的化育必须依靠太阳照射到地面的热，今夏太阳照射到地面的火热，即是来年生物的生命之根。但这一火热，必须经过秋时降入土下，经过冬时，藏于土下的水中，然后才能成为万物化生的根本。水封藏得越好，阳气就会越充足，生命力也就越强，这就是所谓的"瑞雪兆丰年"。

厥阴、少阴、太阴，少阳、阳明、太阳是中医理论中的三阴三阳。三阴三阳具有多种含义，我们这里讲的三阴三阳是五运六气学说中的概念。运气学说中的三阴三阳的排序及其对应关系为，一阳少阳，二阳阳明，三阳太阳，一阴厥阴，二阴少阴，三阴太阴。

表8-2　天之六气与地之五运之气的对应关系

天 之 六 气	阴　阳	地之五运之气	天 地 合 气
风	厥阴	木	厥阴风木
火	少阴	君火	少阴君火
暑	少阳	相火	少阳相火
湿	太阴	土	太阴湿土

（续表）

天 之 六 气	阴 阳	地之五运之气	天 地 合 气
燥	阳明	金	阳明燥金
寒	太阳	水	太阳寒水

为什么我们要讲六气？因为六气可以成为致病的因素。古人说，木气偏见则病风，君火之气偏见则病热，相火之气偏见则病暑，金气偏见则病燥，水气偏见则病寒，土气偏见则病湿。什么叫偏见？就是指不正常地出现。

当气候变化异常，非其时而有其气（如春天气候应温而反寒，秋天应凉而反热等），或气候变化过于急骤（如暴冷、暴热等），六气就会成为致病因素。这时就不能再叫六气了，而应叫六淫。所以中医所说的外感六淫是由六气变异而来。

❀ 六淫

"淫"的意思是太过和浸淫，六淫就是六气太过，是风、寒、暑、湿、燥、热六种外感病邪的总称。

在很多中医古籍中，都将六淫称为风、寒、暑、湿、燥、火，这是一种习惯化的称谓。温、热、火三者具有程度上的差别，温为热之渐，火为热之极。但火不属于一种气候，《素问·天元纪大论》说："在天为热，在地为火；在天为湿，在地为土；在天为燥，在地为金；在天为寒，在地为水。故在天为气，在地成形。"临床上，中医很少将火看作是一种外邪，多认为火是由内而生的。

暑实际上就是热，是夏季的主气，它具有明显的季节性。也就是说我们可以把夏季的热叫"暑"，把夏季以外的热叫"热"。

现代医学气象学认为，气象因素中的气温、气压、湿度和气流对人体的健康具有重要的影响，而气温与寒、热，湿度与燥、湿，气流与风又有着密切的关系。比如，在春季，主要是气压和气温的变化，大风和冷锋面的出现，诱发了儿童急性呼吸道感染发病增加，受凉、寒冷、干燥是诱发感冒和呼吸道疾病的重要诱因。寒冷降低了呼吸道黏膜的抵抗力，干燥使鼻黏膜极易发生细小的皲裂，使细菌、病毒等容易入侵。

六淫实际上并不是单纯指气候因素，还包括细菌、病毒等生物致病因素和机体的反应在内。六淫为病，从现代医学观点来看，多为感染性疾病。

风寒病邪的实质与现代微生物学、气象学、物理学有一定的相关性。风寒环境中生存的各种病原微生物，低温下宿主的免疫功能以及风寒二气的气象性、物理性刺激直接作用于人体才是风寒邪气致病的真正实质。对湿的现代研究表明，外感湿邪与病毒、细菌等病原体的感染有直接关系。临床观察发现，成人呼吸道病毒感染患者的临床表现多见有湿的症状，证明呼吸道病毒感染与湿有一定的相关性。

此外，还要重视机体的反应。六淫所包括的气象因素、生物因素等可以导致机体出现类似自然现象的病理反应，通过取象比类，推导出病因。比如，患者出现发热恶风、头痛、汗出、舌淡红、苔薄白、脉浮缓等症状，这种表现与自然界的风的属性相类似，因此，通过辨证求因，得出其病因为风邪。

六淫致病具有一定的共性：①六淫之邪多从肌表、口鼻侵入人体。温热之邪一般是从口鼻而入，而寒邪多自皮毛而入。②六淫致病常具有明显的季节性，并与居处地区环境有关。如春天多风病，夏天多热病和暑病，长夏多湿病，秋天多燥病，冬天多寒病。一般而言，西北地区气候多燥、寒，故多寒病、燥病；东南地区气候多湿、热，故多湿病和热病。③可以是一种邪气致病，也可以是两种或两种以上邪气共同致病。比如，我们常会说到的风热、风寒、风湿、风寒湿、湿热等。④病邪在一定条件下可以相互转化，主要与个体的体质有关。

我们接下来对六淫进行逐一讲解。

（一）风邪

风无处不在，无孔不入。古人特别强调避风，说"圣人避风，如避矢石焉"。"矢石"是什么？就是箭和石头啊。矢石是古人打仗时的武器弹药，可见古人是多么怕风。

女人坐月子最怕吹到风，所以常常把身子捂得严严实实的。古人认为刚生完孩子的产妇全身的骨缝都是打开的，风很容易由此进入，给产妇落下身体疼痛的病根。

所谓风邪，就是指自然界中具有风之轻扬开泄、善动不居特性的外邪。

轻扬一词是用来形容向上向外，也就是浮越。风邪容易侵袭人体的上部，尤其是头部。头颈结合的部位，也就是我们常说的后脑勺，是风邪特别喜欢骚扰的地方。为什么呢？因为后脑勺部位有风池、风府等穴位，使风邪有机可乘，引起头晕、头痛。所以老百姓也常说"神仙难挡脑后风"。

开泄是指风邪可以使人体的腠理打开，汗孔又叫"气门"，所以腠理一开，气和津液都会外泄，出现恶风、汗出的症状。

风善行而数变，所谓善行是指风邪致病的症状常有病位游走不定，行无定处的特点。我们最熟悉的就是风湿性或类风湿性关节炎，它们常表现出游走性的多关节疼痛。中医用风湿一词是对病因的诊断，虽然西医也沿用这一说法，但却不是指病因，这也就带来了治疗上的差异。

在西医的眼里，除了能认识到风和湿的产生与居住环境有关外，风和湿在哪里？实验室和影像学检查能否发现？都无从谈起。当然，西医也不会针对风或湿去治疗，也没有这样的西药。而中医就不同了，既然认为病因是风湿，那对应治疗就是祛风除湿。风是看不见的，流动性又强，中医是如何对付它的呢？"介类潜阳，虫类搜风"是中医的一句名言，所以，中医会选用一些虫类药如全蝎、蜈蚣、蛇类、地龙等去搜风通络。

为什么虫类药能搜风通络呢？因为它们的走窜性强，既能深入脏腑关节骨髓，又能到达肌表皮肤，无处不达。所以，中医用虫类药的目的就是既搜风祛风又活血通络。这也是中医取象比类思维方法的一种运用。

中药中的虫类药有很多种，而且药物本身也有寒热之分，所以还是要在辨清寒热的基础上使用。虫类药多数有毒，在《神农本草经》中被列入中、下品，并强调"不要久服"，盲目、过量、长期用药，会出现严重的不良反应。特别是有过敏体质的人，在使用虫类药时要格外小心。对风湿性或类风湿性关节炎的治疗，中医手段很多，除了用虫类药外，还会使用蜂针、艾灸、按摩推拿等方法。所以，总体疗效是优于西医的。

所谓数变是指发病迅速，变化多端。比如常见的瘾疹，也就是风疹、荨麻疹。其特点是皮肤异常瘙痒，出现成块、成片状风团。因其时隐时起，遇风易发，所以叫瘾疹。中医治疗瘾疹既会考虑患者的体质，又会分清寒热虚实，其中患者的过敏性体质是发病的关键。针对这种体质，中药中的桂枝汤、玉屏风散等都是上好之选，它们能调和营卫、益气固表，对调理过敏性体质有显著的效果。

一年四季，风无时不在，所以风邪是六淫中最常见的伤人之邪。它既是先导，又是其他邪气的载体，像寒、湿、热都可以依附于风而侵犯人体，比如风寒、风湿、风热等。所以古人称风为"百病之长"和"百病之始"。

以上我们讲的都是外风，那有没有内风呢？有。内风所表现出来的很多症状类似于外风，比如头重脚轻、行走漂浮、手足震颤、四肢抽搐等，就像风吹树木一样。但内风的产生不是因为感受风邪，而是由于体内脏腑阴阳气血功能的失调所致。大家可以回想一下我们前面所讲过的五行和脏腑的内容，基于"木—风—肝—筋"这样一种对应模式，很容易就会想到内风主要与肝有关。

《素问·至真要大论》说："诸风掉眩，皆属于肝。"中医临床常有肝风内动或肝阳化风的病变。清代中医大家叶天士明确指出："内风，乃身中阳气之动变。"也就是说，内风是机体阳气亢逆变动而形成的一种病理表现。在疾病发展过程中，凡由于阳热亢盛，或阴虚不能制阳，导致阳气亢逆上升无所制约，出现动摇、震颤等病理现象，都可称为肝风内动。

肝风内动包括了肝阳化风、肝热生风、阴虚风动、血虚生风四种类型。高热可以耗伤体内的津液，津液耗损就不能濡养筋脉，所以会出现颈项强直、四肢抽搐的症状；阴虚和血虚都会使筋脉失去濡养，阴虚情况下多见手指的蠕动，血虚情况下多见四肢麻木、手足震颤、肌肉不自主地跳动等。肝阳化风是由肝阳上亢进一步发展而来的，阳亢于上，变化成风，常出现眩晕阵阵发作、头痛目赤、耳鸣耳聋、面红升火、肢体麻木、行走漂浮、头重脚轻、抽搐、震颤、痉挛，甚至突然昏倒、舌头僵硬言语含混不清、口眼歪斜、半身不遂等症状。

（二）寒邪

寒邪是指自然界中具有寒冷、凝结特性的外邪。

寒邪性质属阴，阴和阳对立制约，所以寒邪会伤及人体的阳气，使全身或局部出现明显的寒象，如形寒肢冷、脘腹冷痛等。寒邪侵袭到肌表，人体会出现恶寒、发热、无汗、脉浮紧等症状。什么叫恶寒？恶寒就是怕冷的意思。患者的症状是身体有寒冷的感觉，但多穿衣多盖被子也缓解不了。恶寒和畏寒是有区别的，畏寒可以通过加衣盖被得到缓解。

寒邪侵袭人体为什么会引起恶寒的症状呢？寒邪侵袭肌表后会影响到卫气的功能，卫气属阳，有防御外邪和温煦肌表的作用，卫气受到影响，对肌肤的温煦作用就会减弱，所以会出现恶寒。

恶寒和发热常常同时出现，发热是患者体温升高，或体温正常，但患者全身或局部有发热的感觉。为什么会发热？还是跟卫气有关。寒邪一侵袭肌表，卫气就会自然地奋起抗邪，但寒邪又会使腠理闭塞，汗孔不开。汗液排不出来，阳气不能宣发，所以就郁而发热了。说白了也就是给"憋"的。中医临床治疗一些感冒发烧，采用发汗解表的方法，其原理就在于此。一方面通过发汗使邪随汗出，另一方面通过发汗使体温降低。

出现恶寒发热的症状，说明人体处在一种正邪相争的状态，这种正邪相搏，也使得恶寒发热会持续而不间断。

中医诊断学中还有一个术语叫恶风，恶风是指患者有遇风觉冷，避风则缓解的症状。恶风和恶寒常常并见，两者也都可兼有发热，但却有有汗和无汗的区别。风轻扬开泄，所以恶风有出汗的表现。有汗，风吹则寒。虽也有发热，但一般是低烧。而恶寒无汗则发热程度较高。

有汗、无汗是中医诊治外感风寒、风热表证的一个非常重要的依据。所谓表证是指外感病的初期，起病较急，病位在体表，病情较轻，病程较短，以发热恶寒或恶风、头身痛、舌苔薄白、脉浮为常见症状的证候。表证一般分为表寒证和表热证。恶寒无汗是表寒证，恶风（或有恶寒）有汗既可以是表虚证（腠理不固密，营卫之气不和）也可以是表热证。张仲景在《伤寒论》中对表寒证用麻黄汤，对表虚证用桂枝汤，所以，有汗、无汗是麻黄汤和桂枝汤区别应用的重要指征。对表热证，则可采用《温病条辨》中的银翘散或桑菊饮。

寒邪可以通过肌表侵袭人体，也可以直接伤及脏腑阳气，中医叫中寒。比如，晚上睡觉没盖被子，结果肚子受凉出现脘腹冷痛、呕吐、腹泻等症状，这就是中寒。当然，过食生冷之物，也会导致中寒。

一个很简单的道理，液体遇热则流速加快，遇寒则流速减慢。人体血、津液的运行全赖阳气的温煦和推动，寒邪侵袭人体后，损伤体内的阳气，血和津液的运行必然出现缓慢和阻滞，形成瘀血、痰饮等。气血阻滞，不通则痛，所以疼痛是寒邪致病的重要表现，或者说寒邪是最容易导致疼痛的外邪。寒邪侵袭到了肌表，会引起头身、四肢关节的疼痛；寒邪侵袭到肠胃，会导致脘腹的急痛；还有关节被寒邪入侵出现的冷痛，中医称之为寒痹或痛痹。《素问·痹论》说："痛者，寒气多也，有寒故痛也。"所以，中医认为寒性凝滞主痛。凝就是凝结，而滞就是阻滞不通。

在北方生活过的人都会有这样的经历，遇到寒冷的冬天，手会变得僵硬起来，屈伸都不利索了，常常要不停地呵气搓手。这一现象实际上反映了寒邪致病的又一特点，中医术语叫"寒主收引"。收引就是收缩牵引的意思，寒邪侵袭人体，可以使腠理缩闭，出现恶寒、发热、无汗等症状；可以使经络、筋脉拘急收引，导致肢体麻木不仁、屈伸不利。

有外寒也有内寒。内寒很好理解，就是指阳虚。回顾以前我们所讲的有关脏腑的内容，阳虚的产生主要与脾、肾两脏有关，尤其是肾。阳虚的一般表现是：①精神萎靡不振。②畏寒怕冷，尤其是背部和腹部特别怕冷，一到冬天就手冷过肘，足冷过膝。③常见夜尿多，或尿频、尿清长，经常腹泻。④中年后，较早出现性欲减退、性冷淡，脚跟、腰腿疼痛，容易下肢肿胀等。⑤常见头发稀疏不茂密、黑眼圈、口唇发暗。⑥常见舌体胖大娇嫩，脉象沉细。⑦特殊形式：头面五官则常见牙痛、口臭、面红油腻、痤疮、烦躁失眠等热象；肚脐以下则出现尿频（夜尿多）、大便烂、腰腿冷痛、白带清稀。这种情况属于上热下寒。⑧易患肥胖、痹证、骨质疏松、水肿、痛经、月经延后、闭经、不孕、阳痿、早泄、滑精、痤疮等。

这里我们也顺便讲一讲阴虚的一般表现：①形体瘦小，皮肤干红，怕热，易怒，面颊升火发热，盗汗。②口干咽痛，眼干，鼻干，口干，皮肤粗糙，头发干枯，大便干燥，小便短赤或黄。③五心烦热，潮热，失眠多梦，焦虑烦躁。④腰膝酸软（痛），背痛。⑤男子梦遗滑精，女子月经量少。⑥舌干红瘦小，舌质红，苔薄或光剥无苔，脉细数等。

（三）暑邪

暑为夏季的主气，所以暑邪致病具有明显的季节性，主要发生在夏至以后，立秋之前。暑病只有外感，没有内生。

暑邪也就是热邪，性质属阳，所以暑邪侵袭人体时，会导致阳气偏胜，这一点大家可以翻阅前面阴阳一章的内容。阳气偏胜会形成实热证，表现出高热、心烦、汗出、面红、目赤、脉洪大等症状。由于阴阳相互对立制约，所以暑热之邪可以伤及人体的津液，诸如口渴，小便短少、黄赤，大便干结等也是常见症状。

在炎热的夏天，中暑是时有发生的。中医又将中暑分为阳暑和阴暑，我们通常说的中暑是指阳暑。

1. 阳暑

阳暑一般多因在烈日下待的时间过长，出汗过多所引起。像建筑工人、警察、环卫工人、田径运动员等，在夏天最易中暑。暑邪可以耗伤气阴，症状多表现为头晕、乏力、口渴、烦躁、头痛、大汗、面色发红、体温升高等。

阳暑往往发展很快，由于身体表面的血管高度扩张，血液过多地灌输到体表，使得大脑、心脏等重要器官缺血，严重时还会出现休克、抽搐、昏迷，并有生命危险。因此，一旦发现有人出现头痛、头晕、脸红、身热、大汗等先兆症状时，就必须尽快救治。比如，迅速将患者移到通风、阴凉的地方，扇扇子、敷凉毛巾降温；清醒者可吃西瓜，喝绿豆汤、淡盐水、酸梅汤等；也可以用清凉油抹额头、太阳穴或服人丹等，老弱者可含2~3片西洋参。此外，可以按压百会穴（位置在头顶正中线与两耳尖连线的交点处，见图8-3），掐人中穴促使患者清醒，在前胸、后背部正中刮痧也有不错的效果。

2. 阴暑

由于夏季炎热，有些人过于贪凉，如夜间露宿室外，或坐卧于阴寒潮湿之地，或在树荫下、水亭中乘凉时间过长，或运动劳作后立即用冷水浇头冲身，或立即快速饮进大量冷开水或冰镇饮料，或睡眠时被电风扇、空调强风对吹等，有些人则是冷热环境转换太快，刚刚还在户外经历炙热的煎熬，突然又进入冷气大开的室内，以上情况都会导致阴暑。

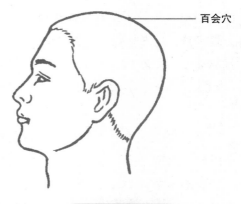

百会穴

图8-3　百会穴

阴暑发生的机理与阳暑明显不同，中医认为，夏季暑热湿盛，机体毛孔开张、腠理疏松，而一些人又过度贪凉，结果风、寒、湿邪乘虚而入，引发阴暑。

阴暑的症状特点是：发热恶寒、无汗、身重疼痛、关节酸痛、神疲倦怠乏力、头晕、恶心、食欲不振、腹痛腹泻、大便稀、舌质淡、苔腻等。

久坐写字楼的人、久住酒店的人、贪凉喜冷的人，还有元气不足、体质虚弱的人最容易出现阴暑。阴暑发展比较缓慢，常可以持续好几天。

对阴暑的处理首先要避开寒冷环境，不要再吹风，饮食要清淡，忌食冰冷、辛辣、燥热、油腻之品。中药香薷饮（香薷10克、 厚朴5克、白扁豆10克，水煎服）、中成药藿香正气水（丸）、十滴水等都有很好的效果。

3. 疰夏

一些人到了夏天还会得上一种叫"疰夏"的病，老百姓把疰夏叫作"苦夏"。夏季，天暑下迫，地湿上蒸，体内湿热过重，脾胃、心肺一时无法适应调整过来，就会出现头晕目眩、恶心胸闷、食欲不振、心烦、失眠多梦、多汗、神疲乏力、倦怠嗜睡、时而腹泻时而便秘、低热等症状。少数女性还会出现月经不调、白带增多、腰酸、浮肿等。中医认为，疰夏是体虚之人感受暑湿之气所致。体虚之人，气血往往不足，胃肠功能虚弱，不能很好地适应外部气候环境的变化。到了夏季，人体内外环境差异较大，体虚之人一时适应不了，就得了疰夏。

疰夏在体质较弱的老人和小孩中比较多见，特别是6个月至3岁的婴幼儿。女性的发病率也远远高于男性。得了疰夏的人，去医院检查可能没什么异常，但人就是觉得不得劲，而且会日渐消瘦。

　　疰夏是一种季节性的病症，到了秋天，疰夏可以不药而愈；但来年夏天，又照样会复发。所以，改善虚弱的体质是不得疰夏的关键之所在。

　　如何预防疰夏呢？一是多选用能健脾利湿的食物，如薏苡仁、冬瓜、绿豆、木耳、黄瓜、莲藕、茄子、鲫鱼等。二是要尽可能地补充睡眠。三是多点锻炼，不要惧怕高温，不要惧怕流汗，当然不要大汗淋漓，微微出汗即可。

4. 暑邪最易伤心

　　依据"夏—火（暑）—心"的对应模式，暑邪最易伤心。高热情况下，人体会大量地出汗，心在液为汗，汗液大量地丢失，体内电解质的紊乱会引起心功能的障碍。高热还会加速血液的运行，心主血脉，所以心的工作负荷也会加重。

　　因为心主神明，所以暑邪伤心会导致人体出现心烦、神志昏乱的症状。

　　在夏季，对心的防护尤为重要。防暑养心首先就要养成良好的生活习惯，如保证充足的睡眠，饮食要清淡，避免吃太凉的食物等。夏天运动时不要太过剧烈，避免大汗淋漓。还有一点非常重要，就是保持良好的心情，天气虽然炎热，但心如止水或气定神闲。白居易的一首诗很有启发性，"人人避暑走如狂，独有禅师不出房。可是禅房无热到？但能心静即身凉。"（《苦热题恒寂师禅室》）

5. 生脉饮

　　对夏季养心还有一个非常著名的中药方子叫生脉饮。生脉饮由中医历史上的金元四大家之一的李东垣所创。由人参、麦冬、五味子三味药组成，具有益气养阴、生津止渴、敛阴止汗的功效；主治气阴两虚，心悸、胸闷、气短、神疲体倦乏力、自汗、咽干口渴等。

　　生脉饮最早就是用来治疗温热和暑热的。所以，我们可以将生脉饮当成是夏季的一种保健饮料。据说，清代乾隆能成为历史上最长寿的皇帝是得益于生脉饮的，他老人家可是常年服用，年老之时更是坚持天天服用。现在已经有很多人把生脉饮当作保健品，认为它补气不上火，尤其适宜在夏天饮用。生脉饮对于前面所讲的中暑、疰夏都有很好的防治效果。

生脉饮组方简单，炮制也方便，不必去药店买，自己在家都可以煲来喝。每次可取人参6～9克、麦冬9～12克、五味子4～6克。方子中的人参可以因人而异，根据不同体质或症状，既可以用党参、生晒参，也可以用西洋参，还可以用红参（高丽参）等。注意：有痰湿、咳嗽、感冒的人不宜服用。

生脉饮以前常用于夏季，现在除了夏天，在任何时候，如果压力大、劳累过度，觉得神疲乏力、注意力难集中、提不起精神时，也可以服用生脉饮。此外，现代研究证实，生脉饮对肺结核、神经衰弱、心律失常、冠状动脉粥样硬化性心脏病、心肌炎、急性心肌梗死、心源性休克、中毒性休克、失血性休克以及内分泌失调属气阴两虚者都有很好的效果。

6. 夏季易湿热

夏季气候炎热，而且多雨，热蒸湿动，空气中湿度大增，这就很容易形成暑湿，也就是湿热。人体内一旦有了湿热，往往会表现出身热不扬（身体内有热，但外在的热象不明显，或医生刚触及患者体表时不觉得热，久了则感到热盛灼手）、心烦、口渴、四肢困重乏力胸闷、恶心欲呕、小便短赤、大便溏泻、舌苔厚腻等症状。

我国南方地区湿气较重，特别在夏天，湿度越重的地方，人体越容易感受外邪而得病。比如常见的暑湿感冒，也就是老百姓俗称的热伤风。热伤风多发生在夏至以后，尤其是闷热潮湿的"桑拿天"，暑热蒸动湿气，湿热氤氲，留恋不解，一些人喜欢贪凉，如吹空调、过食生冷、睡地板、洗冷水澡等，这时很容易感受风寒湿之邪，引发热伤风。

热伤风与普通感冒不同，患者自觉身体发热，但摸其额头、腋窝等部位却不觉得发烫，量体温也不高；可以有少量地出汗，但汗出热不退；患者还常伴有头昏脑涨、身体困重、四肢酸懒乏力、心烦、口渴、胸闷恶心、食欲不振、尿黄、舌苔腻等症状。

暑湿感冒是夏季特有的感冒，对暑湿感冒千万不能采用发汗的方法，应当清暑祛湿解表。前面所讲到的香薷饮、藿香正气水（丸）是治疗的基本方剂。暑湿感冒期间，不要吃滋补药物、油腻食品和冰镇饮料，以免助湿而加重病情。不要误以为热伤风是所谓的"内火"太大，而服用大量苦寒的清热药，否则会使全身症状加剧，适得其反。

（四）湿邪

湿是长夏的主气，长夏相当于雨季，在中原一带为夏秋之交。此时雨水较多，湿热熏蒸，气候潮湿，为一年之中湿气最盛之时。长夏季节之外出现长时间的淫雨绵绵，也会出现潮湿的气候。

湿邪是指自然界中具有水湿之重浊、黏滞、趋下特性的外邪。

湿邪属于阴邪，阴盛则阳病，所以湿邪侵袭人体容易损伤阳气。我们前面讲过"土—长夏—湿—脾"的对应模式以及"同气相求"的原理，所以湿邪最易困脾，损伤脾阳，导致脾胃气机升降失调。感受湿邪之人常出现纳呆、脘腹痞闷胀痛（痞闷是指饱胀、满闷不舒的感觉）、恶心呕吐、大便溏泻、水肿等症状。

湿邪停留在体内会阻滞气机，使气血运行不畅。比如，湿邪阻滞在上焦，会导致胸闷、咳喘等；阻滞在脾胃，会导致脘腹痞胀、便溏不爽等；阻滞在下焦，会导致小腹胀痛、里急后重（里急是指肚子里面的内急，一阵一阵的肠痉挛既疼痛又想大便；后重是指大便刺激肛门时产生的便意，但实际上已经没有什么大便了，即使拉出来也只是水样便或极少量的伴有脓血样的大便）、尿急、小便涩痛等；阻滞在经络关节，会导致四肢困重倦怠乏力、关节重痛等。

1. 湿邪致病特点——重浊

在上面的讲述中，大家可能已经发现湿邪致病有一个特点是"重"，重就是沉重、重着的意思。六淫之中，唯有湿邪是有质之邪，湿与水同类，本有重力，加上它又能困住阳气，所以，湿邪致病的临床症状大都有沉重感或重着不移的特征。比如，感受湿邪后会出现头昏沉重，像裹了一块布；身体困重乏力、四肢酸懒沉重等。

除了"重"，湿邪致病还有一个特点就是"浊"。"浊"是秽浊、污浊的意思，多指分泌物和排泄物的秽浊不清。湿邪致病常可导致人体出现各种秽浊症状，如面垢眵（音chī）多（面垢：面部油腻，有脏兮兮的感觉；眵：俗称眼屎）、浊涕浓痰、大便溏泻、下痢黏液脓血（下痢是指腹泻，排出的粪便比较稀）、小便混浊、女性白带过多、湿疹流水等。

2. 湿性黏滞

中医临床医生常说："千寒易除，一湿难去。"为什么呢？因为湿性黏滞。湿可以说是一种百搭之邪，湿与寒在一起是寒湿，与热在一起是湿热，与风在一起是风湿，与暑在一起是暑湿，湿还可以和瘀血掺杂在一起。一旦与湿搅在一起，要想分开就不容易了。黏滞就是黏腻、停滞的意思，中医很形象地将黏滞形容为如油入面。

湿性黏滞具体体现在两个方面：一是指湿邪致病的症状有黏腻阻滞的特点。比如大便溏泻黏滞不爽、小便阻滞不顺畅，女性白带黏滞，皮肤湿疹流出的黏滞分泌物等。二是指湿邪致病多见病程长、缠绵难愈或反复发作。比如临床上的湿热、湿痹、湿疹、湿毒等病，多表现为起病慢、传变慢、病程长、难速愈。

湿与水同类，俗话说，人往高处走，水往低处流。人腰以下部位被称为"阴位"。湿邪致病多起于人体下部或以下部症状明显，比如临床常见的女性白带异常、泄泻、下痢、淋浊（以尿意急迫、涩滞不畅、尿液混浊为特征）、阴部湿疹、下肢水肿等。

3. 如何判断体内有湿

平时我们如何判断体内有没有湿呢？一般而言，如果体内有湿，往往可以在以下几个方面有所反映。

（1）头发爱出油。

（2）面部油腻，有一种脏兮兮的感觉。

（3）睡觉常流口水。

（4）腹泻；或便后不爽，总有拉不干净的感觉；或大便虽成形，但上厕所时不易被冲掉，总有部分黏在马桶壁上。

（5）虚胖，短期内体重增加迅速，特别是小肚子变大，腰部赘肉明显增多。

（6）耳朵里很油很湿。

（7）经常发湿疹、皮癣等。

（8）腹胀、时感恶心、食欲不振。

（9）睡觉起来眼皮肿，或有下眼袋；晨起手指关节有僵硬肿胀的感觉。

（10）睡觉起床时觉得浑身酸痛，下床活动后减轻或消失。

（11）白天头脑昏沉，提不起精神，容易犯困；全身感到困重，胸闷短气，四肢酸懒乏力。

（12）口中发黏或发甜，舌苔腻（腻苔：舌面上有一层油腻状黏液的苔质，颗粒细腻致密，均匀成片，紧贴舌面，中厚边薄，揩之不去，刮之不易脱落）。

（13）女性白带增多，质地稠浊。

4. 如何祛湿

如何祛湿呢？我们这里只讲一些原则。首先，避免吃过多生冷的东西。其次，多点参加运动锻炼。运动有助于促进气血运行，增强体内水液的代谢；运动可以出汗，有助于排湿，但不要大汗淋漓。在运动过程中，可适当饮用绿豆盐水汤以补充体液，切不可饮用大量凉开水或冰水，运动后更不能立即用冷水冲头、淋浴。第三，可用食疗的方法。薏苡仁、红豆、绿豆是最常用的，主要用来煲粥祛湿。

有外湿也有内湿，而且内外湿常形成恶性循环。外湿最易伤脾，脾运化功能失调又会产生内湿。脾虚之人不仅往往体内有湿，而且还很容易被外湿所伤。内湿的症状与上面讲到的都一样，它产生的主要原因是脾虚。当然，肾的功能也非常重要。湿邪属阴，因此祛湿必须依靠阳气，而肾阳是一身阳气的根本。

（五）燥邪

1. 燥邪是秋季的主气

燥是秋季的主气，它与湿正好相反。秋季的气候特点主要表现为干燥、清肃，空气中缺乏水分。燥邪是指自然界中具有干燥、收敛清肃特性的外邪。

2. 温燥与凉燥

中医将燥邪分为两种，一种叫温燥，另一种叫凉燥。初秋时节，尚有夏热之余气，气候还比较热，因此燥与热结合，形成温燥。深秋之时，已经有了冬天的寒气，气候较凉，因此燥与寒结合，形成凉燥。

不管是温燥还是凉燥，燥邪致病的最重要特点就是干涩。燥邪侵袭人体最容易伤及人体内的津液，导致一系列"干燥"症状的出现，如口鼻干燥、咽干口渴、两目干涩、皮肤干燥甚至起皮屑或开裂、毛发没有光泽、小便短少、大便干结等。

3. 燥邪最易伤肺

根据"金—秋—燥—肺"的对应模式以及同气相求的原理，燥邪最易伤及的脏腑是肺。我们前面讲过，肺为娇脏，直接与外界相通，而燥邪多从口鼻侵入，所以燥易伤肺也是很好理解的。肺津被燥邪所伤，导致宣发肃降功能失常，人体会出现干咳少痰或无痰，痰液胶黏难咯，或痰中带血，喘息，胸痛等症状。

4. 如何防秋燥

从饮食而言，要注意滋养津液，并适当选用能够润肺清燥、养阴生津的食品。如梨、甘蔗、荸荠、柿子、百合、银耳、芝麻、蜂蜜等。要少吃辛辣、油炸、烈性酒以及干燥的膨化食品。古代养生家为我们提供了一个防秋燥的最佳饮食方案："朝朝盐水，晚晚蜜汤。"也就是白天喝点盐水，晚上喝点蜜水，这既是补充人体水分的好方法，又是秋季养生、抗衰老的饮食良方，同时还可以防止因秋燥而引起的便秘，可谓一举三得。此外，要注意起居的调摄，以适应自然的变化。秋天，天高风劲，地气清肃，自然界的阳气由发散趋向收敛。古代养生学家认为，此时睡眠时间应做到早睡早起，晨起进行户外锻炼，呼吸吐纳，使肺气得以舒展，从而保持肺的清肃功能，抵御燥邪的侵袭。

5. 内燥

内燥主要是由于体内的津液不足所致，多发生于肺、胃、大肠等脏腑。肺燥的症状和前面讲的一致，而胃肠燥热最主要的表现就是大便干或便秘。内燥还可见有形体消瘦，肌肤干燥无光泽，起皮屑甚至开裂，口燥咽干唇焦，舌上无津或舌光红有裂纹，鼻干目涩，爪甲易折等症状。由于津液不足，阴不制阳，所以在临床上，内燥常伴有虚热或虚火的表现。

（六）热（火）邪

1. 火热之邪的致病特点

春、夏、秋、冬都有热邪的存在，在夏天叫暑热，在春天叫春温，在秋天叫秋温或温燥，在冬天叫冬温。所以，热邪是泛指一年四季均可存在的具有火热特性的外邪。

火和热除了有程度上的差别外，在中医实际临床上，热往往表现为全身性的阳热亢盛的症状，而火多表现为某一脏腑功能活动的亢进或人体某一局部的热盛。火、热既可以外感也可以内生。火热常并称，但在六淫中，主要讲的是热。

火热之邪的致病特点与暑邪基本一致，比如，火热之邪属阳，可以耗气伤津，可以扰乱心神。火性炎上，所以感受火热之邪，表现在头面部的症状尤为突出，如口舌生疮、牙龈肿痛、目赤肿痛、咽喉肿痛、面红等。

火热之邪致病，发病较快，传变迅速，而且耗伤体内阴血，使筋脉失去濡养，导致内风的产生，出现高热、神昏谵语、四肢抽搐、颈项强直、两目上视、角弓反张（项背高度强直，使身体仰曲如弓状）等症状。

火热之邪可以加速血流或灼伤脉络，引起各种出血，如吐血、衄（音nǜ）血（非外伤所致的某些部位的出血，包括眼衄、耳衄、鼻衄、齿衄、舌衄、肌衄等）、皮肤发斑、尿血、便血、妇女月经过多等。

火热之邪常常挟毒入血，聚于局部，形成肿疡。肿疡的局部常表现出红、肿、热、痛，而全身有发热的症状。

2. 内火的形成原因

火可以由内而生，中医又叫内热或内生火热。内火的形成原因主要有以下几种情况：

一是阳盛化火，也就是阳气过盛化火。我们在阴阳一章讲过，阳盛则热，体内的阳过于亢奋，导致代谢旺盛，使产热增多。《黄帝内经》把这样一种内火称为壮火。很显然，壮火不是什么好东西，是病理性的火，可以形成实热证，使机体呈现出一派热象。那正常的火叫什么呢？叫阳气，《黄帝内经》中又叫少火。可见，火在中医学中是具有多重含义的，有关这一点我们稍后再进行讲述。

二是邪郁化火。但凡体内有病理性的产物积聚久了或外邪在体内停滞时间过长，都会使气机发生阻滞，进而化热化火。比如，寒邪、湿邪在体内郁结久了，饮食不消化形成食积，瘀血、痰湿停滞日久以及体内有结石、虫积等都可化热化火。但这种火或热所形成的热象比较局限，一般很少遍及全身。

三是五志化火。五志我们前面讲过，就是喜、怒、忧、思、恐。情志刺激久了，郁而不得发，可以使气机紊乱或诱发阳气亢盛上浮而化为火热。比如情绪抑郁，导致肝郁，肝郁日久可以化热化火。对肝郁中医常会使用经典名方逍遥丸，对肝郁化热则会使用加味逍遥丸（又叫丹栀逍遥丸），而对于肝郁化火，逍遥丸系列则显得不够力了，中医会用到龙胆泻肝汤。

四是阴虚导致的内热或引起的火旺。阴虚则阳亢，但临床表现还存在着阳亢、内热和火旺的不同。阴虚内热常见有全身虚热之象，特别是患者自觉体内有热。比如潮热、五心烦热、颧红、消瘦、盗汗、失眠多梦等。而阴虚火旺的热象则比较集中在某一局部，症状明显。比如牙龈肿痛出血、咽喉肿痛、咽干口燥、颧红升火等。

通过上面的讲述，我们知道内火可以分为实火和虚火两大类，前三种情况属于实火，而阴虚引起的内火则属于虚火。

此外，像气虚、气滞以及一些脏腑功能失调都会引起内火，也同样有虚实之分。就脏腑而言，内火主要发生在心、肝、肾、胃等脏腑。

3. 什么是上火

这里我们还要谈谈所谓的上火。

可以说，"上火"这个词是中国老百姓独创的，具有很强的文化背景。平时我们经常会听到这样一些说法："我近来脸上长痘痘了，喉咙也干痛，可能是上火了""我一吃川菜、湘菜就上火""大便好几天没有了，口气也重了，估计是上火了""我一听到这事就上火"等。

上火的火是什么样的火？怎么上的？其实，上火并非中医的专有名词，而是民间的一种说法，是一种俗语。在中医理论中，还真无法找到某一术语或症状能针对上火做出全面解释。

一般而言，老百姓所说的上火多指由于过食辛辣燥热的食物（如川菜、湘菜、煎炸之品、饼干、一些热带水果等）或情志刺激所出现的咽喉肿痛、牙龈肿痛、脸上长痘、口舌起疱溃疡、小便黄短、大便干结、烦闷、急躁易怒、眼睛红肿等现象。

对于上火，老百姓惯用一些苦寒之品来灭火，比如喝金银花茶、菊花茶，吃西瓜、苦瓜、芦荟等，还会用一些清热解毒的中成药，如黄连上清片、牛黄解毒丸等。

但从中医专业的角度来看，上火也要分虚实。老百姓惯用的方法主要是针对实火，而对于虚火则无效，甚至会越用越糟。因此，对于一些容易反复上火，而且用了苦寒之品无效的情况，就应当考虑这个火不是实火，而是虚火，就应找中医给你进行全面的调理了，因为虚火的产生与体质有着很大的关系。

4. 火在中医学中的多重含义

火在中医学中是具有多重含义的，我们大致给大家解读一下。

中医所说的火并非指肉眼看到的火，而是取象比类方法的一种应用，也就是根据火的特性来对事物进行描述或定性。比如，我们前面讲过的南方、夏季、暑热、苦味、红色、人体的脉、心、舌、情绪的喜等，都属于火。生理功能所表现的正常体温和热量，病理反应的亢进等，也属于火。 总之，无论自然界，还是人体生理病理现象，与火的特性相类似的都可称为火。

中医所讲的生理之火实际上就是指体内正常的阳气，也就是少火，而病理性的火则叫壮火。

中医讲到的火的种类很多，有外火、内火、少火、壮火、虚火、实火、君火、相火、龙雷火等，含义各不相同。

外火是指六淫之火，风、寒、暑、湿、燥等五气在一定条件下能化火。内火、少火、壮火等我们前面讲过。

虚火和实火是指火对人体影响的不同性质。虚火情况下，体内既有虚证（如气虚、阴虚、血虚、阳虚等），也有火热之证，而实火则是纯粹的火热之证，没有虚证的存在。

君火指的是心火。因为心为君主之官，所以叫君火。君火也就是心阳。

相火是与君火相对而言的，有君就应该有相，相火处于臣使的地位。一般认为相火寄存于肝、胆、肾、三焦，而其根源则在肾。

"君"，指最高主宰者；"火"，指事物生长和变化的动力。君火，就是事物生长和变化的最高主宰者和动力。以自然界的变化来说，有了君火，生物的生长化收藏才能正常进行。以人体变化而言，君火是人体生理活动的中枢，有了它，生理功能才能正常发挥。

相火是在君火指挥下具体完成、促进自然界多种生物生长变化或人体生长发育的火。它是在君火主持指挥下发挥其作用的，处于臣使地位。有了它，君火的作用才能具体落实。

肝所藏的相火又称为"雷火"，而肾所藏的相火则又称为"龙火"。龙火是肾所藏的一点点真阳，而这一点真阳却是人体生发的源泉，来源于先天。我们知道肾是水脏，水中藏有一点真火才能阴阳平衡，生发万物。

六淫的内容基本讲完了，外感六淫是中医对六种外感病邪的总称，主要与气候因素有关，但中医提出六淫实际上还建立了一个对病因判断的模型。中医总结归纳了风、寒、暑、湿、燥、火六种邪气的致病特点，这就为寻找病因提供了一个参照。许多病证的发生与气候并没有关系，可能是由于脏腑功能失调、气血紊乱所致，但所表现出来的症状却类似于外感六淫致病，中医仍然将这些病证形成的原因归于风、寒、暑、湿、燥、火，但病理机制却不同于外感六淫，它们往往是由于脏腑经络以及精气血津液的功能失常而产生的化风、化寒、化湿、化燥、化火等病理变化。中医又称之为"内生五邪"（风、寒、湿、燥、火）。

痰饮、瘀血

痰饮

痰饮是中医病因学中的一个很重要的概念，痰饮是人体津液代谢障碍所产生的一种病理产物，这种病理产物在体内的积聚又会成为许多病症发生的原因。我们在前面讲脏腑时提到，与津液代谢密切相关的脏腑主要是肺、脾、肾，所以肺、脾、肾功能失调会导致痰饮的产生。

虽然中医经常将痰饮、痰湿、水饮、水湿并称，其中"痰""湿"等词使用得最为频繁。但中医对痰、饮、水、湿的临床表现和治疗是有不同论述的。

其实，痰、饮、水、湿从本质而言是同属一类，都是津液代谢障碍的产物，但它们致病各有不同。水，一般就是指水肿；湿，大家可参阅前面所讲的外湿和内湿；饮，相对于痰而言比较清稀，基本等同于水。

（一）饮

根据饮所停留的部位不同，又分为支饮、悬饮、痰饮和溢饮。

1. 支饮

支饮是指饮停留在胸膈以上，常出现咳嗽气喘、不能平卧、胸闷、呼吸困难等症状，相当于西医所说的肺水肿、渗出性心包炎、右心衰竭等。

2. 悬饮

悬饮是指饮停留在胸胁，出现胸胁胀满、咳嗽吐唾沫都会牵引胸胁疼痛等症状，相当于西医所说的胸腔积液，结核病、癌症、肺炎引起的渗出性胸膜炎、左心衰竭、低蛋白血症引起的漏出性胸腔积液以及脓胸、血胸等。

3. 痰饮

这里的痰饮是一个狭义的概念，是指饮停留在胃肠，常出现胃中有振水声，呕吐痰涎清稀，头目眩晕，或肠间水声漉漉等症状。

4. 溢饮

溢饮主要是指肌肤的水肿。

（二）痰

对痰大家都不会陌生，不过在中医学里，痰被分为了有形之痰和无形之痰两种。

1. 有形之痰

有形之痰很好理解，一般是指肺部渗出物和呼吸道分泌物，或咳吐而出，或呕吐而出，视之可见、触之可及、听之有声。那么，什么是无形之痰呢？

2. 无形之痰

中医提出无形之痰的概念，实际上是运用了一种反证法。也就是说，中医对临床上出现的一些病证采用化痰、祛痰药治疗后取得显著疗效，从而推断出病证的成因是由于痰。

无形之痰视之不见，触之不及，闻之无声，主要蓄积在脏腑经络组织器官之中，并表现出一些特征性的症状和体征。无形之痰可以随着气机的升降运动到全身内外上下，所以它能导致多种病证的产生，出现的症状也千奇百怪，中医就有"百病多由痰作祟""怪病多痰"之说。所以，从中医角度而言，无形之痰更像是指一类症状或体征。

中医的解剖学不如西医发达，那么对于体内脏腑组织器官所出现的一些异常的形态结构方面的改变，中医是如何认识的呢？其中一个很重要的认识就是痰，无形之痰！比如像甲状腺肿大、心肌肥厚、恶性肿瘤、肝脾肿大、子宫肌瘤、卵巢囊肿、乳腺增生、前列腺肥大等，中医临床往往会视为无形之痰，采用化痰、祛痰之法来治疗。

3. 与无形之痰相关的症状和体征

一般而言，像形体肥胖，大腹便便；嗜睡、打鼾；眩晕；思维迟钝、语言表达不畅，神情呆滞，甚则痴呆；抑郁、癫痫、狂躁；耳鸣、耳聋；眼睑水肿或有黄色素瘤；皮肤、头皮脂溢，面部油垢；头痛、心悸、心绞痛；骨节胀痛；肢体麻木，半身不遂；瘰疬（民间俗称"老鼠疮"，西医称之为颈淋巴结结核）、流注（以发生在肌肉深部的转移性、多发性脓肿为表现的全身感染性疾病。其特点是漫肿疼痛，皮色正常，好发于四肢、躯干肌肉丰厚之深处，并有此处未愈他处又起的特点。相当于西医的脓血症、肌肉深部脓肿等）、痰核（指皮下肿起如核的结块，不红不肿，不硬不痛，能移动，一般不会化脓溃破）；恶心呕吐；便秘或大便不爽、黏浊而有油脂感；喜食肥甘厚味；尿少，或下肢指压性水肿；周身上下有结块如瘤，不痛不痒；皮肤溃烂久不收口；闭经、不孕；舌苔滑腻而厚等病症，都可能与痰有关。

4. 无形之痰的实质

有很多学者致力于研究无形之痰的实质。已有的一些研究表明，中医所谓的无形之痰不仅包括机体脏腑组织器官形态结构的异常，还与血液、脂代谢、糖代谢、能量代谢等的异常有关。

中医讲，肥人多痰，显然这个痰是指无形之痰。肥胖之人多有脂代谢的紊乱，血中胆固醇、甘油三酯、乳糜微粒、β脂蛋白等成分含量过高，这些过高的成分相当于中医学所论的无形之痰浊。

痰湿之人能量转换水平偏低，体内能量利用减少。由于物质代谢障碍，引起糖、脂肪等基本供能物质的蓄积，进一步导致脂类物质代谢紊乱。

体内有痰湿的人，他们血液的浓稠性、黏滞性、聚集性和凝固性都增高，而脑血流量减少，这也是他们容易中风的原因之一。

从中医角度而言，虽然无形之痰的形成与津液代谢障碍有关，但由于它无形可见，致病又广泛，引起的症状又多种多样，千奇百怪，因此它的形成是有着多种、复杂因素的。

过多食用精米白面、酒类（白酒、啤酒等）以及煎炸、腥膻、肥腻之品都会生成无形之痰。

长期的不良情志刺激也会导致无形之痰的产生。中医临床上有一种病症叫梅核气，患者自觉咽喉部有一物形如梅核大小，吞也吞不下，吐也吐不出，经检查并未发现咽喉有什么异常之物存在。西医认为梅核气是慢性咽炎，而中医认为梅核气是无形之痰凝结于咽喉，往往与情志刺激有关。情志异常，气机紊乱，气滞则津停，所以治疗会用降气化痰之法。现实生活中有梅核气病症的人不在少数，其中大多数与精神情绪有关。所以，梅核气不等于慢性咽炎，而慢性咽炎则属于中医所谓梅核气的范畴。

我们前面讲到，中医将体内的一些肿块、肿瘤、结节看作是无形之痰，精神神经的异常也与无形之痰有关，所以，无形之痰的产生与先天体质、神经内分泌功能失调、血液性质成分的改变等也有着密切的关系。像甲状腺肿大、子宫肌瘤、乳腺增生、精神病等都主要与神经内分泌功能失调有关。

 瘀血

1. 什么是瘀血

大家对瘀血也应该不陌生，我们有时磕磕碰碰都会出现皮肤的青紫肿胀，那就是我们平常所认识的瘀血。从中医角度而言，瘀血是指血液运行受阻，壅积于脉管或器官之内，呈凝滞状态；或是离开脉管的血液，未能及时排出或消散，而停留于某一处，失去生理功能的血液，离开脉管的血又被称作离经之血。

2. 瘀血是如何形成的

瘀血是如何形成的呢？主要有以下几方面的原因：一是气滞或气虚。气行则血行，气滞则血瘀；气虚则推动力不足，血行缓慢而瘀阻。二是血寒或血热。寒可以使血流速度减慢，形成瘀阻。热，一则会加速血行，引起出血，形成离经之血；二则会煎熬血液，使血黏度增高，血流变慢而形成瘀阻。三是由于外伤、跌仆等。

3. 瘀血致病的表现

血和气犹如阴和阳，古人说气血调和，万病不生；气血不畅，则变生诸病。所以，瘀血是许多疾病发生、发展或转归过程中极为常见的一种基本病变和共有病态。

如果体内有瘀血的存在，一般会表现出哪些具有特征性的症状和体征呢？

（1）疼痛。这种疼痛的性质多为刺痛，也可表现为绞痛；部位固定不移，疼痛拒按，夜间加重。

（2）肿块。肿块的部位多固定不移。在体表可见局部的青紫肿胀；在体内则摸起来质硬、坚固不移，表面凹凸不平，有压痛。

（3）出血。通常出血量少而不畅，血色紫暗，或夹有血块。

（4）多出现面部、口唇、爪甲青紫；舌质紫暗或有瘀点瘀斑，舌下静脉曲张；皮下有紫斑；肌肤甲错（皮肤粗糙、肥厚、鳞屑增多）等。

（5）此外，体内有瘀血还会导致发热、口渴、肌肤肢体的麻木不仁、四肢瘫痪萎废、昏厥以及神志异常等症状。

4. 对瘀血如何致病的认识

古人对瘀血的本质以及如何致病有着多种认识，大致有这么几种学说：

（1）"内结为瘀血"说。用现代医学理论来解释，就是主要与血栓形成性疾病有关。"内结为瘀血"的主要病理生理学基础是血液循环障碍，形成血栓。临床上缺血性中风、心肌梗死、心绞痛、心律失常、脉管炎、视静脉栓塞和视动脉栓塞等病，普遍存在着紫舌和血液流变学的异常，基本上可属于"内结为瘀血"的病理变化。

（2）"污秽之血为瘀血"说。现代医学的解释是可能与血液成分异常变化有关。某些类型的高脂血症、某些骨髓瘤和巨球蛋白血症、红细胞增多症、白血病、某些结缔组织疾病如硬皮病等都存在着血液成分的异常变化。"污秽之血"的共同特点是血液处于高度浓、黏、凝、聚的状态，其结果都会引起血流不畅和微循环障碍。

（3）"离经之血为瘀血"说。离经之血主要与出血有关。

（4）"久病入络为瘀血"说。现代医学的解释是主要与因长期慢性疾病而导致微血管或微循环障碍有关。像系统性红斑狼疮、硬皮病、肺源性心脏病、喘息性支气管炎、慢性支气管炎、肺气肿以及各种癌症、肝病、肾病等往往都有血液流变学的明显异常，特点是血液黏度增大，红细胞聚集性增加，这些都是慢性病久病入络，导致微循环障碍的表现。

瘀血虽是血液运行不畅所产生的一种病理产物，但也可以是一种正常的生理性的变化。中医有"老人多瘀"的说法，在生、长、壮、老、死的生命过程中，人步入老年出现机能衰退是必然的。相对于年轻人而言，老年人脏腑功能减退，气血运行缓慢，血液黏度相对较高。所以，中医抗衰老的一个重要原则就是活血化瘀。

毒 与 浊

毒

毒药、毒品、中毒这些词对我们并不陌生，中医则常讲"排毒""清热解毒""以毒攻毒"等，那么毒到底是什么？人体内有了毒会有怎样的表现？西医也讲毒，主要是指中毒、毒药、毒品等，而在中医理论中，毒的内涵则比较丰富。

1. 药物或药物的毒性、偏性和峻烈之性

"毒药"在古代医药文献中就是对药物的总称，凡是药都可称为

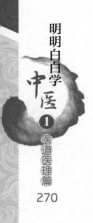
"毒药"，所谓"是药三分毒"。"毒"也可以指药物对人体的某种偏性。中医认为，药物之所以能治病，就是在于它具有某种或某些特定的、有别于其他药物的偏性。中医常常取其偏性以祛邪，调节脏腑功能，恢复阴阳的相对平衡，达到治愈疾病的目的。古人将这种偏性称之为"毒"，《神农本草经》把药物分为上、中、下三品，就是根据药物的有毒或无毒来分类的，大体上是把能攻邪治病的药物称为毒，而可以久服补虚的药物称为无毒。

药物的毒性是指药物对人体的毒害性，包括毒性、烈性、副作用等。凡有毒的药物，如砒霜、巴豆、芫花、乌头、马钱子等，大多性质强烈、作用峻猛，容易伤害人体，所以治疗用量很小。

以偏纠偏，补偏救弊是毒药抗癌的基本原理。中医在恶性肿瘤的治疗上常常使用大量的有毒中药，甚至剧毒中药。比如，来源于《外科正宗》的中医名方蟾酥丸，便使用了轻粉、雄黄、蟾酥等剧毒中药；从砒霜中提取三氧化二砷治疗白血病取得显著疗效。使用毒药治疗恶性肿瘤，正是利用了毒药的偏性来纠正肿瘤的偏性，使其亢盛的邪气得以驱除，达到补偏救弊、平衡阴阳的目的，这也就是为什么用以毒攻毒疗法治疗肿瘤能够有效的原因。

2. 致病性质强烈的外感邪气

邪气亢盛之极可以成毒。如火热之邪可成热毒，寒极可成寒毒。邪气长期蕴结不解，可以化而为毒，如湿热之邪长期不解，可成湿热毒。

六淫中凡是能够引起局部乃至全身红肿、斑、疹、痘、痧、化脓、溃疡等使形体组织器官损伤者，能够引起生风、动血、厥脱、神智异常等全身严重病变乃至危及生命者，能够引起痈、疔、疖等外科疮疡者，皆为毒邪。引起瘟疫的各种各样的疠气也属于毒邪。

3. 致病微生物

如乙型肝炎病毒、艾滋病病毒、幽门螺杆菌（Hp）等，在中医常被称为毒邪。

4. 外来之毒

如食物毒、动物毒、环境毒（大气污染、水质异常、辐射等）等。

5. 内生之毒

凡是来源于体内，人体不需要的，以及有害于健康的物质都可称为内生之毒。比如粪毒、尿毒、湿毒、糖毒、脂毒、瘀毒、痰毒、水毒等。

现在"三高"人群的队伍正在不断壮大，除了遗传因素外，绝大多数的"三高"持证者都应了现在流行的一句话"不作不会死"。也就是说，"三高"是你自己"作"出来的。这些"三高"VIP们大都有不良的生活习惯和行为方式，暴饮暴食、缺乏积极的锻炼以及良好的心态。中医理论中没有血糖、血脂、血压一说，那么，高血糖、高血脂、高血压在中医眼里又是什么呢？

中医认为，"三高"是湿毒、糖毒、脂毒、瘀毒、痰毒、水毒在体内结聚的结果。一些人长期进食高热量饮食，嗜食肥甘烟酒，损伤脾胃，滋生痰饮湿浊，日久化热。痰浊湿热互结，久成痰毒。一些人长期情志失调，如工作竞争、关系应酬、忧思恼怒、所欲不遂，导致气滞血瘀。痰浊、瘀血、气滞进一步发展，相互纠缠在一起，又可形成内火（热毒）。由此，机体内所谓糖、脂的代谢出现严重障碍，形成了腹型肥胖、高血脂、高血糖和高血压等。因此，中医对"三高"治疗的着眼点并不在降糖、降脂和降压，而是强健脾胃、调理气血、清热排毒。

 浊

（一）浊邪的概念和种类

浊是相对于清的概念，有不洁净的意思。在中医理论中，浊可以是指水谷中浓厚而有营养的成分，也可以是指有形的东西，这是相对于无形轻清之气而言的。我们这里主要是从邪气的角度来谈谈所谓的浊邪。

浊邪的确切定义不太好下，一般而言，如果病症是由于体内某类物质（如代谢废物、病理产物等）多余堆积所引发，或表现出秽浊重浊之象的，或用化浊、泄浊、祛浊、降浊、导浊之法能取得显著疗效的，都可认为是浊邪作祟。

中医所讲的浊邪一般包括痰浊、湿浊、瘀浊、脂浊、溺浊、秽浊、毒浊等。痰浊、湿浊和瘀浊我们前面已讲过，就不重复讲了。

1. 脂浊

脂浊，我们可以理解为体内超出正常值的血脂。中医认为人体内的物质，即使是生理所必需的，也有量的要求。适度的是正常，匮乏的是虚和亏，而多余的则会成为邪和浊。血中之脂，是事物中厚浊富有营养的部分所化，是身体的必需，适度则对身体有利；而过多则会为害。中医采用泄浊、化浊之法治疗高脂血症，血中超出正常值的胆固醇、甘油三酯等都可降低，恢复正常，血黏度也会降低。机体所出现的头晕、目眩、胸闷、嗜睡、气短、体倦乏力、肢体及指（趾）麻木等症状也会随之减轻。像高脂血症、动脉粥样硬化、冠状动脉粥样硬化性心脏病、卒中、血管性痴呆等多种心脑血管疾病都属于中医所谓浊邪致病的范畴。

2. 溺浊

溺浊，又称尿浊，是指小便混浊不清，但小便时并无尿道涩痛。溺浊色白像淘米水一样的，称为白浊，而颜色红的则称为赤浊。

溺浊的产生多由于湿热下注、脾肾亏虚。丝虫病、肾痨、尿毒症、肾病综合征、肾系癌瘤，小儿外感或内伤，胸腹部创伤或手术等常可引起溺浊。

3. 毒浊

什么是毒浊呢？我们以痛风为例，痛风是由于长期嘌呤代谢异常，致使尿酸盐沉积在皮下、肌肉、关节囊、滑囊、软骨、骨质、肾脏等组织中所引起的。中医认为，嗜食膏粱厚味、醇酒浊乳，使脾胃不能正常运化，是导致毒浊伏留的主要原因。凡物过分聚集，即可为害，成为毒。毒物堆集可导致肿胀、隆起，使经络不通，郁久发热，损伤骨肉，出现剧痛。中医对痛风急性发作的治疗主要是排毒祛湿化浊，像防己、土茯苓、萆薢、泽泻、薏苡仁、金钱草、车前子、茯苓、赤小豆、木通、滑石等都是常用中药。

虽然有不同的浊邪，但它们还是有一些共性的：①浊邪常为代谢废物、病理产物或体内异物。浊邪性质秽浊，多见其分泌物、排泄物增多，色状浑浊污秽，味臭。②浊邪作为一种病理产物，郁久可以化毒。毒浊一旦形成，会严重损伤机体，对脏腑组织造成不可逆的伤害，而且缠绵难愈，形成顽证痼疾。③浊邪为什么会损伤机体，关键在于浊邪能阻塞脏腑经络以及窍道，导致气滞血瘀。比如毒浊沉滞于关节，脂浊阻于脉道，痰浊阻于气管或蒙蔽清窍，出现头目不清、昏迷或痴呆等症状。

（二）人体内为什么会产生浊邪？

1. 生活环境的改变

浊邪的产生与生活环境改变有关。天人相应，人只有顺应自然气候的变化规律才能保持健康。但是，随着各种现代化生活设施不断地介入，人们不必再通过运动去抗寒或纳凉以避暑，而是悠然地生活在人工营造的舒适环境之中。即使夏季室外酷暑炎热，室内也可以冷气习习；冬季户外冰雪凛冽，屋内也可以暖气融融。人们出入于这样乍热乍凉或乍寒乍暖温度悬殊的环境，腠理汗孔骤开骤闭，卫气的防御功能难以适应，久而久之，闭阻体内的浊气就可化为浊邪而致病。因此，适当的体力劳动和体育锻炼，会有助于人体气血的运行，促进人体的新陈代谢。像长年伏案工作，以车代步，室外活动减少，不仅可以导致气血亏虚，而且还可以使气机阻滞，津液运化、布散失常，血行缓慢，脉道涩滞，湿浊、痰浊、瘀浊之邪难免滋生。

2. 嗜食膏粱厚味

《素问·藏气法时论》指出："五谷为养，五果为助，五畜为益，五菜为充，气味合而服之，以补精益气。"这就要求我们以植物性食物为主，动物性食物为辅，并配合果、蔬，使饮食性味柔和，不偏不倚，以保证机体阴阳平衡，气血充沛。然而，随着人们生活水平的不断提高，传统的饮食习惯已被打破，过去偶尔食之的鸡、鸭、鱼肉等副食品已经成为普通百姓的日常饮食。高热量、高蛋白、高脂肪的"西式快餐"被国人奉为美味佳肴，暴饮暴食现象非常普遍。过食肥甘厚味，会导致浊邪内生，影响气血运行，这也是目前高脂血症、高血压病、心脑血管疾病、糖尿病、肥胖病等发病率大大增高的主要原因之一。

3. 长期嗜烟好酒

适量饮酒可以驱除风寒、疏通筋脉、解除疲劳、振奋精神，而过量或长期嗜酒则会危害人的健康。中医认为酒气热而质湿，过饮会生痰动火，所以大量饮酒后常常出现头目不爽、倦怠乏力、口干口黏、舌苔厚腻等湿浊阻滞之象，而长期嗜酒者常会见到面垢多眵、食少脘闷、口干口苦、舌苔黄腻等湿热阻滞的症状。

与酒不同，烟对人体有百害而无一利，即使是少量吸烟，也会给身体带来不容忽视的危害。大量的研究证明，吸烟可以导致冠状动脉痉挛，使血小板活性增加并凝聚成血栓。香烟燥热，极易损伤肺气肺阴，使肺的宣发和肃降功能失常，水液代谢失调，导致痰湿内生，所以长期嗜烟者常出现咳嗽痰多等现象。

4. 不良的情志刺激

突然、强烈或持久的情志刺激会使人体气机失调，脏腑功能紊乱，气血运行失常，津液水湿不化，痰浊瘀血内停，疾病由此而生。

☯ 结　　石

考古学发现有力地证明了人类患肾结石和膀胱结石已有多个世纪的历史。现代社会中，结石的发病率日益增高。权威医学专家指出，目前中国胆道疾病多发，中国胆囊结石发病率达到4%～7%，随着生活水平的提高和生活方式的改变，胆囊结石病发率还将不断上升。

广东是世界三大泌尿系结石高发区之一，发病率达5%～10%，远远高于全国平均水平。广东泌尿系结石病高发与气候炎热、市民喜吃海鲜配啤酒等有很大关系。此外，广东夏天炎热、日照多，人体受阳光照射合成钙质增多，普遍形成尿钙。而高温易出汗使得尿液减少，尿中钙浓度进一步增高，便容易形成结石。

结石按成分可以分为五类，分别是草酸钙结石（约占结石中的80%）、磷酸钙结石、尿酸结石、磷酸镁铵结石和胱氨酸结石。

人体内的结石是多种多样的，有消化系统结石，如胃结石、胆结石、胰腺结石、肠道结石等；有泌尿系结石，如肾结石、输尿管结石等；有呼吸系统结石，如肺结石和支气管结石等；还有五官结石，如眼部结石、鼻结石和牙结石等。各种结石的成因各不相同，其中以消化系统结石和泌尿系统结石最为常见。

消化系统结石通常是由饮食中可形成结石的有关成分摄入过多引起的。这些成分主要有草酸（存在于菠菜、豆类、葡萄、可可、茶叶、橘子、番茄、土豆等食物中）、脂肪和蛋白质以及嘌呤（主要存在于动物内脏、海产食品、花生、豆角、菠菜等食物之中）。草酸积存过多、脂肪和蛋白质摄取过量以及嘌呤代谢失常，日积月累就会形成不易溶解的钙盐。当然，大部分钙盐会通过消化系统和泌尿系统排出体外，但仍然会有少量残存在体中形成结石。

泌尿系统结石的形成主要与饮食成分和结构（同消化系统结石）、水分摄入量、气候、代谢和遗传等因素有关。此外，尿液本身的因素，包括尿液中钙、草酸、尿酸排出量增加，尿酸性减低，pH增高，尿量减少以及尿中抑制晶体形成的物质含量减少等，还有尿路梗阻、尿路感染等都会导致结石的形成。

某一人群的结石发病率往往与地理区域、种族分布、社会经济状况和饮食习惯有关，而且，大约有60%的结石形成危险因素与基因遗传相关。

结石部位的不同，症状也不同。比如肾结石的主要症状：一是出现疼痛。这种疼痛主要位于患者的腰部、上腹部，多数呈阵发性，亦可为持续性。疼痛多表现为钝痛，钝痛是一种性质与刺痛、刀割样痛相反，而呈不太尖锐的疼痛，但程度较隐痛剧烈，活动或劳动可使疼痛发作或加剧。严重时患者面色惨白，出冷汗，脉搏快速而微弱甚至血压降落出现休克状态，同时常伴有恶心呕吐、腹胀便秘等胃肠道症状。二是出现血尿、排尿困难或尿流中断等症状。再如胆结石，通常表现为胆绞痛，呈持续性右上腹痛，阵发性加剧，可以向右肩背放射，往往会伴有恶心、呕吐。

中医认为，结石主要是由于脏腑亏虚，湿热浊邪乘虚而入，蕴郁积聚不散，或湿热煎熬日久而成。所以，中医治疗泌尿系统结石的主要方法是清热利湿、行气止痛、利尿通淋；治疗胆结石的主要方法是疏肝利胆、清热利湿、理气止痛。

对结石重在预防，而最简单的预防措施就是饮食合理、多喝开水和多运动。饮食方面宜清淡、低蛋白、低脂肪；宜杂食，杂食能充分体现食物互补的原理，是获得各种营养素的保证；少食含胆固醇、草酸、钙高的食品；最好不要喝酒、浓茶和浓咖啡。多喝开水可以将形成结石的成分冲淡，使它们更好地排出体外。运动可以促进体内器官的摆动，促进小结石排出，但不同部位的结石，运动方法也不同。比如对于一般的肾结石，多采用垂直的上下跳跃运动，这样有助于结石排出。

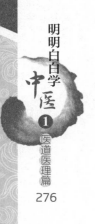
☯ 正气存内，邪不可干

从来邪正不两立，"正气存内，邪不可干"一语出自于《黄帝内经》，这是中医发病学中最为著名的一个观点。

疾病之所以会发生，既有外因也有内因，邪气是疾病发生的外部条件，而正气的充足与否则是疾病发生的内在因素，起着决定性的作用。

邪气泛指各种致病因素，那么什么是人体的正气呢？正气是指人体的正常机能活动，以及在此基础上产生的各种维护健康的能力，包括自我调节、适应环境、抗病祛邪以及康复自愈等能力。

正气充足可以体现在四个方面：一是脏腑形体等组织结构的完好无损，二是精、气、血、津液等精微物质的充足，三是各种功能活动的正常以及相互间的和谐有序，四是良好的精神心理状态。

一个人体内正气的强弱与先天遗传、生活环境、个人生活方式以及精神心理状况等密切相关。这一点我们在前面几章都有论述。

正气是如何发挥作用的呢？首先，体内的正气具有自我调节能力，能使机体适应内外环境的变化，维持阴阳的协调平衡。其次，正气能抗邪防病，或者虽然感受邪气，但能驱邪外出。第三，正气的作用还体现在病后或体虚状态时的自我修复，也就是自我康复的能力。

一般而言，正邪之间的斗争胜负决定了发不发病。正气能战胜邪气，则不发病；反之，则发病。

虽然说"正气存内，邪不可干"，但这并不是绝对的。一是因为人体正气抗邪的能力是有限的；二是有些情况下邪气对疾病的发生起主导作用。比如，金刃伤、跌打损伤、禽兽咬伤、水火雷电伤、物理化学损伤、疫疠之邪侵害等，即使正气强盛，也难免被损伤。所以《黄帝内经》提出"避其毒气"的观点。此外，突然、强烈的精神刺激也会直接伤害人体，并不取决于正气的强弱。

因此，对疾病的预防，《黄帝内经》提出了一系列的措施。比如，"虚邪贼风，避之有时"，即应及时避免邪气的侵袭；"生病起于过用"，若过劳（劳力、劳神、房劳），就会耗伤气血，即"久视伤血……久立伤骨，久行伤筋"等，因此要注意锻炼身体，增强体质；要合理地饮食起居以及避免过劳和过逸，"恬淡虚无，真气从之，精神内守，病安从来"，因此，还要注重对精神的调摄，做到思想上安定清静，无贪欲妄想。

由于邪气的种类、性质以及致病途径的不同，以及个体体质和正气强弱的差异，所以疾病发生的类型也有所区别。有的表现为卒发，也就是突然发作，比如外感六淫之邪，突然、强烈的精神刺激，急性中毒，急性外伤等；有的表现为缓慢发病，比如长期饮食不节或思虑忧愁等导致疾病的发生；有的表现为虽感受邪气但不立即发病，而是有一定的潜伏期，经过一段时间或在一定诱因作用下才发病，比如艾滋病、狂犬病、慢性肝炎等。

有些疾病还会复发。比如结石、中风、胃炎、胃溃疡、痔疮、湿疹等。疾病为什么会复发？中医认为有三个主要原因，一是体内的邪气还没有完全清除干净，二是正气还没有得到恢复，三是有一定的诱因。

哪些是导致疾病复发的诱因呢？主要有：①复感新邪。最典型的就是不注意避风防寒而使感冒反反复复。②饮食因素。比如有些人得了胃炎、痢疾、痔疮等，好了不久，由于不注意饮食，过食生冷或燥热辛辣，又使得久病复发。像哮喘、湿疹等的复发也往往与过食海鲜等有关。③过度劳累。像慢性水肿、中风、心绞痛等的复发与过度劳累有关。④药物因素。比如过用钙镁制剂会导致结石的复发。⑤情志因素。不良的情志刺激是许多疾病复发的诱因。⑥环境因素。比如气候的转变或突变，会导致哮喘、皮肤病的复发。有些是水土的改变，也就是水土不服，往往会导致一些胃肠疾病的复发。

结　　语

中医在摒弃了鬼神观念后，在气、阴阳、五行等哲学思想指导下，经过思辨与整合，逐步建立了以阴阳五行为框架的六淫、七情等病因学模式，在宏观层面上揭示了疾病发生的规律。

中医认识病因的方法主要有三种：一是通过发病的客观条件认识病因。二是采用取象比类的方法。三是辨证求因。中医认识病因方法的最大特点在于它的整体观，不像西医那样单纯地把致病的物质实体作为研究对象，而是自始至终地从人和自然的统一关系中把握病因。

痰饮和瘀血都是中医病因学中极富特色的理论，在此理论指导下，临床上很多顽疾怪病得以治愈。

疾病的发生、发展过程就是正邪斗争的过程，"正气存内，邪不可干"是中医发病学的基本原理。

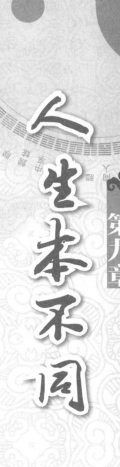

第九章

人生本不同

『人生本不同』，体质是人禀受于先天，并受后天多种因素影响，所形成的形态结构、生理机能和心理状态方面综合的相对稳定的固有个体特性。

体质反映的是一种普遍的生命现象，体质的本质在一定程度上就是生命的本质。体质的形成和演变，实际上就是一个人『生命谱』的逐步展现。

体质是一个既古老又年轻的医学问题，在预测和探讨疾病的发生、发展、治疗以及预后转归，在养生防病延年益寿等方面，必须高度重视个体的体质。体质的研究将会更全面、更本质地揭示人类健康与疾病的关系。

"人生本不同"的第一个意思是说无论是活着的，还是已经逝去的，每个人都会拥有自己不同的人生经历。在这个世上，既然没有完全一样的两个人，也就不会出现完全一样的人生经历。人生的起点和终点并不那么重要，而或长或短的生命历程却能揭示出人生的真谛。生命虽短，却如夏花绚烂；生命虽长，却与草木俱朽。人生际遇无非是顺境和逆流，在经历了无数次的欢喜悲忧之后，人就应学会享受、品味、积累和承受。人生本不同，无从抱怨也无从得意，无从攀比也无从失落，什么时候看神马都成了浮云，什么时候内心变得恬静温婉，什么时候得到了永恒，什么时候能够欣慰地回眸，我们才真正拥有了人生。且行且珍惜！

"人生本不同"的第二个意思是人生来就不同，如同一首歌里所唱"我就是我，是颜色不一样的烟火"。这是我们在这一章里要谈的主要内容。

人生来什么就不同了呢？禀赋！什么又是禀赋呢？禀赋是中医学中出现频率相当高的一个词，有时又表达为：先天、禀受、禀质、资质、素体、胎传、胎禀等。一般地理解禀赋就是指先天，并取决于父母。而所谓的胎传、胎禀就是指受孕以后至出生期间胎儿所获得的来自母体的信息，因其在出生以前已经赋予胎儿，并大多将在胎儿出生后伴随其生长发育于一生，所以归属于先天禀赋。胎传信息由母体传给胎儿，但不会再向下一代遗传。孕妇及其生存的生态环境是胎传信息的来源，所以母体的内外环境因素对于胎儿先天禀赋的形成具有重要影响。身心健康的母亲加上和谐的生态环境能够赋予子代良好的胎传信息。[6]

所以，禀赋是个体在先天遗传的基础上以及胎孕期间内外环境的影响下，所表现出的形态结构、生理功能、心理状态和代谢方面综合的、相对稳定的特征。其形成于出生之前，但受后天环境影响。《中医大辞典》把"禀赋"简化解释为"先天赋予的体质因素"。

一个重要的概念出现了，体质！体质现在已经成为一个热门词汇。市面上有关体质养生的书、产品可谓琳琅满目，社会上举办的体质养生讲座、培训班以及街边的养生馆如雨后春笋，微信群内发布体质调理的内容更新不断，层出不穷，而越来越多的中医院也开始成立体质调理中心了。

为什么体质学说这么热？这首先缘于人们健康意识的提高。有病没病，人们都会产生一些困惑和疑问，比如"为什么我比他要怕冷或怕热？""为什么他吃湘菜、川菜没事，我却长一脸痘？""为什么大家一样吃喝，他不生病我生病？""为什么我和他生一样的病却表现不同呢？""为什么生相同的病，医生给我和他却开不同的药呢？"等。要解决这些困惑和疑问，首先就得认清自己，认清自己的体质！

究竟什么是体质呢？体质是指人禀受于先天，并受后天多种因素影响，所形成的形态结构、生理机能和心理状态方面综合的相对稳定的固有个体特性。广义而言，体质包括了人体形态、体格、体型、人格（气质、性格）等。

接下来，我们就上面提到的一些问题用体质来进行解释。如果你是一个阳虚体质的人，就要比别人怕冷一些；如果你是一个燥热体质的人，那最好别碰辛辣的食物，否则就会"战痘"不止。你和别人生了同样的病，由于你们的体质不同，所以表现出来的症状也不尽相同，由此，医生的治疗也不会完全一样。

不过，只有中医才会跟你说这些，西医可管不了那么多。你要是得了高血压病，西医除了要你锻炼减肥、控制饮食、戒烟戒酒外，不管你是张三李四，各种降压药都会开给你。而中医呢？也要你锻炼减肥、控制饮食、戒烟戒酒，给你开中药时，就会进行辨证。

辨证论治是中医精华中的精华，我们会在后面进行专题讲解。证是指证候，证的本质是病理机制。张三李四虽然都是高血压病，但所表现出来的症状却不同。也就是说，张三李四的证候不同或者说中医的病理机制不同。张三也许是肝阳上亢，而李四或许为气滞血瘀。为什么会出现不同的证型呢？张三李四的体质不同是其中的一个关键性因素，因为中医所讲的证具有体质的基础和背景。既然证型不同，治疗方药也就会有所差别。对张三要平肝潜阳，对李四则要行气活血化瘀。结果是一样的，那就是张三李四的血压都降了下来。还有一点值得一提，如果用同样的西药治疗，谁能保证张三李四对药物都具有同样的敏感性，一定起效？因为西医用药是根据药理，而个体的因素常常被忽视。有些患者服药后疗效不显著或无效，甚至出现明显的副作用，而西医的处理往往是减、换、加，因此，一位高血压病患者吃几种降压药的情况很常见。但这显然不是一个合理的人性化的治疗方案，更何况长期服药会产生耐药性以及毒副作用。这时，医生更应该将目光转移到患者身上，想办法调动、促进或恢复患者内在的抗病能力，而不能只是一味地依靠药物。

有了对体质的深刻理解和运用，中医临床有了自身的特色和优势，辨证论治最具代表性。中医和西医对"病人"的含义也有了不同的诠释，西医认为"病人"就是生了病的人，是患者。西医会死盯着病，相信病去人安。而中医的认识则更深一层，"病人"在中医眼里是"病"+"人"，出现了两个对象。因此，西医注重医人的病，而中医则是既医病又医人。就张三李四而言，建立在不同体质形成不同证型基础上的辨证论治，是不是体现了中医既医病又医人呢？上面说到调动、促进或恢复患者内在的抗病能力，那正是中医的长处之所在，中医的办法要远远多于西医，既安全又有效。

虽然体质养生现在很火，不过，从专业人士角度来看，老百姓经常会给一些"黄绿医生"（粤语词，指只懂一点点医学知识，半吊子又不负责任的医生）忽悠了。有时，老百姓自己买了一些关于体质调养的书，结果一头雾水，无所适从。调养体质很重要，但首先要弄清楚什么是体质，哪些因素会影响体质，如何判断自己的体质以及正确地调理自己的体质。

"人生本不同"，不同的你我有着不同的体质，体质会影响我们的人生吗？人们经常会说"身体是革命的本钱""性格决定命运"。可以说，强健的体质是幸福人生的必要基础。

☯ 体质是怎样炼成的？

❀ 体质形成的主要因素

中医的体质理论既强调个体化，又重视时空因素。体质的形成是一个积累的过程，是人体内外环境多种复杂因素共同作用的结果。主要关系到先天和后天两个方面，并与性别、年龄、锻炼、地理、心理、社会、疾病等因素有关。

（一）先天因素

首先，先天因素是体质形成的基础。子代的生命来源于父母肾中的生殖之精气，父母生殖之精气的盛衰决定着子代禀赋的厚薄强弱。一般而言，父母体质强壮，子代也强壮；父母体质孱弱，子代也孱弱。

在体质的形成过程中，先天因素起着决定性的作用。不同个体的体质特征分别具有各自不同的禀赋背景，这种由先天因素决定的体质差异是维持个体体质特征相对稳定的一个重要条件。

某些疾病具有遗传性倾向，可以由父母传给子代，比如癫痫、哮喘等。当父母患有这些疾病时，是基于一定的体质，这种体质，注意不是疾病，可以传给子代。也就是说，子代从父母那里禀受了一种特异性的体质。具有这种特异性体质的子代往往生长到一定时期才发病。

父母的哪些因素会影响到子代的体质呢？如近亲结婚、父母的生育年龄、养胎的情况、妊娠期的疾病等都会决定后代的体质。

（二）后天因素

先天因素为体质的发展奠定了基础，但体质的强弱还有赖于后天环境、饮食营养以及锻炼。

后天是指人从出生到死亡之前的生命历程。人的体质并非一成不变，后天的各种因素的综合作用都会影响着体质的强弱。人们经常会说，先天不足后天养。后天因素主要包括饮食营养、劳动、锻炼、性别、年龄、地理环境、心理因素、社会因素、疾病等。

1. 饮食营养

饮食营养是决定体质强弱的关键因素。合理的膳食结构、科学的饮食习惯、保持适当的营养水平，对维护和增强体质有很大的影响。由于人的体质不同，所以对营养物质的吸收和代谢功能也不一样。因此，科学、合理的饮食营养包含必需和适当两层含义。长期摄食不足，会导

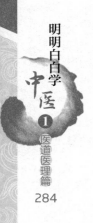
致营养缺乏而使体质虚弱；如果长期饮食偏嗜，则会引起脏腑组织的功能失调及阴阳气血的偏盛偏衰。如过食肥甘厚味，可致湿热痰浊内生；过食生冷，可致阳虚寒盛等。另外，同样，长期服用某类相同性味的药物，必然导致有的脏腑偏盛，有的脏腑偏衰，形成各种不同的体质。

营养物质的化生和吸收依赖脾胃的运化功能，因此，要想有强健的体质，必须先有一个良好的脾胃。

长期过量地饮酒抽烟是造成湿热体质的一个重要因素。

《汉书·食货志》说："酒为百药之长。"古人对酒在医药上的应用评价很高，也是中医的一大发明。适量饮酒可以散风寒、通筋脉、解除疲劳、振奋精神，但过量饮酒和长期嗜酒则是有害的。酒为熟谷之液，"气热而质湿"，过饮则"生痰动火"。一般人大量饮酒后多会出现倦怠脘闷、头目不爽、口干、口黏、口渴、舌苔厚腻、不思饮食等湿热症状；长期嗜酒者常常表现为面色油腻秽浊、饮食减少、口干口苦，甚至口臭、舌苔黄腻，逐渐形成了湿热体质。

与酒不同，即使是少量吸烟也给身体带来不容忽视的危害。古人认为"烟为辛热之魁"，香烟燥热，极易损伤肺阴肺气，肺气受损，肺的宣发肃降功能失常，水液代谢出现障碍，就会产生痰湿。烟又为浊物，所以，那些"烟鬼""烟枪"们常常走哪都吭咔不停，口吐浓痰。

2. 劳动、锻炼

俗话说，"流水不腐，户枢不蠹""生命在于运动"，《黄帝内经》时代的人们已经明晓劳动锻炼能增强体质。

劳动分体力劳动和脑力劳动，体力劳动可以活动筋骨、通利关节、流通血脉，并能加强内脏活动，促进饮食的消化吸收。长期从事体力劳动的人往往体格健壮，肌肉丰满，筋骨有力，饮食多，疾病少。而那些平时养尊处优惯了的人，四体不勤，身多肥胖，气机不畅，气血运行缓慢，脏腑功能减弱，肌肉无力，腠理疏松不禁风寒烈日，正气不足，多易生病。

脑力劳动主要是运用心神，消耗气血。所以脑力劳动者很容易出现心悸、失眠、饮食减少、倦怠乏力等症状。

正常的劳动不仅是人类生活所必需的，而且有劳有逸对人的身心健康是非常有益的。

锻炼是人们主动改造体质的活动，历代医家总结的"养生导引之法"，诸如太极拳、五禽戏、气功等都是以运动来调养体质的有效手段。坚持合理的身体锻炼，可以使阴阳协调，气血充沛，脏腑经络的机能旺盛，使体质由弱变强。

3. 性别

早在《礼记》中就有"男女有别"之说，关于"男女有别"，其实在前面我们所讲的《素问·上古天真论》中就已经有详细的论述。男女两性在生长发育、生殖、壮老等方面有女七、男八的时间差异，也有生理变化上的不同。女子属阴，以血为本；男子属阳，以气为本。中医阴阳学说认为，男性更多地禀受了自然界的阳气，而女性则更多地禀受了自然界的阴气。男子以阳为主，故为阳，体质特点多呈现出声大气粗、力大强悍等的"阳刚之气"的征象，这也决定了男子粗犷、好动、好强、好争、好胜的特点。女子以阴为主，故为阴，体质特点多呈现出声音委婉、力小柔和等的"阴柔之质"的征象，这也决定了女子喜静、稳健持重、细腻温柔的特点。

精血为男女俱有，但精对男子尤为重要，血对女性尤为重要。男子具有"精气溢泻"的生理特点，加之情欲无涯，易出现精亏、精少的状况。女子因其"月事以时下"、胎孕、产育、哺乳的特殊生理，易出现血虚。所以明代医家万全指出"男子以精为主，女子以血为主"。唐代大医孙思邈则谆谆告诫"男子贵在清心寡欲，以养其精"，不可"欲竭其精"。

现在各国科学家研究都发现，女性平均寿命显著长于男性，至少五年以上。为什么"男女有别"呢？目前的解释可谓五花八门，大致有以下几种：

（1）女性器官更易保持年轻。比如大脑，女性的脑萎缩要比男性慢。这要归功于女性更喜欢用自己的眼睛看、耳朵听，然后经过大脑思考和感受，用自己的语言表达出来。这有利于刺激大脑，保持活力。

（2）男性太爱争强好斗。

（3）女性的修补基因多于男性。人体内有一种参与修补脱氧核糖核酸的基因，与X染色体有关。女性经遗传，能获得两个X染色体，而男性只有一个，因而女性生来就比男性多一个修补基因，也更容易长寿。

（4）女性基础代谢率要低于男性。女性在25岁以后基础代谢率低于男性，直至闭经后才与男性相仿。总的来说，女性一生中基础代谢率低于男性。

（5）女性比男性更自律。大多数女性总保持着一种欲望，就是希望自己年轻、漂亮。这种欲望会给身体造成良性影响，比如不抽烟、不酗酒，注意饮食健康，生活有规律，但男性往往截然不同。

（6）女性有月经、孕育和哺乳等生理现象，还有爱哭等特点，这也使其比男性更为长寿。

看来，"男人有泪不轻弹，男人有话不爱说，男人有病不去看，男人有家不愿回"真的会"要命"啊。

尽管男性寿命短于女性是一个不争的事实，但只要男性遵循健康生活的四大原则，就能延年益寿，甚至活得比女性长。这四大原则是：合理膳食、适量运动、戒烟限酒、心理平衡。

4. 年龄

人体的结构、机能与代谢随着年龄的增长发生规律性的变化，在前面我们所讲的《素问·上古天真论》中也有论述。历代医家对小儿和老年人的体质变化论述得比较多。

（1）小儿的体质特点一般为"稚阴稚阳"，"稚"就是幼稚，说明小儿体质娇嫩、气血未充。小儿又常被称为"纯阳之体"。"纯阳"一词出于《周易》，"纯阳"并非是指孤阳，小儿之体既有阳也有阴。所谓纯，是相对于成人而言，小儿的阳气尚未成熟和壮实。因此，纯阳也可以理解为"稚阳"。小儿的纯阳是一种生理状态，有一个显著特点是阳气自然有余。阳气自然有余，使得小儿能生机蓬勃，迅速地生长发育，但同时也使得体内的阴液显得相对不足。《育婴秘诀》说："小儿纯阳之气，嫌于无阴，故下体要露，使近地气以养其阴也。"什么意思呢？以前我们常常会看到小孩全身只穿了个小肚兜，或腰间系个小屁帘，下体暴露，到处乱跑。现在是看不到了，要看到也都是纸尿裤。为什么要暴露下体呢？因为小儿纯阳，暴露下体是为了接地气，使阴阳平衡。

（2）人进入老年期，气血亏虚，脏腑功能减退，心态也容易失衡，体质日趋虚弱，呈现出"老态龙钟"之象，这是生命的基本规律。明代大家张景岳说："神气坚强，老而益壮，皆本乎精也。"所以保精是老年人体质强弱的关键所在。

（3）人的一生会撞上两个重要时期，也就是青春期和更年期。①青春期是人生第一个重要时期，是从性不成熟和不能生育转变为性成熟和具有生殖能力的过渡时期。青春期体质的调整对日后身心发展具有重要的意义，体质弱的小儿能在青春期注意调养，一两年内可成为健壮的青年；反之，青春期内没有得到很好的调养，那么进入到成年期后，往往表现出体弱多病，相对而言难以调理。②更年期是人生第二个重要时期，是中年走向老年的一个渐进性衰老过程。此时，体内的阴阳气血常常出现失调。因此，更年期内对阴阳气血的调理尤为重要，也是进入老年期后延年益寿的要诀。

（4）对女性而言，还有一个改善体质的重要时期，就是生完宝宝后的42天的产褥期，俗称"坐月子"。过去老一辈的人常说，生一个孩子掉一颗牙。中医认为，女性因为经过生产时的用力与出血，体力耗损，处于"血不足，气亦虚"的状态，容易出现多汗、尿多、关节酸痛、头晕头痛、便秘等，尤其需要产后的休养复原。因此，产后坐好月子，可以把失去的补回来，包括补血、补气，把身体的造血功能、生产时撑大的骨盆、各项因为子宫扩张而移位的器官，慢慢地调整回来。如果产褥期女性生殖系统、内分泌系统、心理得不到及时、科学的调养与修复，会留下一系列严重的后遗症。因此，坐月子除了滋补养身之外，以前许多不良的体质，都能借助此次大换血的改造工程，获得一次极大的改善。常听一些女性说坐完月子，以前身上有的病都没了。不过，也有一些女性抱怨因为月子没坐好，不仅旧病复发，还落下了一些新病。所以，"坐月子"也是女性调整自身体质的一个好机会。

5. 地理环境

俗话说，"一方水土养一方人"，人们生活在不同的地理环境条件下，受着不同水土性质、气候类型以及由于水土和气候而形成的生活习惯等的影响而具有不同的体质。

我国的地理条件是南方多湿热，北方多寒燥，东部沿海为海洋性气候，西部内地为大陆性气候。因此，西、北方人形体多壮实，腠理偏于致密；东、南方人体型多瘦弱，腠理偏疏松。北方人群的阳虚体质高于南方，南方人群的阴虚体质则高于北方。就痰湿体质的人群比例而言，青海、西藏地区以及东南沿海地区明显高于长江中下游地区。

此外，南方气温高，温热季节长，人们消耗的能量多，而且食肉及乳酪相对比北方少，所以南方人体型瘦薄浮弱，腠理疏松，卫气易浮，多呈现出内热或阴虚火旺的体质。而北方气温低，寒冷季节长，日照时间短，人们消耗能量少，食肉及乳酪比南方多。因此，北方人形体敦厚，腠理致密，血脉运行迟滞凝涩，卫气闭藏，形体肥胖多湿，多呈现出阳气不足的体质。

我们拿广东地区来说，广东不仅全年平均气温、绝对湿度以及平均降水量都很高，而且一年四季也不分明。同时，广东人多贪凉饮冷，又喜欢吃肥甘厚味之品，这种长期湿热的气候环境很容易影响人的脾胃运化功能，造成脾胃湿热的体质。此外，广东常年炎热，阳热体质的人群居多。还有，广东夏长冬暖，气候炎热，极易损伤人体津气。所以，气阴两虚体质的人也不在少数。

6. 心理因素

心理是感觉、知觉、记忆、思维、性格、能力等的总称。中医学中的情志，泛指情绪、情感，情志活动的变化，每每伴随着脏腑形体的变化，从而给体质特性的形成带来一定程度的影响。气质是个体心理特性的总和。体质是气质的基础，一定的体质常使个体表现出某种气质类型，而个性气质特性又影响体质的形成，所谓"气质不同，形色各异"。关于心理因素对体质的影响可以参阅第七章。

7. 社会因素

社会因素对体质的影响常常被忽略，社会因素包括很多方面：

（1）经济生活。过于富裕会导致养尊处优，即所谓"膏粱自奉"；过于贫穷则饥寒交迫，即所谓"藜藿苟充"。所以，过于富裕和过于贫穷都不利于健康。条件优越之人，体力劳动较少，因而体质虚弱，腠理疏松，易患各种外感性疾病。同时，由于饮食多种类繁多，摄取的高热量、高脂肪的油腻食物也多，又容易聚湿生痰，易患高血压病、高脂血症、糖尿病等。条件艰苦之人，体力劳动较多，因此体质强壮，腠理紧密，不宜患外感性疾病，由于饮食粗糙，饥饱不时，故易患脾胃病。

（2）意识形态。意识形态由不同的社会制度和宗教信仰所决定，错误的意识形态是导致人们身心素质同时堕落的最大杀手。

（3）社会地位。社会地位往往决定人们的生活方式，社会地位的变迁一样会改变或造就一个人的体质。

（4）职业。不同的职业，意味着不同的工作环境、劳动强度、经济收入、地位高低等，这也是造就不同体质类型的因素之一。

（5）战争。战争会使人们的身心受到煎熬和打击，流离失所、饥寒交迫、惊慌恐惧、生死离别等都会无情地破坏着人们的健康，使体质水平急速下降。此外，战争还将带来环境的破坏和疾病的流行，战后人们还须承受战争所带来的许多恶劣后果，一定时期内不能恢复元气，因而造成人群体质的下降。

8. 疾病

疾病可通过损伤正气而改变体质。疾病产生以后，由于正邪之间的斗争，人体内的气血阴阳或多或少地会受到损伤或消耗。一般情况下，人体将在病愈后逐渐地自我恢复，不会影响体质。然而，某些疾病所造成的人体损伤不易很快恢复，或因病后调养不当，或久病持续地损伤，从而使气血阴阳的损伤变为稳定的体质因素。尤其是在某些大病、重病、久病之后，例如慢性消耗性疾病和营养障碍性疾病。

现代人体质的变异

前面我们讲到，体质的形成与先天、性别、年龄、地理、心理、社会、疾病等因素有关。除了先天因素和性别、年龄外，社会的发展和时代的进步都会给自然环境、社会环境、心理状况、疾病等带来显著的影响，进而改变人的体质。

（一）生存环境的改变对体质的影响

毋庸讳言，现代人类生活水平的提高和生存环境恶化之间的矛盾是异常尖锐的。比如，全世界范围内出现温室效应、臭氧洞扩大、强紫外线照射等，在中国还存在着土地的严重沙化、干化和盐碱化。所以，中国目前的整体气候是以炎热为主。天人相应，人常处于一种阳盛火旺的状态，很容易形成阳热体质。再如，电气化进入工作区和家庭，使人们可以从容面对酷暑和严寒，空调让我们真正享受着冬暖夏凉，惬意人生。但不良后果是什么呢？室内外的悬殊温差使人体腠理汗孔骤开骤闭，应闭藏的反而人为地排泄，应发散的却又硬性地闭阻。长期下来，人体正常的生理调节功能出现失调，内环境的稳定性必然遭到破坏，体质由此发生改变。

（二）饮食结构的改变对体质的影响

再谈谈现代人的饮食结构。中国是个传统的农业大国，在长期的饮食生活中，形成了以素为主的杂食型膳食结构。《素问·藏气法时论》将合理配膳的原则概括为"五谷为养，五果为助，五畜为益，五菜为充，气味合而服之，以补精益气"。这就是要求人们以植物性食物为主，以动物性食物为辅，将品类众多的食物配伍调和，使饮食性味柔和，不偏不倚，这也正是中医饮食保健的基本法则。

研究表明，传统主食的谷类和豆类可为人体提供必要的热量和蛋白质，是饮食营养的主要来源；瓜果、蔬菜可补充维生素、无机盐和纤维素；适量地佐以肉类可弥补主食中氨基酸的不足。这种膳食结构所提供的营养既丰富又全面，而且与人体的需要一致。

但在现代社会，传统的饮食结构和习惯已经几乎被完全打破，人们已习惯和热衷于大量摄食肥甘厚味，强食过饮已成为普遍现象。中医理论认为，过食肥腻则生热，过饮甘甜则生湿，湿热积久必然导致体质的变异。日本的相关研究发现，随着生活水平的提高，日本人体形普遍肥胖，呈多湿体质。而在中国，各地区、各民族饮食习惯的高度融合已经使人群的体质特征出现空前的趋同性，也就是湿热内蕴。

事实证明，"三高"（高热量、高蛋白、高脂肪）饮食模式是导致湿热体质的重要成因，并且大大增加了高脂血症、高血压病、心脑血管病、糖尿病、肥胖病、结肠癌等难治性疾病的发病率。美国营养学界惊呼到："文明人痛快地吞进了文明病。"

虽然人类战争早已脱离了冷兵器时代，但现代人却又进入到了一个"冷饮食"时代。现代人特别爱吃生冷的东西，当然这与大气候、大环境的改变不无关系。但寒凉的东西吃多了，对人体的阳气是一个极大的损害。所以，现代人的体质还有一个特征就是阳虚。阳气一旦受损，人体内的五脏六腑都得出问题，甚至彻底罢工。目前便秘很常见，年轻人的便秘与嗜食生冷寒凉有很大的关系，长期地贪食冷饮，又甜又冷，虽然爽了口，但却彻底伤了脾胃。脾胃被寒湿所困，动不起来了，大便要不就溏泻，要不就拉不出来。有一些人一便秘，就吃黄连上清丸、牛黄解毒丸或者芦荟等苦寒之品，完全不考虑便秘的真正原因。虽然一时得快，但很快又拉不出来了。越苦寒就越会伤阳气，如果是阳气不足导致的便秘，这种做法只能是抱薪救火，雪上加霜。

（三）滥用抗生素对体质的影响

现代人不仅吃东西贪凉，治病用药也"贪凉"，最典型的就是滥用抗生素。这个问题很严重，西医滥用，中医也滥用，而且老百姓自己也滥用。现代人一出现喉咙痛、眼睛红、感冒发烧等就用抗生素。从中医中药的角度看，抗生素大都是苦寒的，所以对于实热证来说，抗生素的效果是很显著的。但并不是所有的人都适合用抗生素，苦寒很容易伤阳气，所以对于阳虚体质的人而言，抗生素有时不仅无效，甚至会加重病情。这一点在小儿身上反映得尤为明显。如果您的小孩儿只要喉咙痛或感冒、发烧或上火，不管小孩儿的原先体质状况，您就用抗生素往上堆，强行压住，那长此以往，即便是一两次有效，但最终会改变小孩儿的体质。且不说耐药性的问题，长期频繁地使用抗生素，必然会损伤体内阳气，小孩儿的体质只能越来越差，那时别说感冒了，什么病都有可能找上门来。

（四）精神因素对现代人体质的影响

此外，工业文明带来的物质财富奇迹般的增长也使人们的精神失去了平衡。社会生活的剧变、信息流量的膨胀、效率意识的增长、人际关系的复杂以及物质利益的分化等，使现代人精神紧张、情绪躁动、身心疲惫、焦虑不安，由此带来体质的变异。

对现代人体质出现的不同于前人的特点和倾向进行总结，那就是，现代人的体质一般多表现为形盛体实，郁火内生和湿热蕴积。

（五）睡眠对体质的影响

其实，导致现代人体质发生变异的原因还有很多，而且，现代人的体质也不局限于上面所说的。我们谈谈睡眠对体质的影响。

古人讲究"天人合一"，"日出而作，日入而息"，这就叫"因时之序"，或"因天之序"。现代人做到这一点太困难了，现在晚上11点钟睡觉的人都很少，12点、凌晨1点、凌晨2点倒成了现代人通常睡觉的时间。

人睡觉最重要的就是养阳，养阳就是养精、气、神。到了晚上，阴气占据主导地位，阳气入里，人们进入睡眠，体内的阳气也可以得到很好地休养，经过一夜，阳气蓄积饱满，到第二天早晨开始升发，从而保证人体有充足的精力进行白天的工作和学习。这也是中医所讲的人体的生理节律。

子时，也就是晚上的11点到凌晨1点，是阴阳更替的时间，所谓"子时一阳生"。体内的阳气从子时开始起步，慢慢地积蓄充养，但此时的阳气是很弱小的，需要保护，而最好的保护就是睡觉。如前所讲，现代人在子时都还不睡，有的人在吃夜宵，有的人在唱K，有的人在看球，有的人在上网玩游戏等，这就违背了人体的生理节律。有些人会说，我很兴奋啊，根本睡不着。可是，你想过没有，兴奋是从哪儿来的或者说你靠什么兴奋？答案只有一个，阳气。晚上11点到凌晨1点。你还不睡，应酬也好，玩网游也罢，支撑你的就是你体内的阳气。可我们说了，此时的阳气是很弱小的，结果你却不管不顾，拼命地调动它，使用它，这就是对阳气的滥用和摧残。长此以往，阳气会越来越弱，越来越虚。我们都懂得一个道理，越重的东西越往下沉，越轻的东西越会往上浮。因此，你体内的阳气就会被你折腾得浮起来。人体内阳气的保养是讲求内敛下沉，不能浮越于上的，一旦浮起来了，就会出现多种病症。比如心烦气躁、失眠、面红目赤、头痛眩晕、经常地满头大汗、反复发作口腔溃疡等，中医临床上称之为"阳虚阳浮"。如果你再不控制，哪一天阳气真的跑掉了，那你也就彻底地挂了。

此外，晚睡或熬夜必然也会伤阴，很多人熬完夜第二天都会出现眼睛干涩、口干口苦、手脚心发热、没有食欲、脸上冒火、口腔溃疡等症状。阴阳是捆绑在一起的，阴一伤，阳就会无所依附，同样也会浮越起来。

所以，不良的生活方式和行为习惯已经使得现代人的作息规律出现严重紊乱，而由此形成的阴虚、阳虚体质的人真的不在少数。

有些人说了，我也没干啥，就是没睡意或者说我已经习惯了很晚睡觉；还有人说，睡晚了大不了明天睡懒觉呗。其实，睡觉也是一种可以培养的行为和习惯。没睡意或习惯晚睡，都可以有意识地进行自我调节和修正，方法是很多的，关键是你是否真心去做。一个成年人在60天内，既可以养成一个好习惯，也可以养成一个坏习惯。至于第二天想通过补觉来恢复阳气，明确地说那是补不回来的。而且，晚上不睡，早上不起，又是在阴阳颠倒，破坏人体正常的生理节律。

所以，对现代人的体质而言，睡眠是把双刃剑。能正常地进行睡眠，保证充足的睡眠时间，对改善体质或增强体质是非常重要的。

（六）广东人的体质特征

我们再说说现代广东人的体质特征。正如前面所讲的，广东人的体质以湿热、阳热为主要特征。但现在调查发现，广东城市人群中，有气虚、阳虚体质者的队伍在不断壮大。这是什么原因呢？其实道理很简单。我们前面讲了，贪食生冷的东西、丰富多彩的夜生活导致作息规律的紊乱、现代化大都市发展所造成的身心疲惫等是主要原因。现在经常听到广东人说，我喉咙痛或牙龈肿痛或反复口腔溃疡喝凉茶都不管用了。其实，不是凉茶的问题，而是你的体质变了。阴虚阳浮或阳虚阳浮的人怎么能喝凉茶呢？即便当时有效，但最终还是没用。针对阴虚阳浮或阳虚阳浮不能采用清热解毒的方法，而是重在温阳、补阳和潜阳，中医形象地称之为"引火归元"或"导龙入海"。用中药可以，用艾灸也可以。比如每晚临睡前艾灸左、右脚底的涌泉穴。

体质辨识与调养

　　广东人经常会说自己是"寒底"或"热底"，说明广东人还是很有中医基础的。所谓"寒底"和"热底"，指的就是体质。那么，如何较为准确地判断出自己的体质特点呢？针对自己的体质特点，该如何采用正确的方法进行调养呢？

体质标志

　　体质是有标志的，我们去评价或判断一个人的体质状况时，应进行全面综合地考量，见表9-1。

表9-1　体质的标志

体质的标志	理想的体质
（1）身体的发育水平，包括体格、体型、营养状况和身体成分等方面 （2）身体的功能水平，包括机体的新陈代谢和各器官、系统的功能等 （3）身体的素质及运动能力水平，包括速度、力量、耐力、灵敏性、协调性，还有走、跑、跳、投、攀越等身体的基本活动能力 （4）心理发育水平，包括智力、情感、行为、感知觉、个性、性格、意志等方面 （5）适应能力，包括对自然环境、社会环境、各种生活紧张事件的适应能力，对疾病和其他损害健康的因素的抵抗和调控能力等	（1）身体健康，机体内部的结构和功能完整而协调，主要脏器无疾病 （2）身体形态发育良好，体格健壮，体型匀称 （3）呼吸系统、心血管系统和运动系统具有良好的生理机能 （4）有较强的运动能力和劳动工作能力 （5）心理发育健全，情绪乐观，意志坚强，有较强的抗干扰、抗刺激的能力 （6）对自然环境和社会环境有较强的适应能力

辨体质识调养

　　《黄帝内经》首先提出了较为全面的体质分型，在一定程度上揭示出体质的基本特征，是中医体质学说的起源。中医体质的分类方法众多，主要是根据阴阳五行、脏腑、精气血津液等基本理论，来确定人群中不同个体的体质差异性。大家可以翻阅第三章，看看中医体质的五行分类。

为了方便大家理解和掌握，我们这里只介绍两种对现代人常见体质类型的分类方法以及不同体质的一般性调养方法。

（一）根据脏腑气血阴阳的功能分类

根据脏腑气血阴阳的功能状态以及邪气的有无，分为正常体质与异常体质两大类。异常体质又可按邪正盛衰分为虚性体质、实性体质和复合性体质三类。

1. 正常体质

身体强壮且无寒热之偏的体质。形体肥瘦匀称，健壮，头发盛长而黑，面色红润，肤色红黄隐隐，明润含蓄，目光有神，精彩内含，鼻色明润，嗅觉通利，口和，唇红润，胃纳佳，四肢轻劲有力，能耐受寒热，二便正常，脉象从容和缓，节律均匀，舌质淡红、润泽，苔薄白。此类型体质阴阳无明显偏颇。

2. 虚性体质

（1）气虚体质：此型胖人和瘦人均有，但瘦人为多。毛发不华，面色偏黄或㿠白，肤色黄，目光少神，鼻部色淡黄，口淡，唇色少华，肢体疲乏无力，不耐寒热，纳呆，大便正常或便秘，小便正常或偏多，脉象虚缓，舌淡红，边有齿印。一般性格内向，情绪不够稳定，比较胆小，做事不爱冒险。

一般性的调养：因肺主一身之气，肾藏元气，脾胃为"气血生化之源"，所以补气养气应着重在脾胃、肺、肾三脏。

气虚体质要缓补，不要峻补。气虚体质的人对食物的寒热比较敏感，宜食用性质温和的或偏温的、有补益作用的食物，过于寒凉或温热的饮食对气虚体质的人都不利，寒凉太过容易伤及脾胃，过于温热又会导致上火。

气虚体质的人体能偏差，过劳易于耗气，因此不宜进行强度大的运动。可采用低强度、多次数的运动锻炼方式，循序渐进，持之以恒。

（2）血虚体质：主要可见面色萎黄或苍白，唇舌色淡，毛发枯燥，容易脱发，肌肤不泽，精神不振，疲乏少力，动则短气，健忘，记忆力下降、面色、唇色、指甲、经血等缺乏血色，常便秘，妇女月经量少、延期，甚至闭经，脉象细弱等。易患精神心理性疾患，如失眠、抑郁症、焦虑症、强迫症等。

一般性的调养：平时可以适当参加运动锻炼，要做到劳逸结合，怡养情志，振奋精神。平时常吃补血养血的食物，如菠菜、花生、莲藕、黑木耳、桑葚、红枣、桂圆等。常用的补血中药有当归、熟地黄、川芎、白芍、阿胶等。中医认为"久视伤血"，所以血虚体质的人要注意眼睛的休息和保养，防止因为过度用眼而耗伤身体的气血。

（3）阴虚体质：指阴液亏虚，失于滋润、阴虚阳亢的体质。体形瘦长，面色多偏红或颧红，肤色苍赤，巩膜红丝较多或见暗浊，两眼干涩，视物昏花，眵多，鼻中微干，或有鼻血，口燥咽干，多喜饮冷，唇红微干，手足心热，大便偏干或秘结，小便短赤，脉细弦或数，舌红少苔或无苔。大部分人性格比较外向好动的，性情是比较急躁的。

一般性调养：平时可多吃甘凉滋润的食物，如猪瘦肉、鸭肉、龟、鳖、冬瓜、百合等，少食性温燥烈的食物。中午应保持有一定的午休时间，避免熬夜和剧烈运动以及在高温酷暑下工作。男女都应节制房事。阴虚体质的人只适合做中小强度、间断性的身体锻炼，可选择太极拳、太极剑等。锻炼时要控制出汗量，并及时补充水分。平时宜克制情绪，遇事要冷静，正确对待顺境和逆境。可以通过琴棋书画或旅行来怡情悦性，防止恼怒，陶冶情操。

（4）阳虚体质：指素体阳气亏虚，阴寒内盛的体质状态。多见形体肥胖，面色少华、㿠白，毛发易脱落，肤色柔白，两眼眼胞色晦暗，鼻头冷或色微青，口唇色淡红，形寒肢冷，倦怠，背部或胃脘部怕冷，多喜偏热食物，大便溏薄，小便清长，舌质淡胖，边有齿印，苔白。性格多沉静、内向。

一般性调养：阳虚体质的人，保暖最重要。饮食应以温补脾肾阳气为主，多吃甘温的食物，忌食辛辣、生冷、不易消化的食物。饮食要有规律，不偏食，严禁暴饮暴食。阳虚体质的人进补要遵循轻补、温补的原则。即使再热的暑天，阳虚体质的人也不能多待在空调房里。秋冬季要注意保暖，尤其是足下、背部及下腹部丹田部位的防寒保暖。平时可做一些舒缓柔和的运动，如慢跑、散步、打太极拳等，不要大汗淋漓，运动量保持在微微出汗最合适。平时可自行按摩气海、足三里、涌泉等穴位，或经常灸足三里、关元等穴位。

俗话说，"药补不如食补，食补不如神补"，阳气不足的人常表现出情绪不佳，因此，要善于调节自己的情绪。多看看喜剧，多和朋友或家人聚会，多听一些激扬、高亢、豪迈的音乐等。

另外，阳虚体质的人可借助自然界的阳气来培补自身体内的阳气，如可坚持做空气浴或者日光浴等。多做阳光下的户外活动，不可在寒冷潮湿的环境中长期工作和生活。

3. 实性体质

（1）阴寒体质：指素体阴气偏盛之质。多见形体壮实，肌肉紧缩，皮肤紫黑，四体常冷，多静少动，喜热恶寒，舌质淡，脉紧实之象。

一般性调养：平时可多吃补气暖身的食物，如核桃、枣、花生等，多做运动，还可通过灸法驱除体内的寒气。

（2）阳热体质：指素体阳气偏盛之质。多见体格较强健，面色潮红或红黑，有油光，目睛充血多目眵，口唇暗红或紫红，舌质红或暗红、质坚，舌苔薄黄或黄腻，脉紧实有力之象。

一般性调养：阳热体质之人好动易怒，所以平日要加强道德修养和意志锻炼，培养良好的性格。积极参加体育活动，让多余阳气散发出来。忌食辛辣燥烈的食物，可多食水果、蔬菜等。酒性辛热上行，阳热体质之人应尽量少饮酒。

（3）痰湿体质：体形多肥胖丰腴，面色淡黄而暗，肤色白滑，皮肤出油，汗多，眼睛浮肿，容易困倦，鼻部色微黑，口中黏腻不爽，四肢沉重，嗜酒茶，恣食肥甘，大便正常或不实，小便不多或微浑浊，脉濡或滑，苔腻之象。

一般性调养：饮食以清淡为原则，应限食盐的摄入，少吃寒凉、肥甘、油腻、滋补、酸涩、苦寒之品以及各种高糖饮料。平时多进行户外活动。衣着应透气散湿，经常晒太阳。坚持每日运动，运动出汗特别多的时候，不要马上吹空调或吹风扇，不要马上去冲凉，以免造成内外湿相结合，这样会更伤身体。夏天要尽量少用空调，多出汗。秋冬最好不要进补。不宜居住在潮湿的环境里。

（4）瘀血体质：多见毛发易脱落，面色黧黑或面颊部见红丝赤缕，肤色偏暗滞，或见红斑、斑痕，或有肌肤甲错，眼眶暗黑，或白珠见青紫、红筋浮起，鼻部暗滞，口干，但喝水不多或不想喝水，口唇暗淡或紫，脉弦或沉、细涩或结代，舌质青紫或暗，或舌边青，有点状或片状瘀点，舌下静脉曲张之象。常常出现身体疼痛，容易烦躁，记忆力也不太好，容易健忘，性情急躁。

一般性调养：忌食寒凉、肥腻的食物，可多食紫菜、山楂、醋、玫瑰花、绿茶等具有活血散结、行气疏肝解郁作用之品。保持足够的睡眠，但不可过于安逸，可进行一些有助于促进气血运行的运动项目，如太极拳、太极剑、舞蹈、步行等。应保持心情开朗，使气血流畅。此外可通过按摩推拿使经络畅通，气血流通。

（5）气郁体质：多见于女性，常出现性格内向，少言寡语，素多抑郁，遇事善于思虑，多愁善感，叹息嗳气，胸胁胀满，脘腹胀闷，或多怒易急躁，口干苦等之象。

一般性调养：多吃葱、蒜、海带、萝卜、金橘、山楂、苦瓜、洋葱、菊花、韭菜、玫瑰花、茉莉花等具有行气解郁、消食醒神作用的食物。可少量饮葡萄酒，以活络血脉，提高情绪。应少食收敛酸涩之物，如乌梅、石榴、杨梅、阳桃、酸枣、李子等。不可多食冰冷食品。

睡前避免饮茶、咖啡等提神醒脑的饮品，早睡早起，保证有充足的睡眠时间。尽量增加户外活动，可坚持较大量的运动锻炼，如跑步、登山、游泳、武术等。此外这类人性格上有一些自我封闭的表现，因此要经常有意识地参加集体性的活动，多跟他人交往，多交朋友。气郁体质之人还应起居有常，生活规律，居住环境尽量宽敞明亮，温度、湿度适宜。

4. 复合性体质

复合性体质是指同时具备上述两种以上异常体质的类型。如气虚与痰湿体质、气虚与瘀血体质、阳虚与阴寒体质、气郁与痰湿体质、气郁与阴虚体质等并见。

5. 过敏体质

还有一种体质类型，中医称为特禀型。也就是我们平常所讲的过敏体质。

（二）脏腑机能分类

下面我们再介绍一种体质的分类方法，供大家参考。脏腑机能分类法常见的几种类型如下：

（1）脾虚质：多表现为饮食不多，或对饮食的品种有选择性，大便易溏，脘腹易胀，体常清瘦，肌肉少力，易疲倦，不耐劳。易患肠胃病。

（2）肝旺质：多表现为皮肤颜色苍赤，形瘦而肌肉坚实，易激动，性情暴躁，饮食时多时少，大便时调或不调。易发肝阳上亢、肝火上炎以及眩晕、中风等。

（3）肾虚质：多见不耐久劳，腰膝酸软无力，呼吸气急或动则气喘；小儿发育不良，成人早衰；尿短而频或遗尿，性欲淡漠。易患不育、不孕或滑胎、月经不调、遗精、阳痿、腰痛、水肿、虚劳等。

（4）肺虚质：多见不耐风寒风热，对气候变化敏感，腠理疏松，容易出汗，声音低微，语多则乏。易患外感病、咳喘等。

（5）心神脆弱质：多见情绪波动，意志薄弱，不耐精神刺激，多疑善虑，多愁善感。易患心悸、失眠、癫狂、痴呆等。

体质与疾病

体质不是一成不变的，随着年龄、环境、心理等因素的变化，人的体质在一生中也是会不断发生改变的。完全拥有正常体质的人是少之又少，而绝大多数人的体质是存在着偏差的。体质的偏差在疾病的发生、发展、预后转归中具有重要的意义。

中医认为，疾病的发生、发展以及预后转归取决于正邪之间的斗争。就发病而言，正气强能打败邪气，人体就不会发病；反之，正气虚弱，邪气战胜了正气，人体就会生病。而正气的盛衰就是体质强弱的反应。《素问·刺法论》说："正气存内，邪不可干。"《灵枢·本脏》又说"五脏皆坚者，无病；五脏皆脆者，不离于病。"

1. 体质在发病中占有主导地位

在相同病因的作用下，有的人会生病，有的人则不会，这是体质差异的结果。总的来说，体质虚弱对邪气的易感性就强，而体质强壮，则对邪气的耐受性强。元代医家王履从体质的角度出发，在《医经溯洄集》一书中提出了一个很著名的观点："伤于四气，有当时发病者，有过时发病者，有过时久自消而不成病者……何哉？盖由……正气之虚实不等故也。"

体质因素与某些病症的易感倾向有着直接或间接的联系。这种对某些病邪的易感性及发病的倾向性实际上是个体体质存在着生理范围内阴阳气血及脏气的偏向，而这些因素就决定了机体对不同病邪的反应性、亲和性和耐受性的不同，这也是前面我们所讲的"同气相求"，由此也产生了发病上的倾向性。比如，阳虚体质的人易感受寒邪发为寒病，阴虚体质的人易感受热邪发为热病，痰湿体质的人易感受湿邪而发为泄泻、水肿等。

2. 不同体质的人对病症的易感性不同

小儿脏腑娇嫩，体质未壮，易患咳喘、腹泻、食积等。老年人精虚体弱，易患痰饮、咳喘、眩晕、消渴等。

阳虚体质的人容易罹患肥胖、脱发、睡眠障碍、骨质疏松症、慢性结肠炎、风湿性或类风湿性关节炎、水肿、月经不调、子宫肌瘤、性冷淡、阳痿早泄、反复发作的痤疮、面部色斑等。

痰湿体质的人容易罹患肥胖、高血压病、高脂血症、痛风、脑卒中、心肌梗死、脂肪肝、痤疮、月经不调（以闭经为主）、慢性咽喉炎、抑郁症等。

阴虚体质的人容易罹患肺结核、失眠、肿瘤、高脂血症、高血压病、糖尿病、便秘、皮肤色斑、月经不调等。

再如，国外有人将人的性情分为 α、β、γ 三种类型。其中 γ 型的特点是：情绪波动，太不知足或不想知足，急躁易怒。调查发现，γ 型人中有77.3%患有癌症、高血压病、心脑血管病、良性肿瘤等。这在主张个性张扬、生存竞争激烈的当今社会无疑是具有代表性的。

3. 不同的致病因素作用于相同类型的体质可出现相同的证候

人体从感受邪气到发病再到形成具体的病证，都离不开体质因素的作用。不同的致病因素作用于相同类型的体质，可以出现相同的证候。比如，热邪作用于阳盛之体，可出现热证；而寒邪作用于阳盛之体，亦可转化形成热证，这种情况中医叫"从化"。所谓从化，是指病邪侵入机体，能随人的体质差异、邪气侵犯部位，以及时间变化和治疗不当等各种条件变化而发生性质的改变，形成与原来病邪性质相反而与机体素质一致的病理变化。就体质而言，阳盛阴虚的体质容易热化和燥化，而阴盛阳虚的体质容易寒化和湿化。

4. 相同的邪气作用于不同类型的体质可出现不同的证候

同是感受风寒后患感冒，一些人表现为恶寒重、发热轻、头痛、骨节酸痛、鼻塞流清涕、舌苔薄白、脉浮紧；而另一些人则表现为发热重、恶寒轻、咽喉肿痛、尿黄、舌红苔薄黄白、脉浮数等。同一感冒表现为不同的证型，一个是风寒感冒，一个是风热感冒，其主要原因就是感邪个体的体质差异。

5. 体质的差异与治疗有着密切的关系

对小儿和老年人的用药与一般人有所区别，小儿脏腑娇嫩，用药讲求中病即止；老年人以体虚为主，用药不宜攻伐太过。中医讲"肥人多痰，瘦人多火"，所以在治疗上提出"肥人不任清凉，瘦人不任温补"。清代著名医家傅山在《女科仙方》中论述肥胖不孕的治疗，认为肥胖是由于气虚痰湿内聚所造成的，治疗时不是专用泻火化痰之法，而是重在调理体质，用加味补中益气汤补气健脾，使肥胖不孕得愈。

6. 体质的差异决定了个体对药物的不同反应

体质的差异还决定了个体对药物耐受性和反应性的不同，所以治病用药时，必须审度患者的体质，因人而治。一般说来，强壮者用药宜略重，娇弱者用药宜略轻。如治感冒，一般治法是解表祛邪，但对虚人感冒则应扶正解表，标本兼顾。气虚者益气解表，用人参败毒散或参苏饮；阴虚者宜滋阴解表，用加减葳蕤汤；阳虚者宜温阳解表，用麻黄附子细辛汤，或再造丸。

7. 体质也是影响病情轻重和疾病预后的重要因素

在疾病的发展过程中，体质也是影响病情轻重和疾病预后的重要因素。平素体质强，则抗病能力强，正气盛，病易康复；但若平素体质存在着阴阳气血的偏颇，如阳虚或阴虚，则抗病能力弱，病多危重或难以康复。

结　语

"人生本不同"，体质是人禀受于先天，并受后天多种因素影响，所形成的形态结构、生理机能和心理状态方面综合的相对稳定的固有个体特性。

体质反映的是一种普遍的生命现象。体质的本质在一定程度上就是生命的本质。体质的形成和演变，实际上就是一个人"生命谱"的逐步展现。

体质是一个既古老又年轻的医学问题，在预测和探讨疾病的发生、发展、治疗以及预后转归，在养生防病延年益寿等方面，必须高度重视个体的体质。体质的研究将会更全面、更本质地揭示人类健康与疾病的关系。

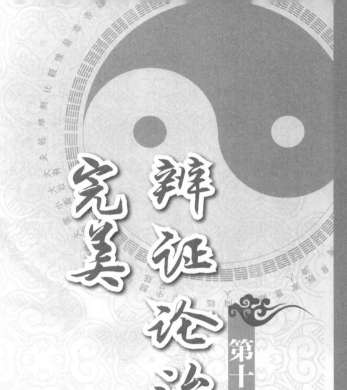

完美 辨证论治：道术合一的

第十章

辨证论治是中医学特色的集中体现，是中医临床医学的精髓。

辨证论治是中医认识疾病和治疗疾病的基本原则，是中医学对疾病的一种特殊的研究和处理方法，强调的是发病的个性，主要根据患者个体的差异进行治疗，以个体化治疗为临床操作的最高层次。

中医大家蒲辅周说："『辨证论治的真谛是什么？是一人一方。病同，其证也同，也未必用同样的方药，还要看体质、时令、地域、强弱、男女而仔细斟酌，不要执死方治活人。』

了解中医的人都知道"辨证论治"这个词，辨证论治不仅是中医的特色和优势，而且是中医在诊断和治疗上有别于西医的最显著之所在。

我们在前面讲过，中医学的构建有着深厚的哲学、历史和文化背景，对人体健康和疾病有着独特的认识。

"道"在中国文化中是一个较为独特的概念，具有原则、事理、方法、技艺等内涵。各行各业都有自己的道，医学也不例外。什么是中医的医道？《黄帝内经》一早就给出了答案：医道并非是一般的医技，而是明阴阳之理，精阴阳之性，通天文，察地理，知人事。

医术是指治病的方法和技术，有什么样的医道就应该有什么样的医术，道与术的完美结合才是医学的真谛。

中医有中医的医道，辨证论治具有深厚的哲学基础，是中医道术完美结合的具体体现。

☯ 辨　　证

🔶 证的内涵

相信大家对病、证的概念都有一般性的了解。

病，就是疾病，是指有特定病因、发病形式、病理机制、病变部位、临床表现以及发展规律和转归的一种完整的过程。比如，高血压病、冠状动脉粥样硬化性心脏病、消化性溃疡、糖尿病等。

症，就是症状，是指疾病过程中机体内的一系列机能、代谢和形态结构异常变化所引起的患者主观上的异常感觉称为症状，如疼痛、不适、畏寒等。

体征是指医生在检查患者时所发现的异常变化。症状是患者自己向医生陈述（或是别人代述）的异常感觉，而体征是医生给患者检查时发现的具有诊断意义的证候。广义的症状包括体征。

证，又叫证候，是中医理论中特有的概念，也是最基本、最常用的概念之一。

证候是中医通过望、闻、问、切四诊所获知的疾病过程中表现在整体层次上的机体反应状态及其运动变化。整体层次包括人身整体与天人相应两方面。"机体反应状态"是机体在生物、心理、自然（社会）因素作用下的总结果，是疾病自然流露于外的表现的总和，包括患者主观讲述与医生客观诊察两方面的临床表现。"人身整体"的具体阐释是指包含了个体体质特征，以及脏腑经络、精神情志、气血阴阳等的功能失衡及其相互间关系的紊乱等。由于时间空间和病理机制是不断变化的，因此，证候具有时相性和动态性。

证候是经验和理念相结合的产物，它既有生物学基础，也有丰富的社会人文内涵。

疾病、症状、体征、证候是四个独立不同的概念，各有各的内涵。它们之间相互联系、密不可分。症状和体征是疾病和证候的外在表现或组成部分，是认识疾病和证候的向导，并能为最终诊断提供重要的线索，但不是诊断的根本依据，也不能决定疾病和证候的性质。只有一些特异性的症状（群）和体征才可以直接反映疾病或证候的本质。此外，现代临床对疾病的诊断不仅限于对症状和体征的辨识，还借助于生化、超声以及影像学等的检查，因此，即使临床上没有症状和体征的信息，也同样可以建立起对疾病的诊断。

疾病和证候是两个平行的概念，各自具有不同的诊断标准。证候可以独立存在，不只限于疾病的范畴，换而言之，有证候未必有疾病。比如，我们现在常说的亚健康状态；再比如，人在天气潮湿的情况下出现四肢困重发懒、食欲减退、大便溏泻、舌苔腻等现象，这并不是患上了什么疾病，而是外湿侵袭人体所致，中医叫湿阻证。

在疾病发生发展的过程中，可以出现证候，但证候也只能在一定程度上或部分地反映疾病的本质。那么，疾病过程中会不会不出现证候呢？或者说在临床上中医会碰到无证可辨的情况呢？通过上面我们对证候内涵的阐释，可以说，无证可辨几乎是不存在的，无"症"可辨不代表无"证"可辨。凡是关于个体的信息，不论是内在或外在的、遗传的或非遗传的、生理的或病理的，还是个体的体质、性别、年龄、居住环境（气候、地理等）、饮食习惯等，都属于中医的证的范畴，是中医辨证的依据。事实上，没有证的疾病是不存在的，获取资料的技术方法手段的缺乏或不精确，以及中医诊断思维的缺陷，才会导致无证可辨。

中医如何辨证？

中医临床诊断的对象重点是落实在证候，辨清了证候，治疗才会有靶向和靶点。传统中医辨证的具体手段是四诊，即望、闻、问、切。辨证需要广泛地收集具有重要意义的各种信息，基本信息主要包括两类：一类是症状、体征信息；另一类是非症状体征信息，包括年龄、性别、精神状态、一般情况（身高、体重等）、饮食嗜好、居处和工作的地域环境、时令气候、职业、就诊和发病时间、发病诱因、既往病史、家族史等。所以，证候所提供的信息是极其丰富的，包括症状、体征（舌象、脉象等）、禀赋（遗传背景）、体质、精神状态、病因、病位（如表里、脏腑、经络、形体官窍等）、病机（如寒、热、虚、实等）、病性（如外感、内伤等）等。但最为核心的信息是病因、病位和病机，因为这三者是临床治疗的主要靶向。

（一）中医辨证的模式和方法

中医临床辨证的模式和方法主要有8种，即八纲辨证、六经辨证、脏腑辨证、卫气营血辨证、三焦辨证、病因辨证、气血津液辨证和经络辨证。

八纲辨证是所有辨证的基础，一般而言，中医临床最常用的辨证方法是八纲辨证、脏腑辨证、气血津液辨证和病因辨证。针灸科医生则主要采用经络辨证。

1. 八纲辨证

什么是八纲呢？八纲是指阴阳、表里、寒热、虚实，因为阴阳是总纲，表属阳，里属阴；寒属阴，热属阳；虚属阴，实属阳，所以，八纲也可以简化为表里、寒热、虚实六纲。

中医临床辨证的具体步骤首先是从八纲开始的。

表里反映的是病位和病性。表是指一身之表，主要包括皮肤、肌肉。表证是指六淫侵袭人体所形成的证候，多见于外感病的初期，具有发病急、病程短的特点。临床上常常见有恶寒发热、脉浮（一摸到脉就能感觉到脉搏的跳动，重按稍稍减弱但不空虚，整个摸脉的感觉像是在按漂在水上的一根木头）等特征性症状。表证说明病邪在表，还没有深入到我们的脏腑，我们平时的感冒都属于表证。里证是指病邪深入到脏腑、骨髓等，里证的病因很复杂，病位也很广泛，症状也繁杂多样。表证的特征性症状一般会消失。

寒和热反映的是病性，也是机体阴阳盛衰变化的结果。我们在阴阳一章讲过，阳偏胜可形成实热证，阴偏胜可形成实寒证；阳偏衰（即阳虚）可形成虚寒证，阴偏衰（即阴虚）可形成虚热证。

人体内可以出现寒热并存的病理现象，中医叫寒热错杂，比如上热下寒或上寒下热。患者胸中有热，肠中有寒，既见胸中烦热、咽痛、口干的上热证，又见腹痛喜暖、大便稀溏的下寒证，属上热下寒证；像胃脘冷痛，呕吐清稀口水，同时又兼见尿频、尿痛、小便短赤，此为寒在胃而热在膀胱之证候，属上寒下热证。

有的患者出现恶寒发热、无汗、头痛、身痛的同时，又有气喘、烦躁、口渴等症状，这属于表寒里热；有的患者平时脾胃虚寒，又感受风热，既见到发热、头痛、咳嗽、咽喉肿痛的热象，又出现大便溏泄、小便清长、四肢不温的寒象，这属于里寒表热。

有的慢性消耗性疾病患者见有身热、两颧潮红、躁扰不宁、苔黑、脉浮大等症状，表面上看似有热象，但患者又喜欢喝热的东西，怕冷需要盖被子，精神萎靡，神情淡漠，蜷缩而卧，舌质淡白，苔黑而润，脉虽浮大但无力。中医将这种情况称为真寒假热或外热内寒。这种证候的本质是虚寒证，形成的原因是阴阳相互排斥，阴寒太盛了，将阳排斥到体表，所以热是假象，寒是真象。

有的热病严重的患者，出现表情淡漠、困倦懒言、手足发凉、脉沉细等症状，粗看好似寒证，但患者又有口鼻气热，胸腹灼热，口渴喜冷饮，大便秘结，小便短赤，舌红绛、苔黄干，脉虽沉细但数而有力等症状。中医将这种情况称为真热假寒或外寒内热。这种证候的本质是实热证，形成的原因也是阴阳相互排斥，阳热太盛，将阴排斥到体表，所以寒是假象，热是真象。

虚实反映了邪正之间斗争的情况，虚是指正气不足，而实则是指邪气亢盛。虚证是对人体正气虚弱所致各种临床表现的概括，而实证是对人体感受外邪，或体内有病理产物积聚所产生的各种临床表现的概括。我们可以通过表10-1来了解虚证和实证的区别。

表10-1　实证和虚证的区别

项目	实　　证	虚　　证
含义	主要指邪气亢盛，是以邪气盛为矛盾主要方面的病理反应	主要指正气不足，以正气虚为矛盾主要方面的病理反应
特点	邪气较盛，正气未衰，正邪斗争剧烈的一系列证候	精、气血津液亏少或脏腑经络功能减退，机体抗病能力低下，正邪斗争不剧烈的一系列虚弱、不足的证候
形成	外感六淫初、中期，或痰、食、血、水滞留体内的内伤病	先天禀赋不足、病后亏虚、多种慢性病耗损、邪气损害等
表现	精神亢奋、壮热烦躁、疼痛拒按、二便不通、脉实有力等	神疲乏力、气短、自汗、盗汗、五心烦热、畏寒肢冷、脉虚无力等

虚实也可以在体内形成错杂，表现为上实下虚或上虚下实，或虚中夹实或实中夹虚。还会出现虚实的真假：①真虚假实："虚"为病机本质，"实"为假象，如患者纳食减少，疲乏无力，舌淡嫩，又兼有腹胀满（但可以时不时减轻）、腹痛（但喜暖喜按）等假象。②真实假虚："实"为病机本质，"虚"为假象，如患者便秘腹痛拒按，发热说胡话，又兼有面色苍白、四肢冰冷、精神委顿等假象。

临床上，表里、寒热、虚实这三者之间是相互联系的，可以形成复合证候。见图10-1。

2. 脏腑辨证

脏腑辨证的主要目的是对病证进行脏腑定位，并推究病因病机和病性。

3. 病因辨证

病因辨证的主要目的是分析推求致病的原因（六淫、七情、饮食、劳倦、痰饮、瘀血、结石等）以及病机和病性。

4. 气血津液辨证

气血津液辨证的主要目的是分析判断气、血、津液的虚实变化，是

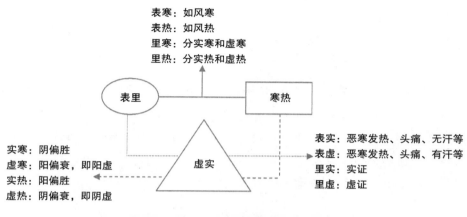

表寒：如风寒
表热：如风热
里寒：分实寒和虚寒
里热：分实热和虚热

表里

寒热

实寒：阴偏胜
虚寒：阳偏衰，即阳虚
实热：阳偏胜
虚热：阴偏衰，即阴虚

虚实

表实：恶寒发热、头痛、无汗等
表虚：恶寒发热、头痛、有汗等
里实：实证
里虚：虚证

图10-1　表里、寒热、虚实形成的复合证候

对脏腑辨证和病因辨证不可或缺的补充。

5. 经络辨证

经络辨证的主要目的是对患者的若干症状体征进行综合分析，以判断病属何经、何脏、何腑，从而进一步确定发病原因、病变性质、病理机制。

（二）举例说明中医如何辨证

我们举两个例子来简单说明中医是如何辨证的。

例一：刘某某，男，50岁。隆冬季节，因工作需要出差外行，途中一晚发高烧，体温达39.8 ℃ ，恶寒甚重，虽覆两床棉被，仍恶寒发抖，周身关节疼痛，无汗，皮肤滚烫而咳嗽不止。舌苔薄白，脉浮紧有力。

辨证：1. 病因判断：风寒。理由：隆冬季节，出差外行。

2. 病位：表证。理由：有恶寒发热、周身疼痛、脉浮紧等症状。

3. 病性：外感、表实证。理由：感受风寒，无虚证表现，脉有力。

辨证结论：风寒表实证。

例二：陈某，女，21岁。近一年来经常出现心悸、失眠、多梦，记忆力下降，注意力不集中，神疲乏力，头晕，面白少光泽，食欲不振，便溏，月经常提前，行经10天量大、色淡，舌淡苔白，脉细无力。

辨证：1．病位：心、脾两脏。理由：患者出现心悸、失眠多梦，又有食欲不振、便溏等症状。

2．病性：内伤、虚证。理由：无外感病史，症状多呈现为虚象。心血虚会导致心悸、失眠、多梦，记忆力下降，注意力不集中，面白少光泽；脾气虚则会导致神疲乏力、头晕、食欲不振、便溏、月经常提前等。气血不足则脉细无力。

辨证结论：心脾两虚证（心血虚、脾气虚）。

中医辨不辨病？

可以肯定地说，古代中医和现代中医都是辨病的。

其实，病的概念先于证而出现。据河南殷商遗址出土的甲骨文记载，我国早在3000年前的殷商时期，就已经有了关于疾病的记载。从中医学术发展史看，辨病早于辨证，辨病论治的临床应用可以追溯到《黄帝内经》时期，《黄帝内经》记述的病名达300多个，其中专论临床各种疾病，并把各种疾病分门别类冠于不同篇名的就有寒热病、癫狂、热病、水胀、痹疽等，对所论疾病产生的原因、病理机制、病变部位、临床表现、鉴别诊断、治疗及预后等均进行了较为详细的论述。《黄帝内经》仅记载的13方，都是针对各种疾病的，如鸡矢醴治疗鼓胀、生铁落饮治疗狂证等。从治疗学上而言，《黄帝内经》是以辨病论治为主，具有辨证论治的雏形。

东汉张仲景继承和发展了《黄帝内经》确立的辨病论治原则和蕴含的辨证论治思想，奠定了在辨病论治体系下辨证论治的基础。张仲景《伤寒杂病论》全书皆以辨某某病脉证（并）治为篇名。《伤寒论》阐述外感病，提及约40个病名；《金匮要略》论治杂病，提出约160个病种。《伤寒论》以六经病分类，先列总纲，再按具体病名分类，最后详尽地分析脉证，包括传变、合病、并病、变证等的演变及预后，并提出具体的治法方药，很显然是在辨病基础上进行辨证论治。在《金匮要略》中，往往一篇之中并列数病脉证并治为篇名，如"肺痿肺痈咳嗽上气病脉证并治""疮痈肠痈浸淫病脉证并治"等。书中所列病名，如疟病、霍乱、中风、历节、肺痿、肺痈、肠痈、狐疝、蛔虫病、消渴、胸痹、青盲等，无论从古代和现代的观点看都属于"疾病"名称。这部分内容无疑是在辨病的基础上再辨证论治。《金匮要略》全书共载262方，在157种病中111种都有方药或针刺等治疗。书中多数是一病用一方，可见是以辨病治疗为主。

晋隋唐时期，中医对疾病认识更为具体，如晋代葛洪《肘后备急方》中所述的天行发斑疮，是世界上对天花病的最早记载；南齐龚庆宣《刘涓子鬼遗方》对痈、疽、疮、疖等外科病有明确的诊断；隋代巢元方《诸病源候论》以病为纲，从源分候，全书共67门，列临床各科疾病。此时期，中医对疾病的记述已达1000多种，对疾病的命名也更加合理科学化，如消渴、脚气、蛲虫、寸白虫（绦虫）、食噎（食道肿瘤）、肺癌、沙虱（恙虫病）、疥疮、痤疮、风疹、丹毒、月经不调、恶阻、妊娠数堕胎（习惯性流产）、难产等。对疾病注重病因治疗，如采用谷皮治疗脚气病（维生素B缺乏症）、动物肝脏治夜盲、槟榔杀绦虫、常山治疟疾、水银（汞制剂）治皮肤病等，并采用手术治疗外科疾病，如兔唇修补术、外伤缝合术、接骨术、肠吻合术、肠系膜截除术、金针拨内障术、拔牙术、龋齿修补术等。此外，中医对疾病有了明确的临床分科，如设立了内、外、妇、儿、皮肤、眼、耳鼻喉、口腔、精神病等科。

中医历代医家都力求先辨病，并主张针对病的各个阶段进行辨证论治。自宋代以来，到金元明清时期，虽然辨病仍受重视，但由于社会文化思想的影响以及医学模式的转变（从共性医学走向个体医学），中医临床更加重视辨证论治，而逐渐忽视辨病论治，辨证论治的临床核心地位由此得到确立。

中医虽然自古就有辨病论治，但中医对疾病的定义往往缺乏完整性，或以病因为病名，或以证候为病名，或以症状为病名，或以部位为病名等，如咳嗽、头痛、眩晕、胃痛、泄泻等，概念的内涵不够确切，外延也缺乏限定，这可能与中医理论建构的方法有关。

从目前的临床实际看，现代中西医临床对疾病的命名一般已统一使用西医的定义，由此，对疾病的诊断也采用西医所建立的诊断标准。而依据传统中医理论对疾病的诊断实际上已经从临床中淡化出来，或者只是使用一种基于对应西医病名的中医相关名词术语而已。我们现在所提出的中医辨病的"病"，应是指西医所定义的疾病。

与传统中医相比，现代中医临床诊断多了辨病部分；与西医相比，中医临床诊断又多了辨证部分。

"病"带有普遍性，"证"则具有特殊性；"辨病"是对疾病发展整个过程中纵向的宏观认识，从而有利于抓住疾病的基本病理变化；"辨证"是对疾病发生发展过程中某一阶段横断面的微观认识，有助于掌握疾病在特定时期的内在病机及主要症结。中医辨证与西医辨病相结合，在辨病的基础上进一步辨证，既有全局观念和整体认识，又有阶段性、现实性和灵活性认识，可以极大地提高诊疗效果，辨病与辨证相结合的诊断模式是现代中医学的显著特点之一。

辨病与辨证相结合，就是借助于现代医疗检测手段、现代医学理论、思维方法明确疾病的诊断，在此基础上运用中医辨证思维进行辨证，确定治法，组方遣药，最终达到提高疗效的目的。

比如，在临床上见到有鼻塞流涕、喷嚏、咳嗽、头痛、发热、恶寒、全身不适症状的患者，我们初步诊断为感冒，这是辨病。但如何来治疗，站在中医的角度就必须辨证，确定是风寒证还是风热证，或是暑湿证，从而相应地采用辛温解表法（如荆防败毒散），或辛凉解表法（如银翘散），或清暑祛湿解表法（如新加香薷饮）进行治疗。

又比如，对老年性前列腺增生引起的排尿困难，中医多采用补益通利的方法。现代医学研究表明，由于前列腺增生，压迫尿道，尿道阻力增加，膀胱逼尿肌必须过度收缩才能开始维持排尿，患者可出现排尿迟缓、无力、射程短、尿线细、排尿时间延长。中医名家董建华、印会河认为前列腺增生就其形态学改变而言，属于中医所谓"癥积"的范畴，制定软坚散结活血消癥治法，选用牡蛎、瓦楞子、海藻、赤芍等药，取得了显著疗效。

再比如，对湿热黄疸的治疗，如果黄疸由肝炎引起，中医则多采用茵陈、田基黄、栀子等清热利湿退黄；若由胆囊炎胆结石引起，则多用金钱草、郁金、大黄、芒硝等清热通腑排石以退黄。

对慢性肝炎的治疗，中医首先是辨证分型，对证治疗，一般都会酌加鸡骨草、白花蛇舌草、板蓝根等药，因为这些药具有抗肝炎病毒的作用；若伴有转氨酶的升高，又会根据证型考虑加用党参、太子参、黄芪、枸杞子、五味子、田基黄、垂盆草等降低转氨酶、保护肝功能的中药。

在辨证与辨病相结合的过程中，有一个很重要的环节是参考西医的化验检查结果判断疗效，预知疾病转归。参考化验检查并非是丢掉了中医特色，相反却可以提高中医"望、闻、问、切"的能力，如 X 线摄片、超声波、核磁共振、内窥镜检查等可以让中医望诊有"透视"的功能，某些化验检查可以让疾病在早期阶段被发现等。西医的化验检查可以看作是中医四诊的延伸和补充，将它与中医理论有机地结合起来，将有利于认识疾病和提高疗效。比如，判断某些疾病是否治愈，不能仅靠临床症状的消失为依据，还必须复查各种检验结果，如肾小球肾炎，水肿消退不代表病已治愈，还要看尿液中的白蛋白、白细胞、各类细胞管型及肾功能等检查的结果。所以，中医在治疗慢性肾小球肾炎时除了辨证分型外，都会在各证型治疗中加用五倍子、玉米须等药以消除尿蛋白。

中医治则与治法

在经过辨证之后，中医接下来考虑的就是如何确立治则和治法。

古人常说治病像是带兵打仗，如何做到运筹帷幄之中决胜千里之外，首先必须制定有效的战略战术。治则是指治疗的原则，如同是战略；治法是指具体的治疗方法，则如同是战术。

治则

中医治则包括：治病求本、扶正祛邪、调整阴阳、调治气血津液、调治脏腑、调治精神、三因制宜。

（一）治病求本

老百姓对中医的一个很重要的认同就是治病求本，这一认同的背后实质上是老百姓对中医能彻底治愈疾病的一种深深期望。为什么老百姓认为中医能治本呢？因为他们感到中医治疗和西医治疗的着眼点不同、手段也不同。特别是对一些经常反复发作的疾病，如过敏性鼻炎、湿疹、荨麻疹、口腔溃疡、哮喘、妇科炎症等，以及一些慢性疾病，如糖尿病、冠状动脉粥样硬化性心脏病、慢性肾炎等，在经过西医的一番治疗后，病情不能得到有效地控制，老百姓们常常转向中医，希望中医能对机体进行全面彻底的调理以杜绝疾病的复发或从根本上治愈疾病。

毋庸讳言，目前有些疾病是西医和中医都无法彻底治愈的。中医治本一方面是体现在对一些疾病确实能彻底治愈，另一方面则是对疾病的有效控制。

比如拿"三高"（高血压、高血脂、高血糖）人群来说，他们虽然没有达到临床疾病的诊断标准，但体内的代谢确实出现了紊乱，如果不积极应对，真的很快就会成为高血压病、高脂血症和糖尿病。西医的常规处理是建议多锻炼、控制饮食、保持良好心情等，但基本上不会用药，因为没有达到疾病的诊断标准。中医的处理是首先考虑到个体的体质因素，然后进行辨证，在建议多锻炼、控制饮食、保持良好心情的同时，运用中药进行调理。这些中药主要是针对体内脏腑阴阳气血津液的变化，而不是去降压、降脂和降糖。

换句话说，中医认为"三高"的出现首先具有个体体质的背景，也与你目前体内脏腑功能失调、气血运行障碍以及津液代谢失常有关。经过中药针对性的调理，体质的偏差得到改善，体内脏腑阴阳气血津液的失调得到纠正，血压、血脂、血糖恢复正常，再加上生活方式和行为习惯的修正，你就会从根本上远离高血压病、高脂血症和糖尿病。这就是中医的治本。

再比如，对于一些年轻女性出现的闭经，西医在经过一系列神经内分泌以及B超检查后，往往会采用激素治疗。这种治疗短期内会使月经来潮，但一停药又再次闭经，而且长期使用激素会产生很多副作用或导致很多不良的后遗症。

中医对闭经的治疗首先也要寻找病因，也会进行激素的测定和B超检查，但中医所讲的病因不同于西医，激素测定和B超检查的结果对中医只是一个参考，中医的治疗不会去针对激素。对闭经而言，中医所说的病因可能涉及脾虚、肾虚、气虚、血虚、痰湿、瘀血、肝郁气滞、阴阳两虚等，治疗强调辨证论治，或健脾补肾，或补气养血，或祛痰除湿，或活血化瘀，或行气解郁等，而不是一味地攻、通，蛮力迫使月经来潮。中医治愈闭经的成功率很高，而且很少出现反跳现象。这就是中医的治本。

对于过敏性鼻炎、哮喘病患者以及免疫力低下的人群，采用夏季三伏天"天灸"的治疗方法，也是中医治病求本的体现。

从上面所举的例子，我们来剖析一下中医所讲的治病求本的"本"究竟是指什么？

治病求本如同对敌作战，直接击中敌方要害或彻底端掉敌军老巢。从理论上讲，一切医学治疗都应是针对疾病本质的治疗。但事实并不是我们所期望的那样，因为无论是西医还是中医，对一些疾病的本质还是认识不清的。

西医同样强调治病求本，西医所说的"本"主要是指病因，所以治本就是对因治疗。如果找不到病因或是对病因认识不清，那所采用的治疗主要是对症治疗。

中医对病因和病机的认识，包括认知方法和分析方法，几乎完全不同于西医，通过辨证，中医认识到病因（六淫、七情、饮食、劳倦、痰饮、瘀血等）、病机（虚实寒热、阴阳气血津液等）、病位（脏腑、经络、肌表、形体官窍等）等，那么，接下来的治疗就是针对辨证的结果。因此，中医所治的"本"是"证"。

中医临床上常用的治法如祛风、散寒、清热、化湿、解暑、泻火、解毒、逐水、化痰、活血、化瘀、止血、排石、驱虫等，都是针对不同病因所采取的治法，都属于治本；同样，健脾、补肺、养心、柔肝、补肾、和胃、利胆，或疏肝利胆、健脾和胃，或滋阴潜阳、滋补肝肾，或滋阴降火、交通心肾，或镇静安神、清心开窍，或滋水涵木、扶土抑木等，都是针对不同脏腑、不同病机而采取的相应治法，同样也是治本。

中医辨证和治疗都强调个体化原则，不同的个体即使患同一种病，也可以出现不同的证，即同病异证；当然在不同的疾病过程中，也会出现相同的证，即异病同证。体质是证形成的一个关键因素，因此，中医所治的"本"包括体质。

中西医治本既有相同点，也有不同点。由于中西医学理论构建的不同，中医所说的"本"的内涵似乎宽泛了很多。对疾病本质的认识往往需要借助于先进的理论和技术手段，尽管现代中医可以和西医一样对疾病的本质进行探索或获得同样的认识，但治疗起来中医又会回到其理论指导之下，用虚实寒热分析病机，将脏腑、经络、阴阳、气血、津液等作为治疗的靶点，并充分考虑患者的体质特点。

举例：中医大家蒲辅周医案

30多年前，我在蜀中曾治两例失眠患者。一例自述不思食、不思睡、夜愈欲睡愈兴奋，昼却头昏然寐亦不能，其他无任何不适。查其舌、脉亦无特殊变化。观其所服方药皆系养阴、清热、重镇安神之类。反复考虑不外如此治疗，何以毫无效验？详细询问，才知道患者在两个月之内，几乎天天饮酒食肉。我猛然醒悟，此乃膏粱厚味郁积蕴热，热郁阴分，内扰神明，神不安宅，故而精神亢奋。此病虽未见脾胃积滞之实象，但不思食即可以从积滞论治，因膏粱厚味郁积蕴热不能与燥热内结等同，山楂最善消肉积，故用山楂8钱、神曲5钱、麦芽5钱、茯苓3钱，令其煎服。一剂后小便较正常略多，且自觉发烫、极臭；当天即感睡意蒙眬，两剂后即能正常入睡。之所以能够通过消积滞以达到安神的目的，就是失眠之"本"，乃是膏粱厚味所发之郁热内扰阴分所致。另一例失眠患者，自述因冒雨行走，自后渐次身重、脘闷、失眠，前后达两个月之久。患者极言失眠之苦，迫切希望医生药到寐安。观其所服30余剂方药，多系养心、和胃、安神之类。我反复推敲，病在淋雨后发生，属湿邪作祟，再仔细询问，果然除上述症外，尚有头胀、呕逆、口苦、舌苔根部微黄腻，脉象沉缓。症与湿邪为病相符合，失眠显系湿邪阻滞气机所致，祛湿即可安神，以藿朴夏苓汤主方，进退加减3剂即告痊愈。两例患者虽同系失眠，但一因膏粱厚味郁积蕴热所致，一因湿邪内扰所致。致病的根本一经了然，治疗方案便容易解决了。

中医的治疗既是对症治疗更是对证治疗。在对证治疗的过程中，有些疾病被彻底治愈了，让西医惊叹不已，这其中的奥妙只有中医知道。

中医在寻找病因的同时，更会深入思考"人为什么会生病"？在治疗用药的同时，更强调激发人体内在的抗病能力。所以，中医所治的"本"还包括正气。

（二）扶正祛邪

扶正是指扶助机体的正气，增强体质，提高机体抗邪、抗病能力的一种治疗原则；祛邪是指祛除邪气，排除或削弱病邪侵袭和损害的一种治疗原则。

扶正的常用方法包括药物、针灸、推拿、气功、食疗、精神调摄、体育锻炼等；祛邪的常用方法包括发汗、涌吐、攻下、清热利湿、消导、祛痰、活血化瘀等。

一般而言，虚证宜扶正，实证宜祛邪。中医在运用扶正祛邪时强调扶正而不留邪、祛邪而不伤正。

中医祛邪很有特色：

（1）采用因势利导的方法。因势利导，通俗地讲，就是从最近、最方便的途径祛邪外出，达到在最短时间内治愈疾病的目的。我们在前面讲过人体有很多官窍，每个官窍都有着各自的功能，但这些官窍同时也是邪路，即邪进出的通路。所以，邪的外出之路主要有3条：一从肌表透散，二从二便排出，三从口中而出。比如，邪在肌表，可用发汗之法，使邪从肌表而外透，随汗出而解；邪在里偏上者，如痰涎，食积或误食有毒之物，可用吐法，使之从口中涌吐而出；邪在里偏下者，可用利小便和通大便之法，使邪从小便或大便而去。

（2）强调祛邪务早、务快、务尽，古人形容为"驱邪如逐寇盗，必亟攻而尽剿"。

（3）注重顾护正气。祛邪治疗必须权衡病邪之轻重、深浅，并根据药性的峻猛程度，祛邪用药不要过量，以免损伤正气。在用药物攻邪的同时，还主张结合食疗以扶助正气，因为扶正能调动机体内在的积极因素，调整机体内环境的不平衡，提高机体对病邪的抵抗力以及自然修复力，从而彻底治愈病证。

（三）调整阴阳

中医调整阴阳的基本原则是恢复阴阳的相对平衡。关于调整阴阳我们在前面已经多次讲过，现在我们再归纳一下，见表10-2。

表10-2　调整阴阳的具体运用

调整阴阳	适应证候	具体运用
以阴制阳	实热证、真热假寒证	热者寒之，运用寒凉药
以阳制阴	实寒证	寒者热之，运用温热药
补阳	虚寒证、真寒假热证	补阳，运用补阳药加温里药
补阴	虚热证	滋阴，运用滋阴清热药
阴中求阳	阳虚证	补阳药为主，兼加补阴药，如右归丸
阳中求阴	阴虚证	补阴药为主，兼补阳药，如左归丸
补泻并用	虚实夹杂证	（1）实夹虚证：如清热兼养阴，祛寒兼助阳 （2）虚夹实证：如补阴兼清火（阴虚火旺），补阳兼祛寒（阳虚阴盛）

（四）调治气血津液

调治气血津液是指针对气血津液的不足、功能失常以及三者之间的关系失常而进行调治。气病主要有气虚、气滞、气陷、气逆四类，所以相应地有补气、理气、升提、降气四法；血病主要有血虚、瘀血、血热、出血四类，同样有补血、活血、止血、凉血四法；津液病主要有津液不足、内生水湿、水肿、痰饮等，所以有养阴生津、燥湿化痰、淡渗利湿、利水消肿等治法。我们前面在气一章讲过，气能生血、生津、行血、行津、摄血、摄津，血和津能载气，所以，针对气血津液之间的关系失常，中医又有补气生血、理气活血、行气化瘀、补气行津、理气化痰、行气消肿等治法。

（五）调治脏腑

主要是调理脏腑气血阴阳的失调、顺应脏腑的特性以及调整脏腑之间的关系。比如，脾气脾阳的虚衰可导致出血、泄泻、内湿、水肿、白带量多等病证，针对气和阳的不足，可分别采用补气摄血、补气升提止泻、健脾燥湿、健脾利水、健脾利湿止带的治法。

胃的生理特性是降，所以对有关胃的病症，常采用降胃气的治法；而对脾的病症则须采用升提的方法，因为脾的生理特性是升。

脏腑之间在病理上常相互影响和相互传变，所以，根据五行的生克关系，可以对脏腑之间的关系进行调整。比如，我们前面所讲过的肾阴不足导致心火亢盛，形成心肾不交病证，也就是水火不济，可采用泻心火滋肾阴的治法。

（六）三因制宜

三因制宜也就是因地、因时、因人制宜。

1. 因地制宜

根据不同的地理环境特点来制定治疗用药的原则。如西北地区，外感风寒者，可用辛温解表重剂；东南地区，外感风寒者，宜用辛温解表轻剂。有关内容大家可参阅第四章。

2. 因时制宜

"时"不仅指四时季节，还指时间或时辰。因时制宜就是根据不同的季节气候特点以及不同的时间来制定治疗用药的原则。

四时变化对人体的生理和病理都有重要的影响，请大家参阅第四章的内容。

《素问·六元正纪大论》说："用寒远寒，用凉远凉，用温远温，用热远热，食宜同法。"这是对因时制宜概念的传统解释。它是从天人相应观念出发，认为在治疗疾病时应该充分考虑到不同的季节气候特点对人体的不同影响，即秋冬季节气候多寒凉，阴盛阳衰，人体的腠理致密，阳气内敛，此时治病当少用寒凉之品，即便有热，也当慎用，谨防伤阳；而春夏季节气候渐温渐热，阳气始发，人体腠理疏松开泄，此时治病当少用辛温发散之品，即便是外感风寒证，也应慎用，以免开泄太过，耗伤气阴。

如感冒，由于发病季节不同，而治疗方法迥异。风寒多见于冬夏，宜用麻黄汤、桂枝汤；风热多见于春季及初夏，宜用桑菊饮、银翘散；

感冒见于夏季者，常偏暑热，宜用香薷饮、白虎人参汤；感冒见于长夏者，因气候多偏暑湿，方宜用三仁汤、羌活胜湿汤；感冒见于秋季者，因气候多偏燥，方宜用桑杏汤、杏苏散。同一证候在不同季节发病，用药也不相同。如风寒感冒，冬天会用麻黄、桂枝之类辛温散寒发汗；夏天气候炎热，腠理疏松，易汗伤津，麻黄和桂枝辛温之类就当慎用，宜用荆芥、防风、薄荷发汗力较轻的药物；暑盛则用香薷之类。

在实际药物治疗中应用时间药理学的知识来提高疗效，减少不良反应的治疗方法称为时间治疗。因时制宜还包含着中医时间治疗学的思想。

中医时间治疗学有着悠久的历史，以天人相应哲学思想为基础。

昼夜节律，也称日节律，是古人总结出的各种时间节律中的一种。地球自转一周，产生一昼夜，昼夜交替变化，阴阳消长进退，气机升降开合，这是大自然与人体共同存在的普遍规律。人体的病理变化也存在着这样的规律。

比如，人体气机升降的昼夜规律是夜半后渐升、午后渐降。一位名医治一头痛患者，患者每于上午出现头痛，开始是阵发性，渐至持续疼痛，但一过中午则疼痛全止。名医用附子理中丸很快治愈了该患者。原理是什么呢？因为上午为阳中之阳，阳气当升；阳气虚弱，不能上达清窍，故出现头痛。所以补益阳气可以治愈头痛。

中医历史上的金元四大家之一的李东垣，擅长补脾升阳，他在《脾胃论》中指出：用补脾升阳之品，可在早饭后午饭前，令阳气随之升浮。他认为这样能使药效倍增。清代名医王燕昌也持同样的观点，认为早晨空腹服补中益气之品有利于药力的发挥，而午间服用，升降逆乱，药性被挠，药效不易保证。

昼夜更替，人体的阴阳不断发生消长盛衰，现代中医名家岳美中教授有一则医案：陈姓女子患经血漏下，久治无效。岳老诊治开方，但也数剂无效。经过仔细询问得知，患者漏血仅在上午，岳老想到上午为"阳中之阳"，因而断定其漏血属阳气虚而无力固摄，于是以四物汤加炮姜、附子、肉桂治疗，仅用3剂就治愈了漏血。

昼夜时间内，子（23:00—1:00）、午（11:00—13:00）、卯（5:00—7:00）、酉（17:00—19:00）是关键的4个时辰，其中子、午是阴阳的转折

点，卯、酉是阴阳的平衡点。此时用药可顺应阴阳交替转化之势而调和阴阳，能达到事半功倍的治疗效果。

一般而言，助阳药多宜午前、清晨、黎明之际服用，尤以寅末、卯初之时尤佳；而补阴药多宜午后、晚间服用，尤以申末、酉初之时为善。

此外，发汗解表、消暑、清热类药物宜在午前服用，因为午前阳气升浮于上于表，卫气也行于阳分，故腠理易开，外邪易透达。利水渗湿药宜在清晨服用，这也是借清晨人体阳气升发以增强药物行水利湿之功。

一天12个时辰（古称子、丑、寅、卯、辰、巳、午、未、申、酉、戌、亥），昼夜交替，阴阳消长，进行着程序性的变动，体现了天地阴阳升降与消长的次递改变。人体十二经脉气血流注与盛衰盈亏，亦与之相应，见图10-2。

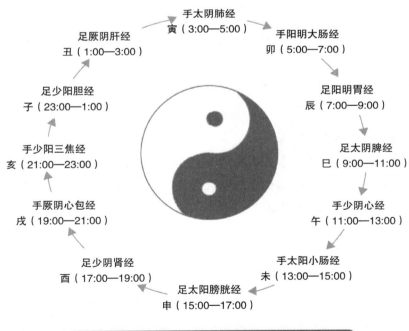

足厥阴肝经
丑（1:00—3:00）

手太阴肺经
寅（3:00—5:00）

手阳明大肠经
卯（5:00—7:00）

足少阳胆经
子（23:00—1:00）

足阳明胃经
辰（7:00—9:00）

手少阳三焦经
亥（21:00—23:00）

足太阴脾经
巳（9:00—11:00）

手厥阴心包经
戌（19:00—21:00）

手少阴心经
午（11:00—13:00）

足少阴肾经
酉（17:00—19:00）

手太阳小肠经
未（13:00—15:00）

足太阳膀胱经
申（15:00—17:00）

图10-2 十二经脉气血流注的时辰盛衰变化

中医针灸临床上以十二经脉气血循行流注的时辰的盛衰变动为基础，发明了"子午流注""灵龟八法""飞腾八法"等时间治疗方法。

但应指出的是，十二经脉虽然对应十二时辰，但某一时辰并非只是单指某一经脉的气血旺盛，由于十二经脉的气血是循环流注的，因此，经脉与时辰的对应主要反映的是整个十二经脉气血流注盛衰的日节律。

根据图10-2，我们可以知道7:00—9:00（辰时）宜服胃药，因为辰时是胃经"值班"，此时足阳明胃经最旺、胃气最活跃，宜服香砂养胃丸等调理肠胃的药物。9:00—11:00（巳时）宜服健脾药，因为巳时是脾经"当家"，脾胃运化功能不佳的患者，此时服用健脾药最佳，如人参健脾丸等。

一天十二时辰中，十二经脉的气血盛衰不同，归属不同经脉的药物在运用上也存在着所谓的最佳用药时间。如羌活、藁本归膀胱经，其最佳用药时间为申时；桔梗、杏仁归肺经，其最佳用药时间为寅时；黄连、朱砂归心经，其最佳用药时间为午时等。张仲景在《伤寒论》中注明十枣汤的服药时间是在"平旦"（寅时），十枣汤的组成药物甘遂、大戟、芫花均归肺经，平旦寅时，肺经气血旺盛，自有攻逐水饮的趋势，再投以三峻药以相助，故能力专效宏。

再如，温补肾阳药物川断、巴戟天、补骨脂、紫河车、鹿茸等，大都归肾经，可知最佳用药时间在酉时。但酉时正值肾经气血旺盛之时，投以温阳补肾之剂，必犯"重阳"之禁忌，那么应何时给药最佳呢？依据十二经脉十二时辰气血盛衰的变化规律，酉时肾经气血旺，寅卯时肾经气血衰，而寅卯时正是肺经、大肠经旺盛之时，肺和大肠属金，寅卯时亦属金，金旺必生水，此即顺应自然、天人相应。故寅卯清晨之时是温补肾阳的最佳时间。清代名医叶天士在《临证指南医案》中也强调凌晨服用温补肾阳药物效果最佳。

3. 因人制宜

人有先天禀赋之强弱，亦有后天体质之厚薄，再加上年龄有长幼之别，性别有男女之殊，地位有尊卑之差，可能不同的人在同一时间及同一地点患同一疾病却有不同的证候表现，这就是个体差异。所以要根据患者的年龄、性别、体质、生活习惯等不同特点，制定适宜的治法和方药。比如，在年龄方面，老年多虚证或虚中夹实，宜补慎泻；小儿易寒易热、易虚易实，补泻都应慎重。在性别方面，应考虑妇女有经、带、胎、产的特殊生理特点。在体质方面，不同的人有寒热、强弱之别。有关内容大家可参阅第四章和第九章。

治法

治法是临床辨明证候之后，在治则的指导下，针对病因病机提出的治疗方法。

中医的治法多种多样，清代著名医家程钟龄在《医学心悟》中概称为八法，即汗、吐、下、和、温、清、消、补。在八法的基础上，中医临床又创立了更多的治法，比如祛风法、除湿法、理气法、理血法、祛痰法、开窍法、安神法、固涩法以及以毒攻毒等。接下来着重谈谈八法。

（一）汗法

汗法，即解表法，是通过开泄腠理，促进机体适当排汗以疏散外邪，解除表证的一种治法，主要适用于伤风感冒。风寒所致者应用辛温解表法，由风热引起者应用辛凉解表法，并可根据病机配以补气、助阳、化痰、理气、滋阴、养血等法。现代研究表明，汗法能调节体温（发汗解热），增强皮肤的血液循环、加强汗腺分泌；调节体温调定点，抑制或消灭细菌和病毒，消除致热原；促进代谢废物排泄，扩血管，促循环，发汗利尿，消除局部肿胀等。

凡发汗解表之药，多为轻扬辛散药物组成，所以煮沸即可，不宜久煎，以防药力挥发，降低疗效；发汗解表之剂宜温服以助汗出，以遍身微汗最佳，切不可大汗淋漓以伤阴耗阳。服药后要避风寒，忌食生冷油腻厚味之品。

举例：著名中医学家刘渡舟医案

高某某，女，37岁。患者浮肿8年，每每因遇寒冷而加剧，曾经西医诊断为黏液性水肿，多方求治无效。患者全身浮肿，以颜面部为甚，伴恶寒、肢体沉重疼痛、无汗、胸脘痞满、小便不利、大便常秘结、舌苔白滑、脉浮紧。拟方：麻黄9克，桂枝6克，杏仁10克，炙甘草3克，苍术

10克，3剂。每次服药后，均有微汗出。3剂服尽，肿消，其他各症状亦随之而愈。为巩固疗效，以苓桂术甘汤善后。

（二）吐法

运用药物催吐或人工探吐的方法，引导病邪或有毒物从口涌吐而出的一种治法。多用于上部实邪（如痰涎、胃内宿食毒物等）壅滞之证。一般来说，吐法属于急救方法之一，多用于病情严重迫急、必须迅速吐出之实证。凡病势危笃者，失血者，老年人、幼童、孕妇，产后以及气血虚弱者原则上禁用此法。凡使用此法，一般以"一吐为快"为原则，不宜反复使用，吐后不宜立即进食，可先喝些糜粥等半流质食物，要避风寒，忌生冷油腻硬食。

（三）下法

运用具有泻下、攻逐作用的药物，以通导大便、荡涤实热、消除积滞、攻逐水饮的一种治法，也称泻下、攻下、通里、通下，适用于里实证。里实证涉及的范围甚广，除燥屎内结、邪在肠胃、热结于里、寒实积聚等证候外，其他如痰饮、瘀血、虫积等有形实邪所引起的病证，以及上焦火旺，或血逆于上的吐血、衄血等实证，均可考虑用下法。但因证候不同，又可分为寒下、温下、逐下、润下等具体治法。

邪在表不可用下法，老年人津枯便秘或素体虚弱不宜采用下法，妇女妊娠、产后以及行经期间宜慎用下法。

🌿 举例：**著名中医哈孝贤医案**

杨某某，女，32岁。胃痛反复发作8年，西医诊为十二指肠溃疡。今春胃痛复发，服益气、养阴、制酸、止痛等药20余剂，效差。就诊时胃脘灼热样疼痛持续不止，夜间尤甚，喜按，泛恶纳呆，食后即吐，口干苦不欲饮，大便9日未行，溲黄，舌红苔薄黄，脉弦细。证属胃阴不足、肠燥不通，治用养阴通腑法。处方：大黄12克，炙甘草、芒硝（另包，后下）各6克，白芍18克。以水600毫升，煎取200毫升，放入芒硝，再微煎令沸，分5次少量频服。药后，当晚大便得通，下如羊粪状，胃痛遂减，便后进食米粥，食后未吐。继而用甘寒养阴润肠之剂以善后。

（四）和法

和法是通过和解、调和，使表里寒热虚实的复杂证候、脏腑阴阳气血的偏盛偏衰归于平复，从而达到祛除病邪、恢复健康的目的。和法源于《伤寒论》主治少阳病证的和解少阳法，以小柴胡汤为代表方。后世医家在和解少阳法的基础上，又极大地丰富和发展了和法的内涵，尤其在治疗肝胆脾胃病方面，发展了针对胆胃不和、肝脾不和和肠胃不和等病证的调和胆胃、调和肝脾、调和肠胃等治法。和法一方面可以祛邪，另一方面又能扶正，具有祛邪而不伤正的效应。

举例一：著名中医学家蒲辅周医案

李某某，女，24岁，教师。1967年夏诊治。患者因产后2周，恶寒发热，头疼身痛前来诊治。询问其病之起因，自诉于前天夜间贪凉而不慎感受风寒，今恶寒发热，头痛眼花，周身肌肉关节酸痛，口干、口苦，胃纳不佳，时有恶心，小腹微痛，恶露未尽，大便溏稀，小便清长。查其脉象，浮数而弱，舌苔薄白。

诊断为产后风寒，以小柴胡汤合佛手散加味治之。产妇外感风寒，因血虚营卫不固，不宜发散解表，只宜和解。

举例二：著名中医成肇仁医案

黄某，男，62岁，患慢性胃炎多年。2011年12月4日初诊，诉食后胃脘痞胀不适，伴嗳气、口干苦，大便偏稀，舌暗苔薄白，脉细弦。处方：黄芩10克，黄连6克，干姜6克，法半夏10克，太子参15克，白术12克，茯苓15克，陈皮10克，广木香6克，砂仁6克，厚朴10克，焦三仙各15克，白芍15克，佛手10克，橘叶10克，炙甘草6克。7剂，水煎服。二诊时诸症减轻，效不更方，故守上方加减续服，调理月余未觉不适而停药。

该患者所患之痞证，因其患慢性胃病多年，迁延不愈，戕伐正气，故以脾气虚为主兼寒热错杂，脾宜升则健，胃宜降则和，脾胃升降相因，为脏腑气机上下升降的枢纽，枢机不利，则气机逆乱，故生胀满不适，气郁化火，则口干苦，胃气上逆，则嗳气，脾虚则大便偏稀。处方以半夏泻心汤平调寒热，开痞散结，兼加香砂六君子汤和焦三仙、白芍以助太子参、炙甘草益气建中，厚朴消胀除满，佛手、橘叶辅助行气以使补而不滞。全方配伍融经方时方于一体，仍以和法为大法，寒热并用以和其阴阳，辛苦合用以复其升降，补泻兼施以调其虚实，故疗效显著。

（五）温法

温法是指祛除寒邪和补益阳气的一种治法，其主要作用在于回阳救逆、温中散寒，从而达到补益阳气且祛邪疗疾的目的。

像恶寒蜷卧、汗出、手足厥冷、腹中急痛、脉象微细或沉伏欲绝等虚寒证，就必须使用回阳救逆之法来挽救即将亡失的阳气，以转危为安。

对于平素倦怠、手足不温、纳呆、腹胀、吞酸呕吐、便溏等证，应采用温中散寒之法，使中阳（脾阳）得振，散解寒邪。

🐚 举例一：著名中医俞长荣医案

苏某妻，30余岁。月经期中不慎冲水，夜间忽发寒战，继即沉沉而睡，人事不省，脉微细欲绝，手足厥逆（冰冷）。当即针人中及十宣穴出血，血色紫黯难以挤出。针时能呼痛，并一度苏醒，但不久仍呼呼入睡。此因阴寒太盛、阳气大衰、气血凝滞之故。急当温经散寒挽扶阳气，拟大剂四逆汤一方。处方：炮附子24克，北干姜12克，炙甘草12克。水煎，嘱分4次温服，每半小时灌服1次。

患者家属问：此证如此严重，为何将药分作4次，而不一次服下使其速愈？我说：正因其症状严重，才取"重剂缓服"办法。其目的为使药力相继，缓缓振奋其阳气而驱散阴寒。譬如春临大地，冰雪自然溶解；如果一剂顿服，恐有"脉暴出"之变，譬如突然烈日当空，冰雪骤溶，反致弥漫成灾。家属信服。全剂未服完，果然四肢转温，脉回，清醒如初。

🐚 举例二：著名中医郑桥医案

索某某，男，45岁。1960年1月4日初诊。腹泻已5年之久，每日黎明前肠鸣腹泻4～5次，排泄物水谷不化，腹部隐隐作痛，喜按，食少倦怠，腰酸腿软，腹凉肢冷，体质消瘦，面色苍白，舌淡苔白，脉沉细。经钡餐透视西医诊为肠结核。辨证：脾胃虚寒，肾阳虚。治法：补脾胃，温中助阳涩肠法。处方：三味止泻散加味。山药150克，诃子肉60克，石榴皮60克，肉桂30克，煨豆蔻30克。共为细末，每次4.5克，空腹服，白开水送下，忌食腥冷硬食物，服药1周后，逐渐好转，连服2剂而愈。

（六）清法

清法是运用具有清热、泻火、凉血、解毒作用的药物来清解热邪的一种治法。

由于火热为病有在气在血、实热虚热、脏腑偏盛的不同，因此，清法的具体运用可分为清气泄热、清营凉血、气血两清、清热解毒、清热开窍、清泄脏腑、清退虚热等。

举例：著名中医学家刘渡舟医案

姚某，女，26岁，1965年9月10日初诊。颜面及胸背部见油脂样丘疹1年余，间有脓疱散在，并有色素沉着及疮痕，经期尤甚，经来色红，散在血块伴有腰腹疼痛。刻下便秘，纳差，小便黄赤，口苦口臭，心烦失眠，面部丘疹呈红色，易汗出，日渐消瘦，舌苔薄黄缺津，舌质暗，脉细数。治宜清热解毒、益气养阴。处方：竹叶10克，生石膏30克，麦冬20克，半夏12克，太子参15克，蒲公英20克，白花蛇舌草30克，金银花12克，桃仁9克，甘草6克。每日1剂，5剂后大便通畅，面部丘疹色泽减轻渐退，守方15剂，面部疮痕渐消，以上方稍有进退治疗2个月，痤疮消失，颜面光滑，患者喜形于色，后随访2年未见再发。

按：痤疮多见于青年男女面部及胸背部，形成粉刺、丘疹、脓疱、结节、囊肿等损害，在青春发育期，发病率在90%左右。该患者肺胃郁热，久则气阴两虚，乃成本虚标实之势。以竹叶石膏汤清肺胃之热，养肺胃之阴；加蒲公英等清热解毒；桃仁化瘀通便以助泻热。全方用药切中病机，故能久服见效。

（七）消法

消法具有消导和散结的作用，凡是由气、血、痰、食、水、虫等有形实邪壅滞而成的病证，诸如食积、虫积、癥瘕、痞块、瘰疬、痰核、结石以及痈疽初起等均可用消法来治疗。

🐚 举例一：著名中医田淑霄医案

吴某，女，41岁，已婚，铁路干部。2002年10月26日初诊。右侧卵巢囊肿，2001年10月切除，相继左侧又出现囊肿，3.2厘米×4.5厘米大小，无明显症状。舌正常，苔薄白，脉滑尺无力。证为血瘀水积所致癥瘕，治以活血化瘀、利水散结，方用桂枝茯苓丸加减。处方：桂枝10克，茯苓20克，赤芍10克，桃仁10克，红花10克，大腹皮12克，鳖甲15克，猪苓12克，泽泻10克，牡丹皮12克，浙贝母10克，生牡蛎30克，昆布20克，玄参10克，海藻15克，甘草6克。14剂，水煎服。

11月9日二诊：月经11月6日来潮，量可，左小腹隐痛，舌暗红，苔薄白，脉滑。处方：桂枝10克，茯苓10克，赤芍12克，牡丹皮15克，桃仁10克，红花10克，甘草6克，当归15克，川芎10克，熟地黄10克，白芍10克，生牡蛎20克，海藻15克，延胡索15克，乌药15克，昆布20克，鳖甲15克。14剂，水煎服。

11月30日三诊：药后感气短，舌胖大尖红，苔薄白，脉滑。处方：桂枝10克，茯苓15克，赤芍10克，桃仁10克，红花10克，夏枯草15克，海藻15克，鳖甲15克，玄参10克，牡丹皮12克，生牡蛎30克，浙贝母10克，黄芪15克，党参15克，昆布20克，猪苓15克，甘草6克。连服2个月，水煎服。

2003年1月25日四诊：2003年1月20日在某西医医院做B超检查，发现左侧卵巢又有1.9厘米×1.84厘米大小的囊肿，舌红苔薄白，脉滑。仍用上方连服到2003年3月8日，3月6日又去同一医院做B超检查，卵巢囊肿已消失。4月5日又去河北医科大学第三医院做B超检查，结果附件未见异常，嘱停药。

举例二：著名中医陈宝贵医案

王某，女，39岁，2009年10月17日诊。平素纳少，不敢多食，食多则胃胀食不下，口干，舌红少津，苔微黄，脉细数。处方：山楂10克，神曲10克，陈皮6克，茯苓10克，莱菔子10克，连翘10克，白术10克，玉竹10克，天花粉10克，甘草10克。7剂，水煎服，每日1剂。二诊：纳少改善，口干、胃胀减轻，上方又进7剂。三诊：纳少明显改善，口已不干，上方去莱菔子，加枳壳10克，加减上方继服1个月而愈。

依据患者临床表现可辨证为胃阴虚兼食滞之证。苔微黄为伴有热象。方中玉竹、天花粉养阴，陈皮以和胃，连翘清热散结，莱菔子、山楂、神曲以化食消积，白术、茯苓健脾以助食物之运化。全方共奏养阴和胃化食之功效。

食积之证病因有因饮食不节所致者，有因脾胃素弱所致者，有因久病脾胃损伤所致者。其中饮食不节者常见于暴饮暴食，脾胃素弱者多见于小儿及老人，久病脾胃损伤者多见脾胃有病或他脏所伤。病机为纳化失常、胃失和降，故其治法宜消食和胃。对于简单食积之证，用保和丸治疗就可以。临床上可见许多兼证，如兼脾虚者，可加用健脾药；兼阴虚者，可加用养阴药；兼气滞者，可加用理气药等。消食导滞一类药，有些常会伤及脾胃。临证应用时应"量病"而行，不可一味消导，应在消食导滞的同时加入一些和胃之药，时时顾护脾胃，做到祛邪而不伤正。

（八）补法

补法是针对人体气血阴阳或某一脏腑之虚损，给以补养的方法。补法的作用在于补益人体气血的不足，协调阴阳的偏盛，使之归于平衡；同时在正气虚弱不能抗病或驱除余邪时，兼用补法，扶助正气，达到扶正祛邪的间接作用。补法可分补气、补血、补阴、补阳四类。

举例一：著名中医刘绍武医案

齐某，男，49岁，1988年10月26日就诊。3个月前，因天气炎热而服生冷，致泄泻、腹痛，曾用中药治疗后痊愈。后又食生冷，再度出现泄泻。经用中西药治疗，无明显疗效，病程迁延至今。症见泻下清水，每日4～6次，脐周疼痛，喜温喜按，畏冷，气短，口干，唇舌色淡，苔薄白、六脉沉弱。证属肾阳虚弱兼气津不足。治宜温补肾中元阳，兼养气津。处方：茯苓12克，条参、制附子（先煎）各15克，炮姜6克，炙甘草10克。水煎服，服5剂泻止，继服10剂而愈。

按语：嗜食生冷，损伤脾阳，病程迁延，由脾及肾。观舌脉之象，肾阳虚弱可知。又病延既久，伤津损气可知。故治宜在温补肾阳之中，兼养气津，切合茯苓四逆汤之治机，是获良效。

举例二：著名中医张琪医案

某男，48岁。2月来两足跟疼痛，着地尤剧，局部无红肿灼热，无冻疮之象，时有腰酸，伴有耳鸣，夜寐盗汗；舌红，苔薄，脉细数。X线摄片两足跟未见异常，血常规、血沉均在正常范围。证属肝肾不足，治拟滋养为法。处方：熟地黄、木瓜、白芍、山药、枸杞子、菊花各10克，山茱萸9克，泽泻、茯苓、牡丹皮、炒杜仲各6克，五味子3克。7剂后，盗汗、耳鸣消失，腰酸、两足跟痛减轻。原方去牡丹皮、菊花、五味子，加怀牛膝、狗脊各10克，又服7剂告愈。

中医治疗学思想

中医治疗思想深受中国传统哲学文化思想的影响，并伴随着中国传统文化的存在和发展。易学、宗教、兵家、诸子百家哲学文化思想中的对立统一的辩证法思想，天人合一的整体观念以及精气神学说对中医治疗思想的形成、发展产生了巨大推动作用，并烙下深深的印记。

天人相应

在病证的治疗过程中，中医学非常重视自然因素对人体的影响，认为治疗病证应当参合天地、察四时、审阴阳，将天人相应思想贯穿于临床治疗的各个方面。大家可以参阅前面我们所讲的三因制宜。

以平为期，以和为贵

《黄帝内经》认为人体的健康就是阴阳气血精神、脏腑经络的协调和谐。疾病本质上就是各种致病因素导致人体阴阳气血精神、脏腑经络失和。因此治疗从根本上说，就是运用各种手段，通过调整阴阳气血精神、脏腑经络，使失和的人体复和，求得新的动态平衡，恢复人体的健康。这就是《黄帝内经》所说的"以平为期"。"平"就是正常、中和的意思，也就是指阴阳的平衡。注重调整，以促使人体恢复到阴阳气血精神、脏腑经络的动态的和谐平衡，是中医治疗学追求的最高目标。

"以平为期"也是儒家"中和"思想的体现。"中和"是世界万物存在的一种理想状态，是宇宙的最高法则。"用中""执中""中和""反对过与不及"的中庸思想与中医学思想相一致，中医学汲取儒家"中和"的思想，强调人体自身稳态平衡以及与自然、社会的和谐，在治则、治法、组方法度、用药方法、治疗目标等方面突出"以和为治"，形成独具特色的中医治疗观。

对于单一病证，采用单一方法治疗时，也不是单纯使用某一类药物，仍要讲究"和"，大多寒药中佐以少量热药，攻伐之品中加以适当扶正，补阳药中佐以养阴，滋阴药中加入壮阳之品，无不体现着中庸之道。

在八法上强调汗而勿伤、下而勿损、温而勿燥、寒而勿凝、消而勿伐、补而勿滞、吐而勿缓等。在用药剂量方面，强调"适中"，中病即止。比如张仲景在《伤寒论》中对桂枝汤的服法提出以"遍身微似有汗者益佳"，此为中；"不可令如水流漓"，此为过，过则"病必不除"；不汗，为不及，只能"更服依前法"，再取汗。表明"过"与"不及"皆不利于病情，须"无过""无不及"才佳。

因势利导

因势利导，其本义是顺应事物发展的自然趋势而加以疏通引导的意思，治疗上"因势利导"就是以最小的代价、最方便的途径获得最佳的疗效。

辨势施治主要包括顺势治疗和逆势治疗两个方面。

（一）顺势治疗

顺势治疗就是根据病势的发展与变化，制定相应的治疗原则和方法以及应变措施。顺势治疗主要是祛邪，采用汗、吐、下、消等法，多用于实证。比如，风寒外邪侵袭肌肤，可采取解表发汗的治法，使外邪从皮肤汗孔排出体外；痢疾初起，病邪阻滞肠道，可采取通里攻下的治法，使湿热毒邪大便排出；夏月中暑，采用清利的治法，使暑热从小便排出等。

对于一些危急重证，运用从势方法治疗，可以阻断病势，防止病情恶化；对传变迅速的急性热病，运用从势方法治疗，可以争取主动，做到"药在病先"。

比如，对流行性出血热，考虑到其病机的关键在于血分热毒壅盛、瘀血与毒热互结，因此在早期就急予大剂的加味犀角地黄汤以凉血散血、解毒透邪，集中药效，全力阻截。

再如刘渡舟教授治一患者，患者表现为发热恶寒，一身疼痛而且烦躁难耐。刘教授考虑到当时正值夏暑季节，有阳郁化热的外部条件，患者体实阳盛，又有阳郁化热的内在因素，刘教授辨证为寒邪束表，并预测有寒邪入里化热的发展趋势，于是急予大青龙汤以发汗散邪、清泄郁热。这是治表寒与阻断寒邪入里化热同时并举，因而患者得以迅速康复。

（二）逆势治疗

逆势治疗就是采用与病势趋向相反的治法，适用于正气虚弱、脏腑亏损、气机升降出入失常所致的病证。逆势治疗多采用补法和调理气机之法。

《素问·至真要大论》说"高者抑之，下者举之"，"散者收之"。这些治法就是古代医家根据病变的部位以及不同的病变趋势所采取的逆势疗法。

"高者抑之"，"高"者，是说病位在上，病势向上冲逆。此时只能使用降抑之法，以平上逆之势，疾病方可向愈。比如医圣张仲景治疗反胃呕吐，用大半夏汤和胃降逆；治疗呃逆干呕，用橘皮竹茹汤理气降逆等。

"下者举之"，"下"者是说病位在下，病势下陷，须用升举之法进行治疗。金元时期名医李东垣所创立的补中益气汤，具有补益脾胃、升阳益气的功效，被广泛地用于治疗气虚下陷的脱肛、子宫下垂、久痢等病证。

"散者收之"，"散"是说正气耗散，病势向外，"收"是指有收摄固涩作用的方法。比如医圣张仲景治疗下痢不止之证，用赤石脂禹余粮汤或桃花汤，即是"涩可固脱""散者收之"之法。中医临床用玉屏风散、牡蛎散等治疗表虚自汗、盗汗，生脉散、参附汤治疗亡阴亡阳之脱汗等，均属于"散者收之"的治疗方法。

老子《道德经·七十七章》说："天之道，其犹张弓欤？高者抑之，下者举之，有余者损之，不足者补之。天之道，损有余而补不足。"这就是"道法自然"的思想。老子说："人法地，地法天，天法道，道法自然。"人道应同天道一样，顺乎万物之自然，遵循事物发展的必然趋势，即因势利导，因性任物，因民随俗。

《素问·阴阳应象大论》说："因其轻而扬之，因其重而减之，因其衰而彰之……其高者，因而越之；其下者，引而竭之；中满者，泻之于内。"分别阐明了疾病初、中、末三期及病位上、中、下不同的顺势治疗措施。所以，中医因势利导的治疗思想与道家"道法自然，无为而治"的思想是有着密切内在联系的。

❀ 用药如用兵

春秋末期孙武所著的《孙子兵法》以其博大精深的哲理被后世奉为"兵学圣典""武经之冠"，不仅在中国，而且在整个世界范围内享有盛誉，备受推崇。把《孙子兵法》所蕴含的哲理运用于政治、经济、外交以及人生成长等方面所产生的现实意义越来越引起人们的高度重视和浓厚兴趣。清代名医徐大椿在《医学源流论·用药如用兵论》中详尽地阐述了"防病如防敌""治病如治寇""用药如用兵"等医理，认为"孙武子十三篇，治病之法尽矣"。

《灵枢·逆顺》说："兵法曰无迎逢逢之气，无击堂堂之阵。刺法曰无刺熇熇之热，无刺漉漉之汗，无刺浑浑之脉，无刺病与脉相逆者……故曰方其盛也，勿敢毁伤，刺其已衰，事必大昌。"这一段强调了针刺治疗时、热势炽盛时不能用刺法，大汗淋漓时不能用刺法，脉象盛大燥疾的急病不能用刺法，脉象和病情相反时也不能用刺法。在邪气亢盛时不要施用刺法而损伤元气，在邪气衰减的时候进行针刺，就一定能把疾病治愈。《黄帝内经》提出这一观点直接引用了兵法，体现了当时军事学上"避其锐气，击其惰归"的思想。

《孙子兵法》说："人皆知我所以胜之形，而莫知吾所以制胜之形。故其战胜不复，而应形于无穷。"意思是说每次取胜的方法都不会相同，而是要根据不同的情况变化无穷。中医临床治疗强调"有是病即用是药"，切不可守一方而治全病，一方贯穿治疗始终。疾病的发展受正邪两方斗争的相互影响，是一个动态的过程，所以需要随时根据病情变化而调整方药。

孙子说："三军之众，可使必受敌而无败者，奇正是也。"可见"奇正"思想是军事家立于不败之地的重要法宝。正，是指常规的、正面的。奇，是指出人意料的、异常的。通过对奇正思想等的运用，可以创造出战胜敌人的强大力量。

对医生而言，应当守其常而达其变，在正的基础上求奇。准确把握疾病的病因病机，遣方用药，既能中规中矩，又能出奇制胜，才可以药到病除、效如桴鼓。清代名医曹仁伯曾治疗一患者，患者表现为身热、手心热、神疲乏力、便泄脓血、脉濡，曹仁伯辨证为脾阳下陷、阴火上乘，用补中益气汤加鳖甲治愈患者。针对脾阳下陷而选用李东垣甘温除大热之法，以补中益气汤治之，这是"正"；又因阴火上乘，加鳖甲以滋阴清热，这又体现了治疗用药的"奇"。

《孙子兵法》说："知己知彼，百战不殆。"医者必须详知病证的病因、病位、病性、病势、临床表现、演变发展规律、预后转归等，只有对病证的全貌有一个清晰的认识，才能辨证准确，用药如神。《孙子兵法》说："故不尽知用兵之害者，则不能尽知用兵之利也。""用药如用兵"，意即医家治病需通晓药性，四气五味、归经功用须熟记于心，用之得当，则疾病立消，如兵家用兵，用之得当，则旗开得胜。若医生不谙药性，用药不当，则不仅不能祛除病邪，反而损伤正气，甚者贻误性命，如同兵家用兵不当，非但不能取胜，反损兵折将，一败涂地。

医圣张仲景所创立的桂枝汤被誉为仲景"群方之魁"，桂枝汤中以桂枝配白芍，一阳一阴，一表一里，一散一收以调和营卫；生姜配大枣，一表一里，一辛一甘，既调营卫，又保胃气，其择药之精，组方之巧，令人叹为观止。

王道

"王道"一词见于《尚书》，《尚书·洪范》说："无偏无党，王道荡荡；无党无偏，王道平平；无反无侧，王道正直。"什么意思呢？就是说处事公正，没有偏向，圣王之道就会宽广无边；处事公正，没有偏向，国家的治理就会井然有序；处事没有反复无常，圣王之道就会正直通达不偏斜。孔子毕生致力于"仁"的宣扬和实践，将"爱人"作为"仁"的核心内涵，后世所谓的"王道"，即以仁义治理天下，是由孔子思想衍生而来的。

中医的王道思想在于"医乃仁术"以及"中庸"而治。

与"王道"相对的就是"霸道"，"霸道"就是以武力、权势、刑罚来进行统治。古代中医深受儒家思想影响，更愿意采用相对温和的治法和药物来治疗疾病，比如补法、和法等，而对作用峻猛的吐法、下法等则多少有些不屑或畏惧。像手术之类更是被视为"霸道"，不到万不得已之时是绝对不用的。比如，传统中医外科对疮疡的处理，首先考虑的是依期而用清消、托毒、敛疮诸法，施行手术往往是最后的选择。在中医古文献中，手术疗法一般被称为"术"而不称为"法"，似乎"术"有小技之嫌，偏"俗"。

《素问·五常政大论》说："病有久新，方有大小，有毒无毒，固宜常制矣。大毒治病，十去其六；常毒治病，十去其七；小毒治病，十去其八；无毒治病，十去其九；谷肉果菜，食养尽之，无使过之，伤其正也。不尽，行复如法。必先岁气，无伐天和，无盛盛，无虚虚，而遗人夭殃；无致邪，无失正，绝人长命。"我们大致翻译一下：病有新有久，处方有大有小，药物有毒无毒，服用时当然有一定的规则。凡用大毒之药，病去十分之六，不可再服；一般的毒药，病去十分之七，不可再服；小毒的药物，病去十分之八，不可再服；即使没有毒之药，病去十分之九，也不可再服。以后就用谷类、肉类、果类、蔬菜等饮食调养，使邪去正复而病痊愈。不要用药过度，以免伤其正气。如果邪气未尽，再用药时仍如上法。必须首先知道该年的气候情况，不可违反天人相应的规律。不要使实证更实、虚证更虚，造成人的夭折；不要误补而使邪气更盛，不要误泄而损伤人体正气，断送了人的性命！

《黄帝内经》的这一段论述正是"王道"思想的体现。

其实，中医"八法"之中既有"王道"也有"霸道"，非"霸道"不足以祛邪，非"王道"难以扶正。历史上中医曾对"王道"和"霸道"的应用有过争议，科学客观地说，使用"王道"和"霸道"都应根据具体病情而定，但即便是使用"霸道"，也必须"以平为期，以和为贵"。

结　语

辨证论治是中医学特色的集中体现，是中医临床医学的精髓。

辨证论治是中医认识疾病和治疗疾病的基本原则，是中医学对疾病的一种特殊的研究和处理方法，强调的是发病的个性，主要根据患者个体的差异进行治疗，以个体化治疗为临床操作的最高层次。

中医的治疗思想是伴随着东方哲学文化思想而形成的，它蕴含着事物既矛盾又统一的辨证思维，以机体内部之间、机体与外在环境间的整体观、平衡观和恒动观作为临床诊治的指导思想。

中医大家蒲辅周说："辨证论治的真谛是什么？是一人一方。病同，其证也同，也未必用同样的方药，还要看体质、时令、地域、强弱、男女而仔细斟酌，不要执死方治活人。"

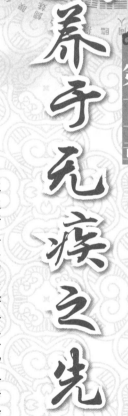

摄养于无疾之先

第十一章

中国养生所追求的实际上是一种人体生命与自然万物的整体和谐状态。

中医养生理论以『天人合一』为指导思想，确立了养生的整体观念，强调养生要掌握自然变化的规律，主动调节人的饮食、起居、运动、精神诸方面活动，使之与自然变化节律相一致，保持机体内外环境的协调统一，以避邪防病、延年益寿。

"养生"一词最早见于《庄子》，养生是指保养、调养、颐养生命，它最主要的内涵就是延长生命的时限和提高生活的质量。

对养生，元代著名医学家朱丹溪有一句名言："与其救疗于有疾之后，不若摄养于无疾之先。"

养生的意义在于：①增强体质，保持健康。②抵御邪气，预防疾病。③延缓衰老，颐养天年。

中医养生的理论和实践经验博大精深，同时中医养生强调个体化原则，有些具体的有关养生理论和方法，我们在前面的各章节中都有讲过，因此，在这一章里我们主要讲述中医养生的基本思想与基本方法。

中医养生的基本思想

天人合一

"天人合一"的思想是中医养生理论形成的基础。人生于天地之间，天、地、人是一个统一的整体，人应自觉地效法天地。人体一切生命活动与大自然息息相关，无论四时气候、昼夜晨昏、日月运动、地理环境，各种变化都会对人体产生影响。只有顺应自然界四季阴阳的变化，认识和掌握人与自然界间相互协调的规律，按照规律养生，人体才能健康无病。

《素问·四气调神大论》说："夫四时阴阳者，万物之根本也。所以圣人春夏养阳，秋冬养阴……故阴阳四时者，万物之终始也，死生之本也。逆之则灾害生，从之则苛疾不起。"《灵枢·本神》说："智者之养生也，必顺四时而适寒暑。"也就是说，人体生命活动与自然界息息相通，自然界的变化直接或间接地影响人体，而人体受其影响，必然相应地出现生理或病理改变，因此有智慧的人养生，一定是顺应四时的时令，适应寒暑的变化，以达到养生的目的。

形神共养

形，是指形体，包括人体的脏腑、皮肉、筋骨以及气血津液等物质。神，是指人体的精神意识思维活动，包括神、魂、意、志、思、虑、智等。我们在前面的章节中讲过，形与神是不可分离的，形神合一是生命存在的重要保证。

《黄帝内经》认为只有"形与神俱"，"形体不蔽（坏），精神不散"，才能"尽终其天年，度百岁乃去"。所以，历代养生家十分重视对形神的保养，认为不仅要注重形体的保养，而且还要注重精神的保养，使得形体健壮、精力充沛，形体和精神得到均衡的发展。形神共养，是中医养生延年益寿的重要法则。

因人而养

《素问·宝命全形论》中说："天覆地载，万物悉备，莫贵于人。"中医从辨证论治到养生防病，始终强调以人为本。

现今社会开始风靡养生，有关养生的书籍、讲座以及场馆琳琅满目、层出不穷。人们开始重视健康，注重养生确实是社会的一种进步，也是人生品位、境界的一种提高。可是，经常也有人会抱怨：这本养生书叫我头朝南睡觉，那本养生书叫我头朝北睡觉；今天让我吃绿豆，明天让我吃泥鳅，后天让我吃核桃。我都无所适从了。

老百姓之所以会无所适从，一是对中医养生的思想和原理不够了解，二是被一些所谓的"养生大师"忽悠，"大师"的真实目的是为了推销其产品。

世界上没有一种完全适合于所有人的养生方法！

老百姓要养生，首先就得弄清楚自己的体质和目前身体的状况，当然，这也必须由专业人员进行测试。

一些养生保健的基本原则如保持心情愉快、起居有常、饮食有节、辨证施补等都应极力遵守，但在具体的养生方法上，则应根据自身的具体情况而定，养生应因人而养、因人制宜。

比如就饮食养生而言，阳虚体质的人宜选用温补的食品，如洋葱、韭菜、大蒜、虾、牛肉等；阴虚体质的人宜选用清补的食品，如香菇、百合、山药、蜂蜜等。中年人的饮食既要保证有营养，又要节制食量，防止"三高"，切忌暴饮暴食；老年人脏腑功能开始衰退，多表现为脾肾虚衰，因此老年人进补宜从健脾益气、补肾填精入手，选用牛肉、山药、核桃、莲子等。

年龄和性别也是因人养生所高度关注的。比如老年人体质再好，也不适合做剧烈的体育运动，体质较弱的人，应以散步、打太极拳等强度较小的运动为主。老年人的精神养生，最重要的是防止伤感。老来伤感，是老年养神之大忌，必须时刻提防。

妇女在生理上有月经、怀孕、生产、哺乳等特点，因此，在妊娠、哺乳期间的饮食会有一些特殊的要求。妊娠、哺乳期间的饮食要增加蛋白质，多吃富含钙、铁、维生素的食品。更年期妇女从中年进入老年时，由于神经内分泌系统失调会出现一系列症状，中医调治大多采用补肾阳、滋肾阴之法，可以食用一些黑色食品以补肾，如木耳、香菇、乌骨鸡、黑大豆、芝麻等。

中医养生的基本方法

顺时养生

中医在天人合一思想的指导下，根据春生、夏长、秋收、冬藏的气候变化规律，指出养生必须随四时阴阳的变化而行。

顺时养生的目的就是保持人体内外的阴阳平衡协调。

（一）顺应四时养生

《素问·四气调神大论》对四时养生有非常经典的论述。

1. 春季养生

"春三月，此谓发陈。天地俱生，万物以荣，夜卧早起，广步于庭，被发缓形，以使志生，生而勿杀，予而勿夺，赏而勿罚，此春气之应，养生之道也。逆之则伤肝，夏为寒变，奉长者少。"

解读：春季的3个月，是万物生长发育推陈出新的时节，对于春季赋予人的生发之气不要随便损害、劫夺和克伐，这就是与春季相适应的保养"生气"的道理。在这个季节里，人们应该晚睡早起，衣着宽松，适当地散步，使精神轻松愉快，保持体内的生机，不要过分劳累或发脾气。因为春季中人体新陈代谢与肝关系极大，春季肝气旺盛而升发，人的精神焕发；可是如果肝气升发太过或是肝气郁结，都易损伤肝脏，到夏季就会发生病变。

为什么要晚睡早起呢？这是强调跟春季的气息相对应。因为春季到了，阳气开始复苏了，一天之中白天来得早，夜晚来得迟，春季充满了生发之气，白天时间变长，晚上时间变短，晚睡早起，就是要充分利用白天的阳气，多一点地工作和学习。

2. 夏季养生

"夏三月，此谓蕃秀。天地气交，万物华实，夜卧早起，无厌于日，使志无怒，使华英成秀，使气得泄，若所爱在外，此夏气之应，养长之道也。逆之则伤心，秋为痎疟，奉收者少，冬至重病。"

解读：夏季的3个月，万物茂盛，天为阳，地为阴，夏至一阴生，天地阴阳之气都交汇在一起。在夏季，人们应晚睡早起，不要怕热、怕阳光，该出汗的时候就要出汗。在夏季要使精神像含苞待放的花一样秀美，切忌发怒，使机体的气机宣畅，通泄自如，情绪外向，要对外界事物有浓厚的兴趣，这是适应夏季的养生之道。火热主夏，内应于心。心主血，藏神，为君主之官。七情过极皆可伤心，致使心神不安，若心的功能受到影响，可影响人体的生理机能活动，在这个意义上说，夏季养神就显得极为重要。如果违背了夏季的自然之道，就会伤心。到了秋季，就会咳疟，或感冒，或痢疾。夏季没养好，奉献给秋季的东西就很少。冬季没有好东西可藏，就得重病了。

3. 秋季养生

"秋三月，此谓容平。天气以急，地气以明，早卧早起，与鸡俱兴，使志安宁，以缓秋刑，收敛神气，使秋气平，无外其志，使肺气清，此秋气之应，养收之道也。逆之则伤肺，冬为飧泄，奉藏者少。"

解读：秋季的3个月，是万物成熟收获的季节。这时天气已凉，应早睡早起，鸡叫则起床。秋季应使意志安逸宁静，以缓和秋季肃杀气候对人体健康的影响。这个时候还要收敛神气，使自己的身体与秋季的气候相适应，不要急躁发怒，使肺气不受秋燥的损害，这就是适应秋季气候的养生法。倘若违反了这种自然规律，就会损伤肺气，到了冬季就容易患消化不良、腹泻等疾病，并且会使人体适应冬季的潜藏之气减少。

4. 冬季养生

"冬三月，此谓闭藏。水冰地坼，无扰乎阳，早卧晚起，必待日光，使志若伏若匿，若有私意，若已有得，去寒就温，无泄皮肤，使气亟夺，此冬气之应，养藏之道也。逆之则伤肾，春为痿厥，奉生者少。"

解读：冬季的3个月，是万物生机闭藏的季节。在这一季节里，水面结冰，大地冻裂，所以人不要扰动阳气，要早睡晚起，一定要等到日光出现再起床，使情志就像军队埋伏、就像鱼鸟深藏、就像人有隐私、就像心有所获等一样；还要远离严寒之地，靠近温暖之所，不要让肤腠开启出汗而使阳气大量丧失，这就是顺应冬气、养护人体闭藏机能的法则。违背这一法则，就会伤害肾气，到了春季还会导致四肢痿弱逆冷。究其原因，是由于身体的闭藏机能在冬季未能得到应有的养护，以致供给春季时焕发生机的能量少而不足。

（二）春夏养阳，秋冬养阴

"春夏养阳，秋冬养阴"这一名言也出自《素问·四气调神大论》，被历代医家奉为四时养生的重要原则。

对"春夏养阳，秋冬养阴"的理解曾引起过争议，其实对这句名言的解读可谓仁者见仁、智者见智，我们认为大致可以从以下几方面进行理解：

（1）一般情况而言，人应顺应自然界阴阳二气的消长，直接从自然界中或采用培补的方法获得机体所需的阴阳。春夏顺其生长之气即养阳，秋冬顺其收藏之气即养阴。

（2）不同体质的人群可采用不同的养生方法，即阳虚者春夏养阳，阴虚者秋冬养阴。

（3）阳虚患病人群可在春夏预培其阳，则入冬病减，即冬病夏治；阴虚患病人群可在秋冬预培其阴，则入夏病减，即夏病冬治。

❖ 精神养生

对于养生，中医有"药养不如食养，食养不如精养，精养不如神养"的说法。养神是一种观念，是人对自身认识的一次升华，不是逃避现实，而是善待自身；不是消极无为，而是追求真正的人生。

精神养生在中医文献中又被称为"养神""调神""摄神"，是通过调节人的精神情志活动，维护人的心理健康，达到形神合一、祛病延年的养生方法。

中国现代哲学家张岱年曾说过："人生需要有一种生活之艺术。而所谓生活之艺术，主要是统御情绪的艺术。"

精神养生的主要方法包括四季调神、清静养神、愉悦养神、七情调和以及养性移情。

（一）四季调神

四季调神，我们在前面解读《素问·四气调神大论》时讲过。

（二）清静养神

清静养神的思想始于道家，《黄帝内经》讲的"恬淡虚无"就是清静养神的核心内容，是指思想安闲清静而无杂念的一种状态。清静养神可以使情绪调和，防止情绪的剧烈波动，从而干扰体内气机的正常运动。

（三）愉悦养神

愉悦养神就是保持乐观开朗的精神状态。精神乐观可使人体气血和畅，生机旺盛，从而身心健康。清代著名医家石天基有一首《祛病歌》写得很好："人或生来血气弱，不会快乐疾病作。病一作，心要乐，心一乐，病都祛。心病还须心药医，心不快乐空服药，且来唱我快活歌，便是长生不老药。"

（四）七情调和

（1）和喜怒：嬉笑怒骂人之常情，古人认为喜贵于调和，而怒则应戒除。因过度兴奋造成的猝死，时常发生在中老年人中。人过中年，全身的动脉均会发生程度不同的硬化，营养心肌的冠状动脉当然不会例外。若心脏剧烈地跳动，必然增加能耗，心肌将会发生相对的供血不足，从而出现心绞痛甚至心肌梗死，或心搏骤停。这是我们经常提到的"乐极生悲"的一个重要原因。

（2）去悲忧：忧郁悲伤都是对人体健康有害的负性情绪，应当尽量排遣。

（3）节思虑：不要思虑过度。中医认为思虑太过最易伤神。养生要求节制思虑，就是要求人们通过各种修养，掌握正确的思想方法，使思虑有度，能理智地待物处事，达到一种"智者"的风范。

（4）防惊恐：突然而来的剧烈惊恐，可以使人体气机逆乱、血行失常、阴阳失衡而导致疾病发生，甚至发生生命危险。

（五）养性移情

养性是指加强自身的道德修养以及性情的陶冶。移情是指面对错综复杂的情志变化，要善于调节情志，勇于自我排解，可以通过适当地发泄或积极地转移情绪，使情志活动不至于太过，以保持良好的精神状态。

对负性情绪的移情处理方法主要有：

1. 自慰法

也就是自己安慰自己，使自己得以解脱。清代曹庭栋所撰写的老年养生专著《老老恒言》中有一句话说得非常到位："事值可怒，当思事与身孰重？一转念间可以涣然冰释。"

2. 意控法

尽量地以意识控制情绪，克制情绪的冲动。"冲动是魔鬼，发怒是祸水"，清代戏曲理论家、作家李渔说："予无他癖，唯有著书。忧籍以消，怒籍以释，牢骚不平之气籍以铲除。喜怒哀乐，皆成文章。"清代名臣林则徐为了克服自己急躁易怒的坏脾气，在书房悬挂写有"制怒"二字的横匾以自制，并于厅堂悬一对联："海纳百川，有容乃大；壁立千仞，无欲则刚。"上联自我警示应宽宏大量，下联自我告诫要无畏无私。

3. 宣泄法

碰到不良情志的刺激，想法儿充分表达自己内心的感受，进行排解发泄。有时郁闷痛苦时，不妨痛痛快快地大哭一场，让眼泪尽情地流出来，这样反而会觉得舒服些。现代研究发现，因感情变化流出的眼泪中含有两种神经传导物质，这两种传导物质随眼泪排出体外后，可缓和悲伤者的紧张情绪，减轻痛苦和消除忧虑。

4. 转移法

通过自我调节，将困扰不解的情绪转移到其他事物上去，主观上改变刺激的意义，将不良情绪变为积极情绪。

5. 升华法

遇到令人不顺心的事，要善于支配自己的感情，化不良情绪为干劲，在逆境中奋发。历史上的周文王被囚演《周易》、屈原放逐著《离骚》等都是广为传颂的范例。

饮食养生

（一）汉民族的饮食结构

人类种族，按其膳食结构可以分为三大类，即以肉类为主食的肉食民族，以乳酪为主食的奶食民族和以五谷杂粮为主食的谷食民族。早在2000多年前，《黄帝内经》针对汉民族的特点，已经为我们设计了一张非常科学合理的饮食结构图。《素问·脏气法时论》说："五谷为养，五果为助，五畜为益，五菜为充，气味合而服之，以补精益气。"也就是说，谷物（主食）是人们赖以生存的根本，而水果、蔬菜和肉类等都是作为主食的辅助、补益和补充。

1. 五谷

五谷，古代是指麦、黍、稷、稻、菽，现在称粗粮。粗粮所含的营

第十一章　摄养于无疾之先

345

养成分主要是碳水化合物，其次是植物蛋白质，脂肪含量不高。古人把豆类作为五谷是符合现代营养学观点的，因为谷类蛋白质缺乏赖氨酸，豆类蛋白质缺少蛋氨酸，谷类、豆类一起食用，能起到蛋白质相互补益的作用。

2. 五果

五果，古代是指桃、杏、李、枣、栗，现在指多种鲜果、干果等。它们含有丰富的维生素、微量元素和食物纤维，还有一部分植物蛋白质。五果尽量生吃，才能保证养分中的维生素不受烹调的破坏。坚果类如花生、核桃、瓜子、杏仁、栗子中所含蛋白质类似豆类，可弥补谷类蛋白质的不足。

3. 五畜

五畜，古代是指羊、鸡、牛、犬、猪，现在指动物性食物。肉类食物含有丰富的氨基酸，可以弥补植物蛋白质的不足。

4. 五菜

五菜，古代是指韭、薤、葵、葱、藿，现在指各类菜蔬。菜蔬种类很多，能使体内各种营养素更完善、更充实。菜蔬种类多，根、茎、叶、花、瓜、果均可食用。它们富含胡萝卜素、维生素C和B族维生素，也是膳食纤维的主要来源。

（二）饮食养生的内容

饮食养生包括：饮食的合理调配、饮食有节以及饮食宜忌。

1. 饮食的合理调配

食物有酸、苦、甘、辛、咸5种味道，对人体的作用各不相同。人体的营养虽然来自饮食五味，但五味过偏，又易使人体受伤。比如偏嗜辛辣，容易发生便秘，诱发口疮或痔疮等病；嗜咸过度可引起高血压、肾脏疾病和心脑血管病；嗜酸过度会影响大脑神经系统的功能，引起记忆力减退；嗜甜过度则容易生痰，引起热量过剩，容易使人患肥胖症，引起动脉硬化、糖尿病和心脑血管病；偏嗜苦味会损伤脾胃的功能，引起食欲不振、呕吐、腹泻、消化不良等。

中医强调饮食五味的调和，《素问·生气通天论》说："谨和五味，骨正筋柔，气血以流，腠理以密，如是则骨气以精。谨道如法，长有天命。"说明五味调和得当，就能保持健康长寿。

2. 饮食有节

饮食要有节制，不可过饥过饱、过冷过热，尤要避免暴饮暴食。

民间常说："饭吃八成饱。"暴饮暴食最重要的是损伤脾胃的功能，脾胃运化负担过重，就会导致食积。食积过多就会腐烂、发臭，内生湿热，出现口臭熏人、嗜食凉物、反酸烧心、大便黏腻、小便黄浊等异常症状，食积不能消除，又会引起打嗝嗳气、饭后腹胀、易饥食少等消化不良症状，小儿则会出现厌食、积滞、疳证等疾病。

孔子主张"食勿求饱"，《管子》说："饮食节，则身利而寿命益；饮食不节，则形累而寿命损。"唐代医学家孙思邈相传活到141岁。他在《千金要方》中写道："不欲极饥而食，食不过饱；不欲极渴而饮，饮不可过多。饱食过多，则结积聚；渴饮过多，则成痰癖。"梁代医学家陶弘景在《养生延命录》中说得更明白："所食愈少，心愈开，年愈益；所食愈多，心愈塞，年愈损焉。"

"食多短寿"，国外的研究证实，如果人类采取少吃的饮食模式，便能使概率寿命增加20%～30%。在保证营养的前提下，限制热能摄入，使人长期处于微饥饿状态者的寿命，要比终日饱食者的寿命长20%以上。

节食，还有利于促进疾病痊愈。《老老恒言》说："食亦宜少，使腹常空虚，则经络易于转运，元气渐复，微邪自退，乃第一要诀。"反之，饱食则会导致疾病反复，叫食复。

吃多了不消化还会导致失眠，《素问·逆调论》说："胃不和则卧不安。"说明饱食会影响睡眠质量，出现多梦、夜卧不安等症状。

3. 饮食宜忌

吃什么和怎样吃，一直是人类膳食科学中两大核心问题。孔子提倡"食不厌精，脍不厌细"，并非是指山珍海味，而是指饭食一定要做得精细，讲究卫生，保证营养。

医圣张仲景说："所食之味，有与病相宜，有与身为害。若得宜则益体，害则成疾。"因此，饮食的营养价值不在于它是否珍、奇、名、贵，而在于它是否被合理地使用。

饮食宜忌中包含了复杂而丰富的内容，历代医家认为，食物本身有着四气五味之分，人有男女老少、强壮羸弱之别，病有寒热虚实、轻重急慢之异，时有春夏秋冬、严寒酷暑之殊。因此，应了解食物的性味归经及功用，同时也要考虑自己的身体素质、性别、年龄、疾病属性，有针对性地选择饮食的宜忌。比如，阴虚体质者，宜吃具有滋阴生津作用的清补食物，忌吃香燥温热的上火温补食品；而阳虚体质者，适宜吃温热补火的温补食物，忌吃大寒生冷的损阳食品；痰湿体质者，以水果、蔬菜、谷、豆等清淡或利湿类食品为宜，而肥肉、奶类、油类等滋腻、生痰、助湿类食品则为忌。

像辛辣之品如葱、韭菜、蒜头、辣椒、胡椒、酒类等，适宜于"寒底"的人，也就是阳气不足的人。少量食用有通阳作用，并可健胃。但对于有血症、咳嗽、眼病、痔疮、皮肤病的人以及阴虚体质的人则不适宜。

民间和中医都有"发物"之说，所谓发物是指富于营养或有刺激性特别容易诱发某些疾病（尤其是旧病宿疾）或加重已发疾病的食物。在通常情况下发物也是食物，适量食用对大多数人不会产生副作用或引起不适，只是对某些特殊体质的人有可能诱发与其相关的某些疾病。

按照民间的经验，羊肉、猪头肉、猪蹄、鹅、虾、蘑菇、竹笋、韭菜等是大家公认的"发物"。拿鹅来说，《本草纲目》中说："鹅，气味俱厚，动风，发疮。"凡皮肤病、过敏性疾病、热病等应忌服。相传明朝开国功臣徐达身患背疽，被朱元璋赐食蒸鹅而死。虽然事件的历史真实性有待考证，但"疽最忌鹅"之说却仿佛已深入人心。

发物之所以会导致旧病复发或加重病情，有学者归纳起来认为有3种可能性：一是某些动物性食品中含有某些激素，会促使人体内的某些机能亢进或代谢紊乱。如糖皮质类固醇超过生理剂量时可以诱发感染扩散、溃疡出血、癫痫发作等，引起旧病复发。二是某些食物所含的异性蛋白成为过敏原，引起变态反应性疾病复发，如海鱼虾蟹往往引起皮肤过敏者荨麻疹、湿疹、神经性皮炎、脓疱疮、牛皮癣等顽固性皮肤病的发作，豆腐乳有时也会引起哮喘病复发。三是一些刺激性较强的食物，如酒类、葱、蒜等辛辣刺激性食品对炎性感染病灶，极易引起炎症扩散、疔毒走黄。这就是中医所说热证、实证忌吃辛辣刺激性发物的道理。

根据中医五行学说，食物之间也存在着"生""克"，有些食物是不能同时吃的。香港有部影片叫《双食记》，影片讲述了男主角因为分别在老婆和情人那里"吃着两家饭"，之后出现头发眉毛脱落，运动功能、性功能衰退，直至最后死在基围虾加维生素C的食物组合中。剧组参考了大量的美食书籍，并聘请多位老中医担任顾问，选出6套相生相克食谱。尽管有文艺创作的夸张，但也揭示了一个道理，生活中并非所有的食物都可以同时食用，饮食虽然美味、养生，但也存在着一些禁忌和相生相克。

❈ 起居养生

《素问·上古天真论》说："起居有常，不妄作劳。"指出人们在日常生活中，起居作息要保持一定的常规和常度。若违反常规和常度，任意放纵，往往深夜才寐，日高不起，或超负荷的用体力或用脑过度，均可使气血紊乱、阴阳失调、精神困倦、体力消耗，疾病因之而生。

正常的劳动和体育运动，可疏通气血，增强体质，提高机体的抗病能力；适当的休息，可解除身心疲劳，恢复生命活力。故日常生活起居要劳逸"中和"，有常有节。《素问·宣明五气》说："久视伤血、久卧伤气、久坐伤肉、久立伤骨、久行伤筋。"指出过劳能影响健康，过逸也可导致筋骨柔弱，气滞血凝，机能衰退。比如，长时间坐着，不利于血液循环，会引发很多代谢性和血管性疾病；坐姿长久固定，也可引发颈椎、腰椎疾病。

人与自然息息相关，平旦之时阳气从阴始生，到日中之时，则阳气最盛，黄昏时分则阳气渐虚而阴气渐长，深夜之时则阴气最为隆盛。人们应在白昼阳气隆盛之时从事日常活动，而到夜晚阳气衰微的时候，就要安卧休息，也就是古人所说的"日出而作，日入而息"。一年四季具有春温、夏热、秋凉、冬寒的特点，人体在四季气候条件下生活，也应顺应自然界的变化而适当调节自己的起居规律。大家可参阅前面我们对

《素问·四气调神大论》的解读。

规律的生活作息能使大脑皮层在机体内的调节活动形成有节律的条件反射，这是健康长寿的必要条件。培养有规律的生活习惯，最好的措施就是主动地安排合理的生活作息制度，做到每日定时睡眠、定时起床、定时用餐、定时工作学习、定时锻炼身体等。

1. 睡眠时间

睡眠时间要根据不同的身体状况因人而异地进行合理安排。一般成年人每日有8小时左右的睡眠即可。人至老年，肾气衰减，阴阳俱虚，常有"昼不精，夜不瞑"（白天没有精神，晚上睡不好，失眠）的少寐现象，所以睡眠时间要适当延长，每日可达9～10小时。据调查，人的睡眠时间与寿命长短关系密切，日平均睡眠7～8小时的人寿命最长。睡眠不到4小时的人，死亡率是前者的2倍。而每日睡眠10小时以上的人，其中有80%可能是短命的。所以睡眠时间少了不行，多了也不好。至于起卧的时间，通常认为5:00—6:00起床，22:00左右就寝较合适，最迟也不要超过23:00。特别要注意纠正长期"开夜车"的不良习惯，这很容易破坏人体生理性的时间节律。"子午觉"也是古代养生家的睡眠养生法之一。因为子午之时，阴阳交接，极盛及衰，体内气血阴阳极不平衡，必欲静卧，以候气复。如《老老恒言·昼卧》说："每日时至午，阳气渐消，少息以养阳；时至子，阳气渐长，熟睡所以养阴。"德国精神病研究所睡眠研究专家经过多年的观察研究发现，人体睡眠遵循着超昼夜节律。除夜晚外，白天也需要睡眠。在9:00、13:00和17:00有3个睡眠高峰，其中尤以13:00的高峰较明显。故午睡可以使人的大脑与身体各个系统都得到放松与休息，缓解上午的疲劳感，使组织细胞重新注满活力，更有利于下午、晚上的工作和学习。

2. 居住环境

居住环境对人体健康具有重要的影响，比如拥挤的住宅会使呼吸道和消化道发病率增高，潮湿的住宅使人易患风湿性关节炎，阴暗的住宅会增加佝偻病和骨质软化症的发生。

住平房好还是住楼房好？这并不是绝对的，还是要看具体情况。比如久住潮湿的平房，会导致皮肤病、风湿性关节炎的发生；久住城市高楼，由于缺少足够的生物磁场，对人体的代谢有着不同程度的影响。据调查，在大楼里生活、工作的人员，5%以上的人有头晕、胸闷、气喘等不适的感觉，31%的人感觉迟钝，27%的人眼睛流泪，47%的人感到疲惫，60%的人易患感冒，50%的人会出现不同程度的血液循环障碍。由于楼层高，上下楼均乘电梯，会使一些人的平衡器官和中枢神经系统因功能失调而引起运动幻觉，产生心悸、头昏、眩晕、乏力、眼花、耳鸣、胸闷、食欲不振、恶心、呕吐等症状。此外，长期居住于城市的高层闭合式住宅里，由于与外界接触少，户外活动少，还会引起一系列生理上和心理上异常反应的疾病。

人是行走在地面上的动物，中医认为，地属土，地气对于强健脾胃功能有帮助，所以，住平房也许更接"地气"。

❖ 运动养生

"生命在于运动""流水不腐，户枢不蠹"，中医运动养生的形式多种多样，主要包括五禽戏、八段锦、太极拳、气功、散步、慢跑、按摩等。

1. 五禽戏

五禽戏是一种类似太极拳的运动，能使全身肌肉和关节都得到舒展。五禽戏就是模仿虎、鹿、熊、猿、鸟5种禽兽的动作组编而成的一套锻炼身体的方法。由于五禽戏能使人心静体松、动静相兼，同时把肢体的运动和呼吸吐纳有机地结合起来，通过导引使气血通畅，经常练习，对强身健体非常有利。

2. 八段锦

八段锦由8种肢体运动组成，每个动作及动作之间都是对称与和谐的，体现出内实精神、外示安逸，虚实相生、刚柔相济，是一种老少皆宜的运动。八段锦动作简单，易学易练，经常练习可以柔筋健骨、养气壮力、行气活血、协调五脏六腑功能。现代研究证实，八段锦能改善神经体液调节功能和加强血液循环，对腹腔脏器有柔和的按摩作用，对神经系统、消化系统、呼吸系统、心血管系统及运动器官都有良好的调节作用。

站式八段锦口诀：双手托天理三焦，左右开弓似射雕。调理脾胃须单举，五劳七伤向后瞧。摇头摆尾去心火，两手攀足固肾腰。攒拳怒目增力气，背后七颠百病消。

3. 太极拳

太极拳的动作柔和、缓慢，被称为是一种"柔性武术"。它之所以能起到良好的健身作用，是因为太极拳是练气、练身、练脑高度和谐的身心整体运动，是在大脑的控制下，形体、呼吸、意识三者密切配合的运动，既练内，又练外，内外俱练，所以对人体健康非常有好处。

4. 气功

气功是着眼于精、气、神进行锻炼的一种健身术，包括静功和动功。练气功的基本要领可概括为调心、调息、调身。调心即意守或练意，是在形神放松的基础上，排除杂念，意守丹田，以达到"入静"的状态。调息即调整呼吸，在口鼻自然呼吸的前提下，逐渐把呼吸练得柔和、细缓、均匀、深长。调身即调整形体，使自己的形体符合练功的要求，同时强调身体自然放松，使气血运行畅通。

运动养生的基本原则主要是形神兼练，协调统一；循序渐进，量力而行；常劳恒练，贵在坚持；有张有弛，劳逸适度。

房事养生

房事养生是运用各种养生疗法和谐夫妻生活，调节房事活动，以达到强壮复健、祛病延年目的的一种自我保健方法。

《孟子·告子》说："食色，性也。"《礼记·礼运》说："饮食男女，人之大欲存焉。"把性欲和食欲并举说明了性欲是不可抗拒的自然法则。房事生活本乎自然之道，这是养生延寿的重要内容之一，是健康长寿的基础。所以"欲不可绝"。

1. 欲不可纵

"欲不可纵"是中医房事养生的基本要点之一。正如古人所言："房中之事，能生人，能煞人，譬如水火，知用者，可以养生；不能用之者，立可尸矣。"这些话告诫世人，房事应该有所节制。

现代医学认为，行房次数适度的掌握，并没有一个统一标准和规定的限制，宜根据性生活的个体差异，加上年龄、体质、职业等不同情况，灵活掌握，区别对待。行房适度一般以第二天不感到疲劳为原则，觉得身心舒适，精神愉快，工作效率高。如果出现腰酸背痛、疲乏无力、工作效率低，说明纵欲过度，应当调整节制。对于青壮年来说，房事生活一定要节制，不可放纵；对于老年人，更应以少为佳。

2. 欲不可强

强力入房，多为阳痿、肾衰或性功能失调之人而勉强行房，其结果或导致腰间脊骨损坏，精髓内枯，腰痛不能俯仰，或体瘦、梦泄，或精去、神离、气散。所以说"强之一字，真戕生伐寿之本"。古代房中术中还指出，有些人"阴痿不能快欲，强服丹石以助阳"，结果只能伤及性命。

3. 欲有所忌

中国房中养生非常重视入房禁忌。所谓禁忌，就是在某些情况下要禁止房事。若犯禁忌，则可损害健康，引起很多疾病。

阴阳合气，要讲究"人和"，选择双方最佳状态。人的生理状态受生活习惯、情志变化、疾病调治等方面的直接影响，女性还有胎、产、经、育等生理特点。在某些特定的情况下（比如醉酒、心情不舒畅、生病、女性经期、妊娠早晚期、产后百日等），不宜行房。

药物与针灸、推拿养生

药物与针灸养生的主要原则是扶正为主，兼以祛邪；虚者宜补，实则当泻。

1. 药物养生

药物养生是指利用药物来调整机体状态，以增进健康、延缓衰老的养生方法。其基本点即在于调理阴阳，调整阴阳的偏盛偏衰，使其恢复动态平衡状态。

用补益法进行调养，一般多用于老年人和体弱多病之人，这些人的体质多属虚，所以适合用补益之法。尤其需要注意的是，服用补药应有针对性。千万别以为补药对身体都是有利的，不该补或不需补而贸然进补，反而会导致机体气血阴阳失调。所以应在辨明虚实、确认属虚的情况下，才能针对性地进补。

2. 针刺养生

针刺养生就是用毫针刺激人体一定的穴位，以激发经络之气，使人体新陈代谢增加，经络疏通，从而达到强壮身体、延年益寿的目的。

3. 艾灸养生

艾灸法是以艾叶制成艾绒作为灸材的一种施灸方法。艾灸通过对穴位或病变部位进行烧灼、温烤，发挥散风寒、通经络、扶阳气、固气脱、消瘀块、散结滞等功效。艾灸法适用于虚证、寒证和阴证。

4. 推拿养生

推拿，又称按摩，也就是医生用自己的双手作用于患者体表受伤的部位或感到不适、疼痛的地方，或特定的穴位，运用推、拿、按、摩、揉、捏、点、拍等形式多样的手法，使经络气血畅通，达到保健、治病的目的。当然，也可以进行自我按摩。推拿也有禁忌，像皮肤有损伤部位的，患有血液病，严重的心、肺、脑病以及胃、肠穿孔的人都严禁按摩。

结　语

中国养生所追求的实际上是一种人体生命与自然万物的整体和谐状态。

中医养生理论以"天人合一"为指导思想，确立了养生的整体观念，强调养生要掌握自然变化的规津，主动调节人的饮食、起居、运动、精神诸方面活动，使之与自然变化节津相一致，保持机体内外环境的协调统一，以避邪防病、延年益寿。

晋代嵇康在《养生论》中说"形特神以立，神须形以存"，应当"修性以养神，安心以全身"，"使形神相亲，表里俱济"。也就是说人的身体要靠精神力量来支撑，而精神意识又必须依附于形体才能存在，只有神形兼养、身心俱健，人体才算拥有真正完整的健康。

干祖望，生于1912年，南京中医药大学教授，中医耳鼻喉科奠基人之一，今年102岁。如此高寿，在于他有"童心、蚁食、龟欲、猴行"的八字养生诀。

所谓童心，即赤子之心。一为纯洁无邪，无邪则心田宽畅开朗而没有烦恼。无邪之心，更没有损人、欺人、捉弄人、打击别人的邪念。二为简单，不会自寻烦恼。三为乐观，少为七情所伤。

所谓蚁食，一为不拣食，像蚂蚁一样什么都能吃，只要无害身心的食物，不需要过分求冷、热、精、细、美味；二为吃得少，像蚂蚁一样吃得少。

所谓龟欲，一是不意气用事，遇事以退为务，以柔克刚；二是龟"寡欲"，知足常乐则心境舒畅怡然。

所谓猴行，一是多动，勤劳不懒，多运动，多动脑；二是戒惰，平常少坐多立。

有些人一开始养生时充满激情，兴趣很浓，可是过了一段时间就觉得难以坚持，最终还是放弃，该熬夜的还继续熬，该暴饮暴食的继续当纯"吃货"。

一些养生书或"大师"要求每日早中晚具体吃什么、干什么，这就是一种强求。人和人不一样，生活习惯和行为方式都不同，如何能做到步调一致？久而久之，这种方式的养生只能成为生活中的负担，难以激发人的兴趣。

养生最重要的就是坚持，如果养生成为一种负担，那就很难坚持。

养生的"养"，除了指"保养""摄养""养护"外，还有"培养"的意思。培养什么？一般而言，人60天左右既可以养成一个好习惯，也可以养成一个坏习惯。养生既然是保养生命，那么养生实践就是使自己养成良好的生活习惯和行为方式。这样，养生就能自然而然地融入我们的日常生活当中，就像每日早晚洗脸刷牙一样，变得生活化、时时化、轻松而随意。

现代社会中的很多人总强调没时间养生，缺乏运动锻炼，一说养生就对保健品投入极大的兴趣，再贵也买；或对一些短期的、昂贵的保健项目无比钟情，再贵也做。其实，真正的养生是不需要花钱的。古人的"日出而作，日入而息"需要花钱吗？定时睡觉按时起床需要花钱吗？控制情绪需要花钱吗？打太极拳、八段锦，散步、慢跑需要花钱吗？

所以，真正的养生就在我们日常自然而然的生活之中，我们不要去刻意追求，但要懂得坚持。

自古以来，中医被称为是"生生之具"，所谓"生生之具"就是使生命长生的工具。从理论到实践，中医的终极目标就是让生命健康、有序地向前发展。因此，我们可以说，整个中医学就是广义的养生学。

参 考 文 献

［1］李光福. 中国哲学的自觉. 学术月刊，1997（12）：102.

［2］余天泰. 论扶阳学派理论基础与核心思想. 中医药通报，2011，10（1）：
    23-25.

［3］何裕民. 中国传统精神病理学. 上海：上海科学普及出版社，1995：15.

［4］王米渠. 气功中的元神与识神. 气功，1999，20（9）：388-390.

［5］滕晶. 试析中医五神之"志意"要素. 吉林中医药，2012，32（1）：4-5.

［6］王永炎，刘向哲. 禀赋概念的理解与诠释. 浙江中医杂志，2006，41
    （10）：561-563.